救急現場における
精神科的問題の初期対応

メンタルヘルス
サバイバルガイド

自殺企図、うつ病、現代型依存をどう扱うか

監修：日本臨床救急医学会
「自殺企図者のケアに関する検討委員会」
編集協力：日本精神科救急医学会

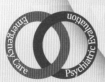

へるす出版

監修にあたって

　妊娠と出産にあたり，妊産褥婦はさまざまな心の不調をきたすことが知られています。いわゆるマタニティブルーとして，とくに問題のない出産後であっても，情緒不安定になったり，不眠を訴えたり，気分が落ち込んだりすることがあります。妊娠中や産褥期に経済的不安や社会的問題を抱えて精神的に追いつめられてしまうこともまれではありません。このようなときに，自殺が心に浮かぶだけでなく，実際に自殺を企ててしまうこともあります。

　小家族化が進むわが国では，妊産褥婦が誰にも心の悩みを相談できず，一人で悩んでしまうことも多いと思われます。2020年の年初から世界中に拡がった新型コロナウイルス感染症は，感染予防のために人と人とのふれ合いを減らすことが必要になるため，精神的に負担がかかり，自殺増加の原因になったともいわれています。このことは，妊産褥婦にとっても重要な問題になっていると考えられます。妊産褥婦のメンタルケアは，その診療にあたる産婦人科や小児科の医師のみでなく，周囲の人々がみんなで理解をする必要があります。また，救急搬送されてくることもあるので，救急医にとっても大切な知識と心構えが必要になります。

　本書は，日本臨床救急医学会で母体救命コースや自殺企図者のケアの教育などにあたっている多くの専門家が力を合わせて，妊産褥婦のメンタルケアにあたるためのガイドブックとして書き上げました。多くの関係者に興味をもってこのガイドブックを読んでいただき，妊娠と出産という大変な出来事を経験する妊産褥婦が心安らかに過ごせるために役立てていただければと願っています。

坂本　哲也

帝京大学医学部附属病院（病院長）/帝京大学医学部救急医学講座（主任教授）
日本臨床救急医学会（代表理事）

『妊産褥婦メンタルケアガイドブック』
発刊に際して

　本邦においても，妊娠，出産そしてその後の育児中の母体死亡の最大の要因が，自死であることが明らかとなりました。ケースによっては胎児や赤ちゃんが巻き添えになり得ることは容易に推測できます。

　救急・集中治療医だけでなく，看護師，保健師，救急隊員，公認心理師（臨床心理士）やソーシャルワーカーなど多職種で構成される日本臨床救急医学会のなかで，関連学会と協働して母体救命コース（J-MELSアドバンスコース）を開発し全国展開をめざしてきました。この現実を受け，出血性ショックや肺塞栓，DICに陥っている妊産婦と赤ちゃんの救命ももちろん大切だけれども，1人で悩み袋小路に入ってしまった妊産褥婦に，気付いて寄り添い，皆でサポートすることの重要性にも改めて気付かされました。

　そのためには，まずは現状の把握，そして，孤独に耐えている妊産褥婦のために，今，どこで誰がどんな活動をして，その進行具合はどうなっているのか，頼れる組織や効果的な活動をすべて提示してもらって，新たに何とかサポートしたいと考えているわれわれが，知っておく必要のある基本的事項の習得と，これからやるべきことは何なのかに気付き行動するためのガイドブックです。

　刊行にあたっては，新たなアプローチが必要と考え，自殺企図者の初療にあたる救急医の視点から，産婦人科，小児科，行政のスタッフのみならず，日本臨床救急医学会のなかに設置された「自殺企図者のケアに関する検討委員会」で2008年以来，厚生労働省後援の自殺未遂者ケア研修やPEEC™（救急現場における精神科的問題の初期対応）コースでディレクターやファシリテーターを務める精神科救急医療に精通した多才な精神科スタッフを執筆者に迎え，完成させました。逆にいえば，これまでの自殺未遂者ケアや精神科救急の教育コースに，妊産褥婦のメンタルケアの観点が抜けていたともいえます。

　この1冊で，現在の妊産褥婦に対するメンタルケアの最新エビデンス，各職種の役割や実際の活動内容，症例提示，問題点などほぼすべてが網羅されています。安心して一気読みしてください。

三宅　康史

帝京大学医学部附属病院高度救命救急センター（センター長）/帝京大学医学部救急医学講座
（教授）

日本臨床救急医学会　自殺企図者のケアに関する検討委員会（委員長）

日本臨床救急医学会　教育研修委員会 J-CIMELS検討小委員会（委員長）

日本自殺予防学会（理事）

日本母体救命システム普及協議会（J-CIMELS）教育プログラム開発・改定委員会（委員長）

推薦のことば

　妊娠・出産とその後に続く育児の時期は，母体にとっては身体的にも社会的にも，また精神的にも大きな負荷がかかります。身体的な負荷に伴う合併症によって妊産婦死亡につながることもあります。日本産婦人科医会では妊産婦死亡報告事業や日本母体救命システム普及協議会の活動を通じて，妊産婦死亡の削減に向けて取り組んでいます。その結果，産科危機的出血に伴う妊産婦死亡が10年で半減するなど，身体的疾患に対しての取り組みの成果が得られつつあります。一方，身体的な疾患での妊産婦死亡が減少してくるなかで目立ってきたのが妊産婦の自殺で，産科的な疾患（自殺を除く直接産科的死亡）よりも多い現状が明らかとなり，妊産婦のメンタルヘルスケアの重要性が改めて認識されています。そこで同医会では，周産期の母親や児にかかわる医療者や行政の保健師などが，基本的なメンタルヘルスケアの知識を学び，そのケアの基本を学ぶことができるように「母と子のメンタルヘルスケア研修会」を開催することで，妊産婦メンタルヘルスケアの質の向上と均一化を目指して活動しています。

　一方，日本臨床救急医学会においても「自殺企図者のケアに関する検討委員会」を設置して，自殺未遂者ケアの研修や救急現場における精神的問題の初期対応について検討するなかで，妊産婦への対応の必要性が再認識され，そのことが，本書の刊行につながったものと思われます。妊産婦の自殺は産後うつに代表される精神疾患によって産後に起こることが多いわけですが，産科医療者が介入する期間は実際には1カ月健診までが多く，その後は地域の保健師につないでいくことになります。しかし，ハイリスク女性の抽出が十分にできないことや，一見，ハイリスクと認識されていない女性のなかからも自殺が起こることから，あらゆる局面で自殺企図のある女性に対応していくことが求められます。

　人生で一番ハッピーな時期であるはずの妊娠・出産・育児の時期のメンタルヘルスの不調に医療や行政が切れ目なく適切に対応することで，少しでも自殺が削減されるような体制の整備が期待されます。本書は妊産婦のメンタルヘルスケアの重要性や実際にケアが必要な妊産婦に遭遇した場合の対処法について，事例を交えて詳しく解説しています。ぜひ，本書をお読みいただくことで，精神的に追いつめられた妊産婦への適切なケアにつなげていただきたいと思います。

関沢　明彦

昭和大学医学部産婦人科学講座（教授）
日本産婦人科医会母子保健部会・医療安全部会（常務理事）
日本母体救命システム普及協議会（J-CIMELS）（理事）

執筆者一覧（五十音順）

青木　豊　　目白大学人間学部子ども学科/あおきメンタルクリニック

池田　智明　三重大学大学院医学系研究科産科婦人科学

内田　敦子　東海大学医学部付属病院患者支援センター総合相談室

大槻　克文　昭和大学江東豊洲病院周産期センター

大林　恵子　日本赤十字社医療センター患者支援室

奥野　史子　日本赤十字社伊勢赤十字病院看護部

金子　仁　　東京都立多摩総合医療センター救命救急センター

河嶌　譲　　日本赤十字社医療センターメンタルヘルス科

○ 岸　泰宏　　日本医科大学武蔵小杉病院精神科

北村　俊則　こころの診療科きたむら醫院/北村メンタルヘルス研究所/北村メンタル
　　　　　　ヘルス学術振興財団

木村　元紀　しろかねたかなわクリニック

木村　千晶　大和市立病院看護部

倉澤健太郎　横浜市立大学大学院医学研究科産婦人科学

小平　雅基　恩賜財団母子愛育会総合母子保健センター愛育クリニック小児精神保健科

小林いつか　国家公務員共済組合連合会立川病院看護部

小林　未果　しろかねたかなわクリニック

近藤　哲郎　昭和大学江東豊洲病院周産期センター

齋藤　知見　順天堂大学医学部産婦人科

相良　洋子　さがらレディスクリニック

佐藤　寧子　慶應義塾大学 SFC 研究所

関沢　昭彦　　昭和大学医学部産婦人科学講座

髙井美智子　　埼玉医科大学病院救急科

竹内　　崇　　東京医科歯科大学医学部附属病院精神科

竹田　　省　　順天堂大学医学部産婦人科/恩賜財団母子愛育会愛育研究所

田﨑みどり　　港区児童相談所

立花　良之　　国立成育医療研究センターこころの診療部乳幼児メンタルヘルス診療科/
　　　　　　　信州大学医学部周産期のこころの医学講座

田中　佳世　　三重大学大学院医学系研究科産科婦人科学

田中　博明　　三重大学大学院医学系研究科産科婦人科学

二宮　美香　　日本医科大学武蔵小杉病院看護部

野口　澄子　　あさくさばしファミリーカウンセリングルーム

橋本　　聡　　国立病院機構熊本医療センター精神科救急医療センター

飛田　　桂　　ベイアヴェニュー法律事務所/NPO法人神奈川子ども支援センターつなっぐ

日野　耕介　　沼津中央病院

藤田　一郎　　福岡女学院大学人間関係学部子ども発達学科

ベンジャミン　藍　　独立行政法人労働者健康安全機構関東労災病院看護部

松岡　裕美　　東京医科歯科大学医学部附属病院看護部

松島　英介　　しろかねたかなわクリニック/東京医科歯科大学大学院心療・緩和医療学分野

三上　克央　　東海大学医学部医学科総合診療学系精神科学

三宅　康史　　帝京大学医学部附属病院高度救命救急センター/帝京大学医学部救急医学
　　　　　　　講座

宮田　　郁　　大阪医科薬科大学病院看護部

山下　智幸　　日本赤十字社医療センター救命救急センター・救急科

山下　有加　　昭和大学江東豊洲病院周産期センター

〇：日本臨床救急医学会　妊産婦の自殺予防のためのワーキンググループ委員長

目　次　Contents

Ⅲ 事例紹介

付　録

エジンバラ産後うつ病質問票（EPDS）

育児支援チェックリスト

赤ちゃんへの気持ち質問票

PHQ-9 日本語版（2018）

本書の使い方 ──────────

　"自殺"はさまざまな要因が絡み合って起きます。具体的には身体的・精神的・社会的な面が絡み合って起きます。1つの要因のみで起きることはまれです。自殺＝うつ病（あるいは精神疾患）による…と考えがちですが，それだけで理解するのは誤りです。産褥という時期の身体的な変化，産後精神障害，社会的な役割・関係性の変化などさまざまな要因が関与しています。したがって，多職種が関わらないと問題解決や自殺予防にはつながりません。"多職種連携"が大切といわれていますが，産褥期の自殺あるいはメンタルヘルスに対して，どのような職種がどのような仕事をしているのか，どのようなサポート体制があるのかを熟知している医療関係者・行政関係者は少ないのではないでしょうか。また，関係学会がどのような取り組みをしているのか？　もその学会に属していない人ではほとんど知らないのではないでしょうか。本書は，これらに関わるさまざまな分野の専門家に協力いただき上梓しました。目次をみただけでも"妊産褥婦の自殺問題"にはさまざまな分野が関わるということがわかると思います。

　総論では，妊産褥婦の自殺の実態と自殺予防の重要性・サポート体制を俯瞰しています。妊産褥婦の自殺問題の重要性が統計を含めてわかりやすく記載されています。予防・対応を実践する際には医療経済的な側面も忘れてはいけないと思います。そこで，病院内で診療保険点数がどの程度つくのかもまとめています。総論を読むことで，何が問題であり，どのような方向性に進むべきなのかを知ることができると思います。

　各論では，関係学会の取り組み，各職種の実際の業務内容・方針が記載されています。それぞれの職種が実際に困った際にはどこと，どのように連携をとったらよいのかがわかると思います。精神疾患をもつ妊産婦への薬物療法についての最新のエビデンスに則った方針なども書かれており，非精神科医だけでなく精神科医にも役立つ内容となっています（妊娠したので薬をやめるように言われました…という精神症状悪化症例が多々みられています…精神科側の問題も大きく啓発が必要と思っています）。行政からの実地報告や，法律家からの個人情報保護を含めた対応についても記載されており，実際の現場で役立ちます。

最後に，事例を紹介しています。実際の現場ではまったく同じ症例はいない
とは思いますが，参考になると思います。かなり複雑な事例も盛り込んでいま
すので，"このような解決法があるのか"といった気づきもあるかと思います。
事例によっては，各地域での対応に差異があるかと思います。各職場において，
これらの事例を使い模擬カンファレンスを行ってみるのもよいかと思います。
事例から読みはじめ，それぞれ疑問点を解決するために総論・各論に進むのも
よいかもしれません。

　今後，PEEC コースや J-MELS コースにおいて本書が副読本となり，将来的
には PEEC コースのような多職種模擬カンファレンスにつながっていけばよい
かと思います。

岸　　泰宏

日本医科大学武蔵小杉病院精神科（教授）

日本臨床救急医学会　妊産婦の自殺予防のためのワーキンググループ（委員長）

Ⅰ

総　論

1　妊産褥婦の自殺予防の重要性

帝京大学医学部附属病院高度救命救急センター/帝京大学医学部救急医学講座　**三宅　康史**

■■ 自殺企図者のケアに関する検討委員会（日本臨床救急医学会）の活動

　自殺を企図した傷病者は，縊頸，飛び降り，薬物の過量摂取や有毒ガスの吸入など，その手段が多岐にわたるため，軽症から重症まで，多発外傷や中毒など広範囲に治療ができる医療機関へ搬送する必要がある。それだけでなく，自殺を企図したという状況から，必ず精神科の専門的な治療・ケアとフォローアップを継続する必要がある。現場で救護にあたる救急隊員や救急救命士，その後に患者が搬送される二次および三次の身体科救急医療機関の外来スタッフ，入院となった場合にその受け入れ先となる救命救急センターや救急病棟，集中治療室（ICU）のスタッフは，自殺企図者への接遇や精神科的問題への標準的な初期対応の手順について，当然ながら包括的に学ぶ必要があった。しかしそれを学ぶ機会は学生時代を含めほとんどなく，よく知らないといった不安感（あるいは恐怖心）から，陰性感情を抱いたまま関わってきた。自殺企図者に初めて接し，標準的な初期対応を施すにあたり，効果的なコンテンツや専門家からの指導・教育の機会が与えられたかというと，その点，十分ではなかった。

　そのような状況が続くなかで，救急医療に関与する医師だけでなく，看護師，薬剤師，臨床心理士やケースワーカー，救急隊員や救急救命士など多職種からなる日本臨床救急医学会[1]に，「自殺企図者のケアに関する検討委員会」（以下，委員会）が設置されたのは，年間自殺者が3万人を超えるようになって10年を経た2008年（平成20年）であった。

　委員会の活動は，①自殺企図者の初療にあたる救急医療スタッフへの知っておくべき基本的対応マニュアルの作成（2009年3月発行：**資料1**）[2]，②それを利用した実践的な自殺未遂者ケアのための実症例を参考としたよくある質問集（FAQ）の策定（2011年3月発行：**資料2**），③厚生労働省の後援を得て，これ

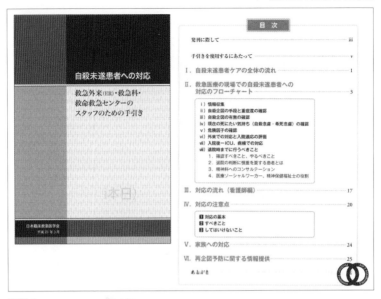

資料1

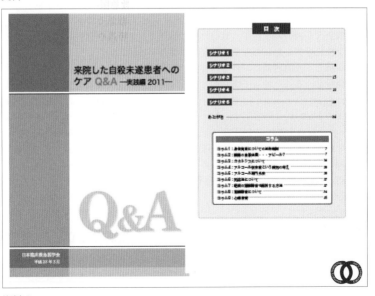

資料2

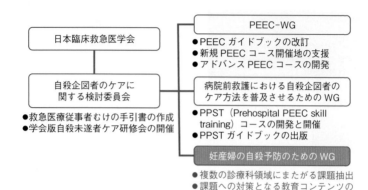

図Ⅰ-1 自殺企図者のケアに関する検討委員会と３つのワーキンググループ（WG）の組織図

ら作成した資料を利用した身体科救急医療スタッフ医療むけの自殺企図者の初期診療の注意点を学ぶ実践的な教育コースの開発と展開[3]，など多岐にわたる。その最終的な目標は，活動を通じた身体科救急医療スタッフと精神科医療スタッフ，および行政担当者との顔の見える関係の構築である。

委員会発展の過程で，３つのワーキンググループ（以下，WG）が誕生した。①自殺企図症例のみならず，救急外来に搬送されてくる精神科的問題を有する多彩な救急症例に対しても標準的な初期診療を提供したいという現場ニーズに応える形で，救急現場における精神科的問題の初期対応を学ぶ専門的なテキストの発行と，それを使って実践的に学ぶ４時間版の成人教育研修である PEEC（Psychiatric Evaluation in Emergency Care）コースを開発し，これを安定的に開催するための「PEEC ワーキンググループ」（2012 年９月より）[4)5)]，②救急隊員，救急救命士むけの PEEC コースの開発と展開を普及させるための「PPST ワーキンググループ」（2016 年３月より）[6]，そして，③次項で示す増加する妊産褥婦の自殺症例を予防するための日本母体救命システム普及協議会（J-CIMELS）と共働した「妊産婦の自殺予防のためのワーキンググループ」（2018 年９月より）である（図Ⅰ-1）。

日本母体救命システム普及協議会J-CIMELSの設立とその役割

『母体安全への提言 2012』で初めて登場した病院前救急医療体制を含む救急医（療）との共働とそのシステムの有効活用[7]を目的に，日本臨床救急医学会

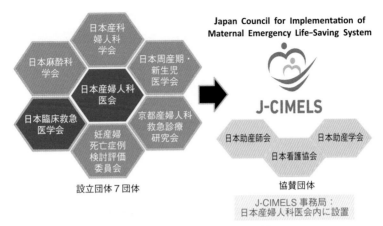

図 I-2　**日本母体救命システム普及協議会（J-CIMELS）**

は，日本産婦人科医会，日本産科婦人科学会，日本周産期・新生児医学会に，日本麻酔科学会，妊産婦死亡症例検討評価委員会，京都産婦人科救急診療研究会を加えた7団体（協賛団体として日本看護協会，日本助産師会，日本助産学会）と共同して，2015年に日本母体救命システム普及協議会（J-CIMELS：Japan Council for Implementation of Maternal Emergency Life-Saving System）を設立し，妊産婦死亡のよりいっそうの減少を目指して，病院前を含む多職種の周産期医療スタッフに標準的な母体救命法（J-MELSベーシックコースおよびアドバンスコース）を普及させるとともに，効果的な母体救命医療システムの開発とその実践を促進すること，およびこれによる妊産婦への質の高い医療の提供と周産期医療の向上を通じて社会の福祉に貢献することを目標に活動を開始した（図 I-2）。そして日本臨床救急医学会における担当部署として，教育研修委員会のなかに「J-MELS企画開発小委員会」（委員長は筆者）を設置した。設立後の主な活動は，高次医療機関において産科と救急医療スタッフが協力して急変母体を受入れ，その救命を確実に達成することを目指して開発されたJ-MELSアドバンスコースを，全国の産科医むけに開催することである[8]。コースを受講するための公式テキストは発刊されており[9]，それを使用して産科医の受講生4人と救急医，産婦人科医，集中治療医からなるインストラクター2〜3名を1グループとして進められる約4時間の公式プログラム例を表 I-1 に示す。その普及によって，年間40〜50例と報告されている出産に伴う大量出血や関連する脳血管障害，心不全で落命する妊産褥婦を減らし，その

表Ⅰ-1　母体救命アドバンス（J-MELSα）コースプログラム（例）

時　間	内　容
1 時間前 20 分前	スタッフ打ち合わせ，会場準備 受付開始
10 分	コース開催挨拶（司会），スタッフ紹介，トイレ案内 プレテストおよび回収，アンケート配布
20 分	講義：母体救命の現状，このコースの成り立ち，基本構成，基本的なアプローチの流れ，スキルの内容確認，マネージメントの必要性
ケースシナリオ 45 分×4 症例 （休憩 10 分×1 回）	症例 1：出血性ショック 症例 2：痙攣発作 症例 3：羊水塞栓と死戦期帝王切開 症例 4：呼吸促迫（肺塞栓または急性心筋梗塞） （グループ全員で協力しつつ対処法を考える）
10 分	まとめと質疑応答
	ポストテストおよび解説
10 分 20 分	アンケート記入および回収 修了証授与，解散 反省会，撤収作業

何倍に及ぶと推察される蘇生後脳症など多くの後遺症を被ってわが子の世話もままならない母体を減らす努力を続けている。

　ただその一方で，妊婦と産後のうつ病や精神疾患の発症に伴う産褥婦の自殺による死亡数は年間60〜80人と推測されており，実際には十分把握されていない母体死亡原因として，大きな問題となっていることがわかってきた[10)11)]。

関連学会の協働による妊産褥婦のメンタルケアの重要性

　メンタルケアやサポートが直ちに必要な多くの妊産褥婦の存在と，その自殺企図（加えて虐待や育児拒否）の危険性の高さを把握するに至り，同じ日本臨床救急医学会内で，自殺未遂者ケア研修などを展開している「自殺企図者のケアに関する検討委員会」と委員長が同じであることも手伝って，両委員会が協力して，この重大な問題に得意分野を持ち寄り対処できるよう，「自殺企図者のケアに関する検討委員会」のなかに「妊産婦の自殺予防のためのワーキンググループ」（委員長：日本医科大学武蔵小杉病院精神科　岸泰宏教授）を設置し活動を開始した。

　これにより，妊婦および産褥婦のうつ病，自殺企図を，産科や小児科スタッ

フ，家族が早期に気づき，精神科に確実につないで自殺を予防できるように，
PEEC コースのなかで精神科的問題を取り扱うためのコンテンツやネットワークも利用して，ここまで積極的に行われている活動を集約し紹介して，その認知のためのガイドブック作成を試みることとなった。同時に，全国の救急医療機関に搬送されてくる妊産褥婦の自殺未遂症例を集積・分析する準備を開始したのである。

　産婦人科と小児科と精神科，そして保健行政など，多方面にまたがる複雑で表向きに把握しづらい問題を明らかにし，実際の事例をあげてその具体的な対処法，すでに始まっている現場活動などを紹介し，その母子〔そしてその家族〕に手を差し伸べるためのガイドブック作成を試みたのが，本書である。

文　献

1) 日本臨床救急医学会 HP：委員会と活動内容，自殺企図者のケアに関する検討委員会.
　 http://jsem.me/about/contents.html
2) 日本臨床救急医学会：自殺未遂患者への対応；救急外来（ER）・救急科・救命救急センターのスタッフのための手引き，平成 21 年 3 月.
　 https://www.mhlw.go.jp/file/06-Seisakujouhou-12200000-Shakaiengokyokushougai
　 hokenfukushibu/07_2.pdf
3) 日本臨床救急医学会 HP：自殺未遂者ケア研修のご案内.
　 https://jsem.me/training/jisatsu_care.html
4) 日本臨床救急医学会 HP：各種研修コース，PEEC.
　 http://jsem.me/training/peec.html
5) 日本臨床救急医学会監修：PEEC ガイドブック；チーム医療の視点からの対応のために，へるす出版，東京，2012.
6) 独立行政法人国立熊本医療センター救命救急センター HP：救急医療トレーニングセンター，PEEC/PPST.
　 http://www.nho-kumamoto.jp/kyukyuiryou/peec.html
7) 妊産婦死亡症例検討評価委員会編：母体安全への提言 2019 Vol. 10，2020 年 9 月.
　 http://www.jaog.or.jp/wp/wp-content/uploads/2020/09/botai_2019.pdf
8) 日本母体救命システム普及協議会 HP.
　 https://www.j-cimels.jp/index.html
9) 日本母体救命システム普及協議会 J-CIMELS 総監修：母体救命アドバンスガイドブック J-MELS，へるす出版，東京，2017.
10) 厚生労働省：妊産婦死亡数. 人口統計，2015.
11) 東京都監察医務院：妊産婦自殺率. 順天堂大学調べ 2016 年まで.

2 本邦および諸外国における妊産褥婦の自殺の実態と その対策

順天堂大学医学部産婦人科/恩賜財団母子愛育会愛育研究所 竹田 省

■ はじめに

日本の周産期死亡率，新生児死亡率，妊産婦死亡率などの母子統計指標はどれも低く，世界のトップレベルといわれてきた。しかし，本邦では妊産婦死亡[*1]に産後うつ病など精神疾患による自殺を含めておらず，諸外国と単純に比較することはできない。2017年より正式に妊娠中と産褥1年未満の精神科疾患による自殺を妊産婦死亡に含めて統計をとるようになった。一方で，死亡診断書，死体検案書に妊娠，産褥時期の情報が記載されていない症例が多く，また死亡疾患が妊娠や分娩によって影響されたかどうかの判断が難しく，妊産婦死亡統計の正確性にも問題がある。このため正確な妊産褥婦の自殺の実態や後発妊産婦死亡[*2]の実態は不明のままである。近年，妊産褥婦の自殺の地域的調査や，全国的調査が報告され，その背景にある産後うつ病の実態が明らかになりつつある。これら日本の妊産褥婦の自殺の頻度は，諸外国のものと比較してきわめて高いことから早急な対策が望まれている[1)2)]。

このような社会状況下において，育児環境を整え，次世代を担う心身共に健康な子どもたちの発育，発達を推進するために周産期メンタルヘルス対策は待ったなしの状況である。諸外国と比較することにより実態を知り，問題を共有し，皆で解決策を練ることが重要と思われる[3)]。

[*1]妊産婦死亡：妊娠中または妊娠終了後満42日未満の死亡。ただし，不慮または偶発の原因によるものを除く。直接産科的死亡と間接産科的死亡がある。

[*2]後発妊産婦死亡：妊娠終了後満42日以後1年未満における直接または間接産科的原因による死亡。

■後発妊産婦死亡統計の重要性

　本邦の妊産婦死亡（妊娠中の死亡と産褥42日未満の死亡）率は，2007年ころより減少が止まり横ばいとなり，出産10万あたり2.7〜4.8を推移している。一方で，産後うつ病による自殺が多い産褥1年未満をカバーする後発妊産婦死亡（産褥42日以降1年未満の産褥婦の死亡）は，2016年までうつ病などの精神科疾患による自殺を妊産婦統計に含まなかったためほとんど報告されてこなかった。しかし，諸外国の母子統計では，後発妊産婦死亡のほうが妊産婦死亡より実数が多く，自殺による死亡がもっとも原因として多いことが問題となっている[3]。今後2017年度以降の母子統計では，死亡診断書，死体検案書が正しく記載されるようになってくれば，妊産婦死亡でも後発妊産婦死亡でも自殺が主要な死亡原因として報告されるであろう[4]。

■諸外国との周産期自殺率の比較

　本邦の直接産科的死亡[*3]と間接産科的死亡[*4]の比率は3対1と直接産科的死亡が多く，間接産科的死亡の多い欧米とは異なる分布を示している。一方，英国では2013〜2015年の妊産婦死亡をみると8.8/10万出産と日本より多いものの，直接産科的死亡は明らかに減少し，間接産科的死亡は横ばいとなり，間接産科的死亡のほうが多くなっている。また，日本では把握されていない後発妊産婦死亡率は，14.1/10万出産と妊産婦死亡よりも多くなっている。この後発妊産婦死亡原因の第1位は悪性腫瘍24％であり，次いでメンタルヘルス関連の自殺で14％である。妊産褥婦の自殺は，妊産婦死亡と後発妊産婦死亡を合わせると直接死因の第1位であり，2003〜2015年まで第1位は変わっていない。自殺率は2.5/10万出産でその内訳は，妊婦・産褥6週未満0.52/10万出産，産褥6週〜1年未満1.98/10万出産であった。このため英国では妊産褥婦の死亡原因のうち自殺がもっとも重大な対策課題としてあげられている。英国では，精神疾患による自殺は直接産科的死亡に，薬剤やアルコールによる死亡は間接産科的死亡に分類されるが，本邦では間接産科的死亡に分類される。精神疾患による自殺は直接産科的死亡に入れるようWHOは推奨しているが，依然一般的に採

[*3]直接産科的死亡：妊娠時における産科的合併症が原因で死亡したもの。

[*4]間接産科的死亡：妊娠前から存在した疾患または妊娠中に発症した疾患により死亡したもの。これらの疾患は，直接産科的原因によるものではないが，妊娠の生理的作用で悪化したものである。2017年より自殺を含む外因死等を間接産科的死亡に含めることが追記された。

用されていない。オーストラリアは間接産科的死亡に入れているし，一部の国では偶発的死亡（incidental deaths）に入れており，今後統一が必要である[3]。

本邦では，全国統計として正確には自殺の実態が把握できてはいないが，妊婦や産褥1年未満の産褥婦の死亡（妊産婦死亡と後発妊産婦死亡の合計）のうち，自殺による年間死亡率をみると東京都の23区では8.7/10万出産（2005～2014年），大阪市では推計13.0/10万出産（2012～2014年），三重県では14.1/10万出産（2013～2014年）であった。東京都の分娩数はおおよそ日本の10％であるため年間日本の妊産褥婦の自殺者数は80～90名前後と推定される。大阪市のデータでも年間日本で推定60～80名の自殺者がいると推定されている[5]。

これら日本の妊産褥婦の自殺の地域的な調査では，英国（3.1/出生10万）やスウェーデン（3.7/出生10万）など海外に比し，その頻度はきわめて高かった。森らによる厚生労働科学研究班の2年間の全国調査（2015～2016年）でも産褥1年までの妊産婦死亡原因の第1位は自殺であり，次いで悪性腫瘍であった[6]。日本でも英国と同様，後発妊産婦死亡のほうが妊産婦死亡より多く，自殺が死亡原因の最多のものであり，その対策が重要である（本邦の詳細な統計は19頁参照）。

米国での7～17州の妊産褥婦の統計（2003～2007年）では，他殺がもっとも多く2.9/10万出産であり，次いで自殺2.0/10万出産であり，出血，妊娠高血圧症候群，羊水塞栓症と続く。米国の州レベルの統計での妊産褥婦の自殺はノースカロライナ（2004～2006年）では他殺2.9/10万妊娠，自殺2.7/10万妊娠，コロラド（2004～2012年）では自殺4.6/10万出産であった。カナダ（2002年）での1年未満の褥婦の自殺は，0.7/10万妊娠であった。カナダオンタリオ州での妊産褥婦の自殺（1994～2008年）は2.6/10万出産，イタリア（2006～2012年）では，2.30/10万出産であり，その内訳では，出産後1.18，中絶後2.77，自然流産後2.90であった[3][4]。

フィンランド（1987～1994年）での分娩後の褥婦の自殺は11.3/10万妊娠，自然流産後18.1，中絶後34.7で，中絶後がもっとも高かった。フィンランドの最新の自殺統計（2001～2012年）では妊産褥婦では3.3/10万妊娠と減少した。この報告では非妊娠時の自殺は10.2/10万非妊娠女性であるが，中絶時では21.8/10万妊娠と中絶後の自殺が多いのが注目される。オーストラリアの報告（2006～2010年）では妊娠中の自殺は，0.9/10万出産であるが同年代の非妊娠女性の自殺は6.0/10万女性であり，妊娠・産褥時は自殺が減ることは日本でも他国でも同様の傾向がある。台湾（2002～2012年）での1年未満の褥婦の自殺では，平均6.86/10万出産であるものの2010年以降明らかに減少してきている。東京都のデータでも妊娠初期時に自殺が多いことから望まれない妊娠や中絶後が，自殺の大きなリスク要因と考えられる[3][4]。

▉▉精神疾患合併妊産褥婦の自殺

　本邦の市中産院における妊産婦の精神疾患の有病率は，6.2%と報告されている。また，精神疾患合併妊娠の割合は，日本産科婦人科学会周産期登録事業（2014 年）355 登録施設において 2.5%であり，この数年 2.5〜2.8%を推移している。妊産褥婦の自殺に関連する精神科疾患は，うつ病，産褥精神病のほか，双極性障害，統合失調症，不安障害などであり，英国では自殺の 46%の人に精神科受診歴が認められた。東京都の調査では，妊娠中の自殺で 39%に精神科既往歴があり，うつ病 35%，うつ病と統合失調症 4%であった。産後では，17%に既往歴があり，うつ病と統合失調症の順であった。精神疾患の既往がなく，産後うつ病が今回はじめて診断されていた者が 33%に認められた。精神疾患が認められなかった者のなかにも精神科にかかっていないため，うつ病などが見逃されている者も多く含まれると推定される。

▉▉妊産褥婦の自殺防止対策

▶ 1．産科・精神科・小児科・地域との連携

　無治療の周産期のうつ病や精神疾患は，本人の問題のみならず，養育能力低下から児の発育障害，精神発達障害，ネグレクト，児童虐待へとつながり，大きな社会問題となる。このため，日本周産期メンタルヘルス学会を中心として「コンセンサスガイド」を策定し，啓発を図っている。2020 年までに「子育て世代包括支援センター」の整備を行い，出産後 1 年を経過しない女子および乳児に対して心身のケアや育児のサポートなどを行い，安心して子育てができるよう支援体制を確保する産後ケア法（母子保健法の一部を改正する法律）も 2019 年制定された。これにより各市町村は産後ケア事業の実施の努力義務が課せられたことになる。

　周産期メンタルヘルスに関するハイリスク因子を有する者には産科医，精神科医，看護師，助産師，臨床心理士などが妊娠中からフォローアップする。また，産後は医療機関とともに保健師や地域行政などと緊密に連携し，うつ病などの病状のみならず子育て全般を総合的に支援していくことが大切である。産科医の褥婦のフォローアップは，通常，問題がなければ産後 1 カ月で終了となる。エジンバラ産後うつ病質問票（EPDS）〔付録（254 頁）参照〕などのスクリーニング高得点者や精神疾患既往者は，保健師など地域行政と緊密な連携をもち，フォローアップする。

　予防接種をする際には地域の保健センターや保健所，小児科クリニックなど

に出向くことになるが，この際，少しでも母親と話をし，小児の体調だけでなく，母親の体調，メンタルへの気遣いも配慮できれば，早期介入も可能になると思われ，小児科医との連携も必要となろう。また，精神疾患既往歴や治療者の把握は精神科医と連携し，治療経過観察を双方向から綿密に行うことが大切である。自殺念慮・希死念慮がある場合は緊急を要し，家族と協力しながら本人を支援する体制を整え，産科医療機関，ソーシャルワーカー，地域保健師，精神保健福祉センターなどとの連携のもと，精神科救急医につなぐことが大切である[3]。

　また，精神科医，臨床心理士などとも連携をもち，各地域で母子を見守り，支援するシステムづくりが重要である。この際，メンタルヘルスに関する事柄だけでなく，経済的，人員的支援を含めた日常生活の支援も大切であり，また，母児のボンディングや授乳，育児の確立などにも注意を図る。

2．人材育成教育

　母子育児サポートシステムがいくらできても，そこで活動する人材の能力が問われ，その教育が今後もっとも重要になる。十分な知識，コミュニケーションスキル，面接技法などを身につけ，問題意識をもち熱意をもって現場で活動できる人材育成が必要である。適応障害によるうつ状態などでは，育児環境を変えるだけで改善治癒することも多い。すべて医療の問題ではなく，経済問題，育児環境・支援の問題などさまざまな問題がある。すべて精神科医に回すのではなく，個々の持ち場の特性を生かし，力を発揮し，よりよく多職種連携していくことが大切である。最初に関わる看護師・助産師や保健師などは，傾聴，共感的対応ができるようにさまざまな研修，講習を受けて自分のものにしておく必要があろう。研修には日本周産期メンタルヘルス学会，日本産婦人科医会などの研修会や北村メンタルヘルス学術振興財団による周産期メンタルヘルスプロフェッショナル研修，PEEC（Psychiatric Evaluation in Emergency Care）教育コースなどが行われている[3]。

3．今後の展望

　フィンランドや台湾の事例のように，妊産褥婦の自殺に取り組み大きな成果をあげてきた国々を参考に，本邦でも母と子の心身のケアや育児のサポートなどを行い，安心して子育てができるよう支援体制を早急に確立することが重要である。このためには財政的バックアップのみならず周産期メンタルヘルスケアの重要性を国民全体に正しく広報し，認識されて初めて大きく前進するもの

と思われる。関係者の地道な努力に期待したい[3)4)]。

文　献

1) Takeda S, Takeda J, Murakami K, et al：Annual Report of the Perinatology Committee, Japan Society of Obstetrics and Gynecology, 2015：Proposal of urgent measures to reduce maternal deaths. J Obstet Gynecol Res 43：5-7, 2017.

2) 竹田省：日本の周産期メンタルヘルス対策に関する産科医からの提言．総合病院精神医学 30：312-318, 2018.

3) Takeda S：The current status of and measures against maternal suicide in Japan. Hypertens Res Pregnancy 2020：HRP2020-005, 2020.

4) 竹田省：周産期の自殺を正確に把握するためには？；死亡診断（死体検案）書の適切な記載法．精神科治療学 35：1051-1056, 2020.

5) 竹田省, 金山尚裕, 周産期委員会委員：周産期委員会報告．日産婦会誌 69：1445-1479, 2017.

6) Mori R：Survey finds suicide is leading cause of maternal death in Japan. Japan Times 2018/09/07
https://www.japantimes.co.jp/news/2018/09/07/national/science-health/survey-finds-suicide-leading-cause-maternal-death-japan/#.XqUkg25uJdg

3　『母体安全への提言』と妊産褥婦のメンタルケア

三重大学大学院医学系研究科産科婦人科学　**田中　佳世，田中　博明，池田　智明**

　妊産婦死亡症例検討評価委員会では，日本産婦人科医会の妊産婦死亡報告事業として，毎年8月に『母体安全への提言』を発刊し，2020年で11年目を迎えた。この間，妊産褥婦のメンタルケアの重要性は年々増している。

　本項では，これまでの母体安全への提言を中心として，妊産婦死亡報告事業からみた現状などを概説する。

■ 妊産婦死亡報告事業と『母体安全への提言』

　2004年より，日本産婦人科医会は，妊産婦死亡事例を集積・解析することで，より安全な母体管理を実現するため，偶発事例報告事業を開始した。しかし，厚生労働省の「母子保健統計」による妊産婦死亡の約40％程度しか集めることができなかった。加えて，偶発事例調査の報告内容には不十分な点も多く，各々の事例のなかから産科医療の向上にむけた問題点の抽出を行える体制の整備が必要であった。そのため，日本産婦人科医会は，2010年より偶発事例報告事業から妊産婦死亡報告事業を独立させた[1]。

　妊産婦死亡登録事業では，妊産婦死亡が起こった場合，発生した施設から日本産婦人科医会と地域の産婦人科医会へ届けられ，患者名，施設名を匿名化したうえで，死亡時の状況などの情報を集積する体制が整えられている。送られてきた情報は，毎月開催されている「妊産婦死亡症例検討評価小委員会」に提供され，事例の検討，評価案が作成される。評価案は，年4回開催されている「妊産婦死亡症例検討評価全体委員会」で再検討され，最終報告書が作成される[1]。最終報告書は，日本産婦人科医会に提出され，情報を提供した施設へ送付されている。さらに，検討された妊産婦死亡事例を分析し，改善すべき点を『母体安全への提言』としてまとめ，毎年8月に発刊している（図I-3）。

　『母体安全への提言』の最大の長所は，それぞれの年に発生した妊産婦死亡事例をすぐに解析し，時間を空けることなく迅速に問題点をアウトプットしているところである。毎年作成された『母体安全への提言』は，全国の周産期セン

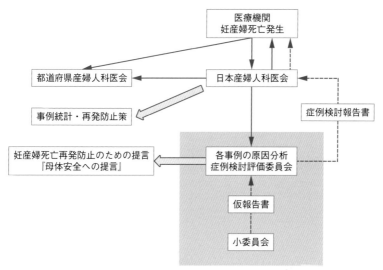

図I-3　妊産婦死亡報告事業

ター，救命救急センターなどに送付される。また，日本産婦人科医会のホームページからもダウンロードすることが可能である。母体を安全に管理するうえで，『母体安全への提言』は臨床現場や教育の場で活用され，果たす役割が年々大きくなっている。

このような背景から，妊産婦死亡症例検討評価委員会でも妊産褥婦のメンタルケアに着目し，妊産婦死亡の減少を目指し，『母体安全への提言』として情報を発信している。

■■妊産褥婦のメンタルケアに関連した『母体安全への提言』

『母体安全への提言』は2010年以降，5～8つの提言を1冊にまとめ，毎年刊行している。妊産婦死亡原因の第1位は産科危機的出血であることより，『母体安全への提言』のほとんどは産科危機的出血に対するものであるが，妊産褥婦の自殺に着目した2014年以降はほぼ毎年，メンタルケアに関する提言を行っている。妊産褥婦のメンタルケアに関連した提言を**表I-2**に示す。なお，事例とともに記載している提言の詳細は日本産婦人科医会のホームページより参照できる。(https://www.jaog.or.jp/about/project/medical-safety/)

表I-2 妊産褥婦のメンタルケアに関連した提言

母体安全への提言 2014

・精神疾患合併妊娠では十分な情報収集を行い，妊娠中だけでなく産褥期にも精神科と連携をとり診療を行う

母体安全への提言 2016

・メンタルヘルスに配慮した妊産褥婦健診を行い，とくに妊娠初期と産後数カ月後を経た時期には，妊産婦が必要な精神科治療を継続できるよう支援を徹底する
・産褥精神病のリスクのある産褥婦は，自殺可能な場所や危険物から遠ざけ，家族や地域の保健師に十分な注意喚起を行う
・周産期の病態に精通する精神科医を育成し，日ごろからよく連携しておく

母体安全への提言 2018

・希死念慮の有無を確認することは，自殺予防の第一歩である
・精神科治療歴のある妊産婦や精神症状を認める妊産婦は，精神科医療につなげた後も経過を見守り，積極的な関わりを続ける

■ 妊産婦死亡報告事業からみた今後の課題 ─よりよい連携を目指して

『母体安全への提言』でも繰り返し述べているが，妊産褥婦のメンタルケアに関する取り組みは，産婦人科医だけでは限界があり，他診療科の医師，看護師，助産師，さらに地域行政などさまざまな連携が必要となる。本事業では，残念ながら自殺により亡くなられた方の経過をたどり，今後の妊産褥婦にとって，どのようにしたら，よりよい医療体制や地域保健体制を構築していけるか模索している最中である。次項以降で取り上げられるさまざまな活動，取り組みの一助となるよう，今後も本事業を継続していく予定である。

妊産婦死亡症例検討評価委員会で検討した自殺例では，もともと精神疾患を有していた方，産褥期に新規でうつ病を発症した方など背景はさまざまで，また自殺前の医療者側のとらえ方も，自殺リスクが高いと判断して接していた例から，まさか自殺に至るとは思っていなかった例までさまざまであった。自殺に至る前の妊産褥婦から発せられる SOS をとらえ，支える体制が本書を通して広がっていくことを期待している。

近年，本邦における産科危機的出血による妊産婦死亡は減少した。その一つの要因として，日本臨床救急医学会をはじめ関連7団体による日本母体救命システム普及協議会（J-CIMELS）の設立ならびに母体救命のための多領域・職種で共同活動があげられている。妊産褥婦のメンタルケアにおいても，産科危

機的出血と同様に多領域・職種を巻き込みながら，自殺による妊産婦死亡ゼロを目指して，活動していくことが重要である。

文　献

1) 関沢明彦：妊産婦死亡の現状とその削減に向けた取り組み．日産婦会誌 71：1559-1568，2019．

4 妊産褥婦に対する日本産婦人科医会の取り組み

昭和大学医学部産婦人科学講座 **関沢 明彦**

▉ はじめに

　本邦の妊産婦死亡数は 1950 年には出生 10 万人に対して 176 人であり，その後，1970 年に 52 人，90 年に 8.6 人，2012 年に 3.9 人と急速な減少を示した。この減少に重要な役割を果たしたのが，分娩が医療機関で行われるようになったことであろう。母子保健統計から近年の妊産婦死亡数をみてみると，2000 年ころには年間 80 人程度であったものが，2010 年には年間 40 人程度に減少している。死亡率が 10 年で半減した疾患などほかにはないと思われるが，人生のなかでもっとも幸せな時期での妊産婦の死亡をさらに減らすために，産婦人科医は努力しつづけなければならない。

　そのようななか，2000 年に国連ミレニアム宣言が採択された。そこで世界中のすべての国において 1990 年に比較して 2015 年の妊産婦死亡率を 1/4 の水準に削減する具体的な目標が示された。本邦の 1990 年の妊産婦死亡率は 8.59 であるので，2015 年の具体的な目標は 2.06 となる。2010 年当時の妊産婦死亡率は 4.14 であり，国として対策を講じる必要があったことから妊産婦死亡の実態調査を行う厚生労働科学研究班が立ち上がった。しかし，当時，妊産婦死亡を把握し，その問題点を第三者が調査することは現実的に難しい状況であった。そこで，日本産婦人科医会（以下，医会）に協力要請があり，2010 年 1 月から妊産婦死亡報告事業が行われることになった。この報告事業をもとに，本邦の妊産婦死亡の実態が明らかとなり，『母体安全への提言』としてさまざまな取り組みが提案されてきた。その結果，2010 年に妊産婦死亡の 30％を占めていた出血（産科危機的出血）に伴う死亡が 2018 年には半減するなど，本邦の妊産婦死亡は確実に減少傾向にあるものと思われる。そのようななかで，リンケージ解析法で妊産婦死亡を分析した研究から，妊産婦の自殺が妊産婦死亡の約 30％を占め，最多の死亡原因であることが明らかになった。このことは，産婦人科医は妊産婦の身体的管理を行うのみではなく，精神的・心理的なケアにも注力していかなければならないことを示すデータであった。

医会では周産期メンタルヘルスケアにも注力することとなり，周産期メンタルヘルスケアプロジェクトを立ち上げた。また，2015年以降，「母と子のメンタルヘルスケアフォーラム」を毎年開催している。さらに，医師や医療スタッフ，行政の保健師などの知識と心理的なケアのスキルアップを目指して「母と子のメンタルヘルスケア研修会」を行うこととなり，入門編，基礎編，応用編（指導者講習会）の研修システムを開発し，全国で研修会を開催している。本項で医会の活動の経緯について概説する。

妊産婦死亡報告事業について

医会では2004年から偶発事例報告事業として妊産婦死亡の報告を会員に求めていたが，実際に報告されてくる事例数は「母子保健統計」の数の半数に満たず，また，報告内容は簡単で，原因分析に対応できるものではなかった。また，妊産婦死亡は，発生頻度が低く，羊水塞栓症など妊産婦の特殊な原因で発生することが多いことから，確実に事例を収集して，詳細な分析を行って原因を究明するとともに，再発防止に活用することが医療安全対策上，重要であると考えられた。そこで，より詳細に原因分析を行い，そこから得られた情報をもとに，再発防止策を提言していくこと，妊産婦死亡への対応に苦慮する会員を支援することを目的に，2010年1月から偶発事例報告事業から妊産婦死亡報告事業を独立させて，取り組んでいくことになった。

この事業では妊産婦死亡が起こった場合，経過の詳細を記載した調査票を医会に提出し，医会では施設や個人を特定できる情報を削除したうえで，妊産婦死亡症例検討評価委員会（委員長：池田智明三重大学教授）で原因分析を行う。この委員会は多角的な視点から症例の経過を分析し，患者に起こった病態を検討して死因を推定するとともに，医療上の問題点や再発防止にむけた指摘事項を整理して報告書にまとめている。この分析結果を統計解析してまとめ，また，再発防止にむけての問題点の集計から，毎年，『母体安全への提言』を発刊し，産科医療の安全性向上にむけた活動につなげている。

妊産婦死亡と同年代の女性の死亡率

2010年以降，本邦の「母子保健統計」での妊産婦死亡数より多くの事例が妊産婦死亡報告事業に報告されている。2010〜2018年に報告された妊産婦死亡について母体年齢との関係でみてみると，20〜24歳が10万出産あたり2.5ともっとも低く，以降，25〜29歳，30〜34歳，35〜39歳，40〜44歳では2.9，4.1，7.0，11.1となり，母体年齢とともに死亡率は上昇する[1]。この数字を1991〜

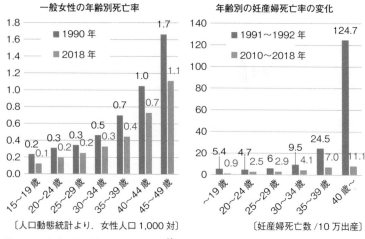

図Ⅰ-4　年齢別妊産婦死亡率の変化[1]

1992年の妊産婦死亡率と比較してみるとその減少は顕著であり，35〜39歳では24.5から7.0に，40〜44歳では124.7から11.1と改善している。

　一方，2017年の人口動態統計から一般女性の年齢別の死亡率をみてみると，その死亡率は人口1,000人あたり25〜29歳，30〜34歳，35〜39歳，40〜44歳で，それぞれ0.2，0.3，0.4，0.7となっており，一般女性の死亡率のほうが明らかに高いことになる。35〜39歳では一般女性では人口10万人あたり40人が死亡している一方，妊婦では7.0人ということになる。健康で幸せな女性が妊娠・出産することを考えると当然のことかもしれないが，この妊産婦死亡をさらに減少させることは非常に難しいことを示すデータといえる（図Ⅰ-4）。

妊産婦死亡の現状

　2010〜2019年にあった妊産婦死亡で症例検討報告書が送付された390例の検討結果を示す[1]。本邦の妊産婦死亡の60％が直接産科的死亡である。英国では間接産科的死亡が50％以上を占めると報告されており，本邦では周産期管理の改善により，まだ妊産婦死亡を減少させる余地があることを示している。

　次に妊産婦死亡例における死亡の原因として可能性の高い疾患（単一）を集計した。原因でもっとも多いのが産科危機的出血で19％を占める。次いで，脳

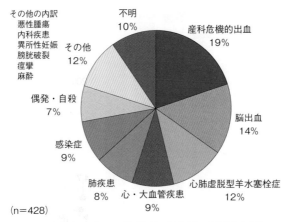

その他の内訳
悪性腫瘍
内科疾患
異所性妊娠
膀胱破裂
痙攣
麻酔

図Ⅰ-5　妊産婦死亡の原因別頻度（2010〜2019 年）[1]

出血・脳梗塞が 14%，心肺虚脱型（古典的）羊水塞栓症が 12%，周産期心筋症などの心疾患と大動脈解離を合わせた心・大血管疾患が 9%，肺血栓塞栓症などの肺疾患が 8%，感染症（劇症型 A 群溶連菌感染症など）が 9% であった（図Ⅰ-5）。年次推移でみてみると，2010 年に 3 割近くあった産科危機的出血の割合が，2 割を切ってきている。2016 年には産科危機的出血 7 例に対し，感染症は 8 例とその順位が逆転している。さらに，脳出血や心肺虚脱型羊水塞栓症，心・大血管疾患には減少傾向がみられる（図Ⅰ-6）。

近年の直接産科的死亡の減少傾向は，産科危機的出血や妊娠高血圧症候群に合併しやすい脳出血の減少が寄与するところは大きい。『母体安全への提言』の発刊，その啓発活動，診療ガイドラインに沿った診療の励行，母体急変シミュレーションコース（医会が行う J-CIMELS の活動など）の普及の効果である可能性は高い。

■リンケージ解析を基にした 本邦の妊産婦死亡の実態調査の結果

本邦の妊産婦死亡は死亡診断書に記載された病名で妊娠に関連しているものが妊産婦死亡として把握され，カウントされることから，実態の把握ができていないとの指摘がある。そこで，女性の死亡届，出生届，死産届を結合させるリンケージ解析で，妊産婦死亡の実態を調査する研究が厚生労働科学研究班

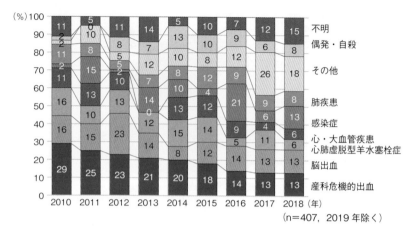

図I-6　妊産婦死亡の原因別頻度の推移[1]

（森臨太郎主任研究者）で行われ，その成果が2018年に公表された[2]。この研究では2015～2016年の2年間を解析し，357件の出産1年以内の後期母体死亡を含む妊産婦死亡（178.5/年）が抽出された。出産後42日以内の妊産婦死亡は132人（66/年）であり，死亡を直接産科的死亡，間接産科的死亡，偶発死亡，原因不明に分けて解析すると，それぞれ66例（50%），48例（36%），9例（7%），9例（7%）であり，1年以内では74例（20%），236例（66%），25例，22例という内訳であり，1年以内の妊産婦死亡での間接産科的死亡の多くが把握できていない実態が明らかになった。さらに，この調査で注目すべきは，出産後42日以内の妊産婦死亡の12.9%，1年以内の妊産婦死亡の28.6%が自殺による死亡であるという点である。この研究によって本邦の出産1年以内の妊産婦死亡では，第1位の死因が自殺であることが明らかになった。2番目の死因は悪性腫瘍で21.0%，直接産科的死亡は全疾患合わせても20.7%にしかならなかった。このことから，妊産婦死亡を減少させるためには自殺の防止が重要であることが明らかとなった。

■■ 妊産婦死亡の減少にむけての具体的な取り組み

　主に産科危機的出血を中心とする直接産科的死亡を減少させるため，実際の現場で，妊産婦の初期徴候を的確にとらえ，対応するスキルを身につけることで，身体的疾患による母体の急変に備えるために，分娩に関与するすべての医

療者を対象とした教育システムを作ることになり，2015年，日本母体救命システム普及協議会（Japan Council for Implementation of Maternal Emergency Life-Saving System：J-CIMELS）を設立した。さらに，妊産婦メンタルヘルスにも着目して，妊娠周辺期の妊産婦の心理的な変化や社会サポート体制などについて医療者が学ぶための研修会開催や，各地の先進的なプログラムを発表するフォーラムの開催など，取り組んでいる。

■ 妊産婦メンタルヘルスケアの取り組み

　妊娠中から産後1年の女性の20％が何らかの精神的な問題を抱えるといわれている。さらに，前述のごとく，妊産婦死亡のおおよそ30％が自殺によるという事実からも，妊産婦のメンタルヘルスケアに取り組むことは重要である。

　母親のメンタルヘルスに影響するものとしては，望まない妊娠，若年妊娠，未婚，精神障害，知的問題，アルコール依存，薬物依存，経済的問題，家庭内暴力，サポート不足，幼少期の虐待経験などさまざまな要因がある。その結果，最悪の場合には自殺や心中が起こり，その前段階として養育機能の低下，愛着形成障害から児への虐待が起こる。虐待は児のその後の対人関係の障害，精神障害，反社会的行動，発達障害，脳の器質的障害，IQの低下，レジリエンスの低下，成長後の自身の児への虐待（世代間伝達）へとつながっていく。そこで，妊産婦のおかれている社会的，精神的な状況を妊娠中に，また，産褥期に的確に把握してケアにつなげることで，この負の連鎖をくいとめることが可能になる。その意味で，妊産婦のメンタルヘルスケア体制を充実させ，妊娠中からスクリーニングを行い心理・社会的なハイリスク妊産婦を抽出して早期介入することで，妊産婦の精神障害の発症を抑制し，自殺や虐待の防止につなげる。また，周産期から乳幼児期の児の養育環境を改善し，母子の愛着形成を促進することで，次世代の子どもの健全な発達を促進することが可能で，子どもの情緒障害，行動障害，不適応の減少にもつなげることができる。

　2016年に発足した妊産婦メンタルヘルスケアプロジェクトに関しては，「日本産婦人科医会の取り組み」（52頁）を参照していただきたい。

■ おわりに

　産婦人科医はこれまで妊産婦の身体的疾患の予防や管理に主に取り組むことで，妊産婦死亡の減少としてその成果を出してきた。しかし，出産後1年以内の妊産婦死亡の30％が自殺によるものであるという事実を重く受けとめ，妊産婦のメンタルヘルスケアにも積極的に関与する必要性を共通認識としてもつよ

うになった。

　医会が取り組む，母と子のメンタルヘルスケア研修会などを多くの周産期医療や福祉に関わる人々が受講することで，本邦の妊産婦に対するサポート体制は強固なものとなり，その成果は，自殺の減少だけでなく，子どもが健全に発達し，また子どもを安心して産める社会の実現にも資するものと考えている。

文　献

1）日本産婦人科医会，妊産婦死亡症例検討評価委員会編：母体安全への提言2019 Vol 10，2020年9月.

　　https://www.jaog.or.jp/wp/wp-content/uploads/2020/11/botai_2019.pdf

2）森臨太郎：周産期関連の医療データベースのリンケージの研究，厚生労働科学研究費補助金・臨床研究等ICT基盤構築研究事業.

　　https://www.ncchd.go.jp/press/2018/maternal-deaths.html

5　危険因子，自殺リスクのスクリーニング法

日本医科大学武蔵小杉病院精神科　**岸　泰宏**

■■妊産婦自殺が生じやすい時期

　妊産婦の自殺行動はまれではある。実際に，妊娠中や出産後の自殺は一般人よりも少なく，妊娠・出産は自殺に対して予防的な作用があるとされている[1)~3)]。しかしながら，妊娠関連死のなかで，自殺は死亡原因のなかで上位に位置する[4)]。カナダからの報告では，妊産婦の自殺は死亡順位の第4位と報告されている[3)]。しかし，産後6週間までの死亡を妊産婦死亡と定義していることが多く，自殺が過小評価されているとの指摘がある。実際には，産後6週後から産後1年の間の自殺がもっとも多いとの報告が多い[5)6)]。カナダでの妊産婦自殺症例を産後1年までみた調査では[7)]，もっとも自殺が多いのは産後9~12カ月の間であることが示されている。英国でのデータでも，妊娠中ならびに妊娠6週までの死因では，自殺は血栓症・血栓塞栓症，産科的出血に続き第3位であるが，産後1年でみると，自殺が死因の第1位である[4)]。したがって，妊産婦の自殺予防は，妊娠中や産褥期を過ぎたのちに，とくに注意していく必要がある。

　本邦の報告では，妊産婦死亡のなかで，自殺が第1位となっている[8)]。これは，生殖可能年齢女性の死亡票と出生票・死産票をリンケージした研究で，妊娠中ならびに出産あるいは死産から1年未満に起こった女性の死亡例を抽出したものである。2015~2016年の死亡は357例が確認されている[8)]。そのうち，102例が自殺であり，妊娠中あるいは産後6週以内の自殺は17例，産後6週以後1年未満の自殺は85例と，他国と同様に妊娠中や産褥期を過ぎたのちに自殺は多いことが示されている[8)]（本邦の詳細な統計は19頁参照）。

■■妊産婦自殺の特徴

　妊産婦自殺は，より致死的な方法をとることが多い。同年代の非妊産婦の自

殺者と比べて，縊頸，車への飛び込み，銃器の使用や飛び降りなどのより致死的な方法での死亡が多いことが多くの調査で示されている[6)7)9)10)]。したがって，妊産婦で自殺念慮をもつ症例は，より致死的な方法をとる可能性が高く，よりいっそうの注意が必要となる。

■ 妊産婦自殺に精神疾患は関与？

妊産婦自殺にも，精神疾患は強く関与していることが示されている。自殺の死亡と強く関連しているのは，うつ病あるいは不安障害であることが多くの研究で指摘されている[7)10)11)]。同様に，物質依存の頻度も高いことが示されており，妊産婦であっても，非妊産婦同様に精神疾患，とくにうつ病，物質依存が強く自殺に関与している。スウェーデンの 1974～2009 年の自殺調査では，産後～産後 1 年以内の自殺既遂症例はうつ病などの感情障害（相対危険度＝133.9），精神病（相対危険度＝83.7），自殺企図歴（相対危険度＝47.6），物質依存（相対危険度＝16.9）と強い相関があることが示されている[2)]。産褥期精神病も注意が必要である。急性に発症し，急激に悪化することが多いため，自殺に至る可能性もある。

■ 非妊産婦自殺との違い

非妊産婦と妊産婦の自殺の違いは，自殺時に妊産婦では精神科治療を受けていない症例が多い。英国の精神医療を自殺 1 年前に使用したことがある患者データを使った解析では，非妊産婦と比べて，妊産婦の自殺では，うつ病の診断が多く（オッズ比＝2.19），自殺時に精神科治療を受けていないことが多い（オッズ比＝0.46）点が指摘されている[9)]。さらに，精神疾患の病悩期間が短いことも指摘されている[9)]。これは，急激に症状が悪化し，自殺に至る可能性が高いことを示している。

■ 妊産婦のうつ病有病率は？

妊産婦の自殺とうつ病の関係性は指摘されているが，有病率はどの程度なのだろうか？　ちなみに，産褥期うつ病症例の 30％が，自殺念慮をもつことが知られている[12)]。うつ病有病率のメタアナリシスによると[13)]，妊娠中ならびに産後 1 カ月では，1.0～5.0％の時点有病率である。しかし，産後 3 カ月以内をみると 7.1％と有病率は上昇し，多くの症例は産後にうつ病が発症している。関連して，自殺念慮に注目した研究もある。米国で 10,000 人の産後 4～6 週の褥婦に

エジンバラ産後うつ病質問票（EPDS）（COLUMN 195 頁参照）でスクリーニング行ったところ，14.0％が陽性との報告がある（EPDS≧10 点）[14]。これらスクリーニング陽性症例（抑うつ状態）の症状発症時期は，40％が産後，33％が妊娠中から，27％が妊娠前よりとなっている。全 10,000 人のスクリーニングにおいては 3.2％が自殺念慮をもっていたが，EPDS スクリーニング陽性症例の19.3％が自殺念慮をもっており，自殺念慮の強い症例はすべてスクリーニング陽性であったことも示されている。この EPDS スクリーニング陽性症例に対して診断面接を行ったところ，69％がうつ病，23％が双極性障害であったことも示されている。自殺念慮は想像できるとおり，その後の自殺既遂の危険因子であるため[15]，EPDS にてスクリーニングしていくのは利にかなっていると考えられる。しかし，自殺念慮は全対象の 3.2％しか示していない点，また，メタアナリシスによると EPDS などのスクリーニングを使用した場合，診断面接と比べてうつ病陽性率が 1.6 倍増える点（つまり，偽陽性が多い）[16]など注意が必要である。ユニバーサル・スクリーニング（全例スクリーニング）が本当に効果的で患者に不利益を生じさせないのか（もしかしたら，不必要な受療・治療が開始されるおそれがある）を考えていく必要がある。ちなみに，他疾患（心筋梗塞後のうつ病など）では，ユニバーサル・スクリーニングでのうつ病発見・治療の有用性は否定されている。さらには，うつ病の治療で，妊産婦の自殺念慮あるいは自殺を減少することができるのかは，はっきりとしておらず，今後の研究が必要な分野である。

うつ病以外の精神疾患の自殺危険因子

　妊娠中に自殺念慮をもつ症例は，うつ病にパニック障害が併存していることが多い[13]。先にも述べたが，精神病，物質依存なども著明な危険因子である[2)11)]。非妊産婦と同様に，過去の精神疾患罹患歴，現在の精神疾患罹患なども危険因子とされている[15]。また，非妊産婦と同様に，自殺企図歴ならびに自殺念慮歴は強い危険因子となる[15]。さらには，精神科家族歴，自殺の家族歴も危険因子となっている[15]。

精神疾患以外の自殺危険因子

　産褥期に特有の自殺危険因子も関連性が指摘されている。若年，低学歴，独身，望まない妊娠，非計画的な妊娠などが危険因子としてあげられている[2)11)15)]。本邦では，人口動態統計出生票および死亡票の連結による産後～産後 1 年未満の自殺症例の調査（2015～2016 年）によると（n＝92），35 歳以上，

初産，所帯の職業が無職に多かったと報告されている[17]。

その他に特記すべきこととして，パートナーよりのドメスティック・バイオレンス（身体的，情動的，性的虐待）は妊娠中ならびに産後の自殺念慮の危険因子であることが多くの研究で示されている[15]。

自殺企図で入院した褥婦（n＝520）と自殺企図のない褥婦（n＝2,204）の比較では，産科合併症や帝王切開，早産，低出生体重児，奇形児の出産などは両群で差はないことが示されている[18]。しかし，年齢・婚姻状況で補正後でも，胎児ならびに乳児死亡は自殺企図と相関していることが示されている[18]。ほかの調査でも死産は危険因子とされている[2]。

■■ おわりに

さまざまな自殺のリスクファクターをあげたが，臨床現場でもっとも自殺を予測するのは自殺念慮の存在である[19]。上記にあげたリスクファクターのある症例ではとくに自殺念慮を含めた評価が必要となる。妊娠，産褥期よりも，産後より1年の間で自殺が多いことから，産科を離れた後のフォローアップも重要となる。しかし，自殺念慮や自殺はまれな事象であり，全症例に自殺に特化したスクリーニングなどを行うのは現実的ではない。現在広く利用されている，エジンバラ産後うつ病質問票の項目10の"自分自身を傷つけるという考えが浮かんできた"を利用していくのが現実的であろう。項目10で，2（時々そうだった），3（はい，かなりしばしばそうだった）であった場合には，安全の確保を含めてメンタルヘルスの専門家ならびに多職種との連携が必須となる。

また，精神疾患罹患歴，過去の自殺企図歴も強い自殺の危険因子であるため，聴取する必要がある。現在も精神科に受診している症例でも，妊娠に伴い服薬を自己中断してしまうことも多い。一般的に，妊娠中に急激に向精神薬を中断するのは，自殺の危険が高まることが知られている[20]。精神疾患をもつ妊産婦の管理において，自殺の危険性を軽減するために，積極的な精神医療と産科医療のコミュニケーションが必要である。精神科医に対しての，妊産婦への薬物療法の教育も重要である。

文 献

1) Lindahl V, Pearson JL, Colpe L：Prevalence of suicidality during pregnancy and the postpartum. Arch Womens Ment Health 8：77-87, 2005.

2) Lysell H, Dahlin M, Viktorin A, et al：Maternal suicide：Register based study of all suicides occurring after delivery in Sweden 1974-2009. PLOS ONE 13：e0190133, 2018.

3) Turner LA, Kramer MS, Liu S : Cause-specific mortality during and after pregnancy and the definition of maternal death. Chronic Dis Can 23 : 31-36, 2002.

4) Knight M, Bunch K, Tuffnell D, et al : Saving Lives, Improving Mothers' Care : Lessons learned to inform maternity care from the UK and Ireland Confidential Enquiries into Maternal Deaths and Morbidity 2014-16. National Perinatal Epidemiology Unit, University of Oxford, Oxford, 2018.
https://www.npeu.ox.ac.uk/downloads/files/mbrrace-uk/reports/MBRRACE-UK%20Maternal%20Report%202018%20-%20Web%20Version.pdf

5) Cliffe S, Black D, Bryant J, et al : Maternal deaths in New South Wales, Australia : A data linkage project. Aust N Z J Obstet Gynaecol 48 : 255-260, 2008.

6) Thornton C, Schmied V, Dennis CL, et al : Maternal deaths in NSW (2000-2006) from nonmedical causes (suicide and trauma) in the first year following birth. Biomed Res Int 2013 : 623743, 2013.

7) Grigoriadis S, Wilton AS, Kurdyak PA, et al : Perinatal suicide in Ontario, Canada : A 15-year population-based study. CMAJ 189 : e1085-e1092, 2017.

8) 永田知映, 盛一享徳, 山本依志子：周産期関連の医療データベースのリンケージの研究. 厚生労働科学研究費補助金政策科学総合研究事業（臨床研究等 ICT 基盤構築・人工知能実装研究事業）総合研究報告書, 2018（201803001B0011）.

9) Khalifeh H, Hunt IM, Appleby L, et al : Suicide in perinatal and non-perinatal women in contact with psychiatric services : 15 year findings from a UK national inquiry. Lancet Psychiatry 3 : 233-242, 2016.

10) Gold KJ, Singh V, Marcus SM, et al : Mental health, substance use and intimate partner problems among pregnant and postpartum suicide victims in the National Violent Death Reporting System. Gen Hosp Psychiatry 34 : 139-145, 2012.

11) Comtois KA, Schiff MA, Grossman DC : Psychiatric risk factors associated with postpartum suicide attempt in Washington State, 1992-2001. Am J Obstet Gynecol 199 : 120, 2008.

12) Melville JL, Gavin A, Guo Y : Depressive disorders during pregnancy : Prevalence and risk factors in a large urban sample. Obstet Gynecol 116 : 1064-1070, 2010.

13) Gavin NI, Gaynes BN, Lohr KN : Perinatal depression : A systematic review of prevalence and incidence. Obstet Gynecol 106 (5 Pt 1) : 1071-1083, 2005.

14) Wisner KL, Sit DK, McShea MC, et al : Onset timing, thoughts of self-harm, and diagnoses in postpartum women with screen-positive depression findings. JAMA Psychiatry 70 : 490-498, 2013.

15) Orsolini L, Valchera A, Vecchiotti R, et al : Suicide during perinatal period : Epidemiology, risk factors, and clinical correlates. Front Psychiatry 7 : 138, 2016.

16) Woody CA, Ferrari AJ, Siskind DJ, et al : A systematic review and meta-regression of the prevalence and incidence of perinatal depression. J Affect Disord 219 :

86–92, 2017.

17) 大田えりか, 森 桂：産褥婦の自殺にかかる状況及び社会的背景に関する研究. 厚生労働科学研究費補助金（政策科学総合研究事業（臨床研究等 ICT 基盤構築・人工知能実装研究事業）総合研究報告書, 2018.

18) Schiff MA, Grossman DC：Adverse perinatal outcomes and risk for postpartum suicide attempt in Washington state, 1987–2001. Pediatrics 118：e669–675, 2006.

19) Mundt JC, Greist JH, Jefferson JW, et al：Prediction of suicidal behavior in clinical research by lifetime suicidal ideation and behavior ascertained by the electronic Columbia–Suicide Severity Rating Scale. J Clin Psychiatry 74：887–893, 2013.

20) Einarson A, Selby P, Koren G：Abrupt discontinuation of psychotropic drugs during pregnancy：Fear of teratogenic risk and impact of counselling. J Psychiatry Neurosci 26：44–48, 2001.

6　妊産褥婦に対する社会のサポートシステム

横浜市立大学大学院医学研究科産婦人科学　**倉澤健太郎**

■■ わが国の母子保健施策

　わが国における母子保健施策は，かつては児童福祉法の一部として行われてきたが，昭和 40 年に母子保健法が制定され現在に至っている。そのなかで，母子保健の向上に関する措置として，妊産婦・乳幼児健康診査，妊産婦・新生児などの訪問指導や妊娠の届出・母子健康手帳の交付などが規定されている（図Ⅰ-7）。

　これまでの母子保健施策は，乳児死亡・妊産婦死亡率の改善に主眼がおかれており，これらについてはおおむね目標が達成されたといえよう。しかし，近年は女性の社会進出による子どもを産み育てる環境が変化しており，核家族化，少子化，晩婚化・晩産化も相まって妊産婦が安心して妊娠・出産・子育てするには課題が複雑化しており，十分な手当てがなされていない。そこで，2015 年には子ども・子育て支援法が施行された。

▶ 1．妊娠の届出および母子健康手帳の交付

　母子健康手帳の交付は，行政の母子保健担当者が妊産婦に接触する最初の機会であり，近年は助産師や保健師といった専門職が個別に対応することが多い。交付が妊娠後半や産後になることもあるが，約 9 割は妊娠初期に届出がなされ，妊婦の健康面のみならず社会経済的状況についても把握することが可能であり，切れ目のない支援の入り口ともいえる。自治体で独自に開発されたアセスメントシートや質問票などを活用して，個別対応しており，個人に適した支援につなげていく試みがなされている。

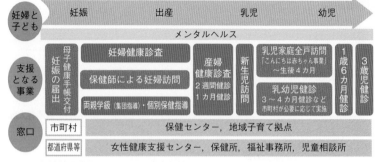

※妊婦健診費用については，全市町村において 14 回分を公費助成。また，出産費用については，医療保険から出産育児一時金として原則 42 万円を支給

図Ⅰ-7　妊娠・出産・子育て期に係る支援体制

2．妊婦健康診査

　主に医療機関で妊娠期間のうち約 14 回程度行われる。子ども・子育て支援法に沿って厚生労働大臣が「妊婦に対する健康診査についての望ましい基準」（**表Ⅰ-3**）を定めており，全国的におおむね同様のスケジュールで健康診査が行われている。妊娠年齢の上昇や医療の発達もあり，健診業務は複雑化しているのが現状であり，医療機関においてもメンタルヘルスの不調についてさまざまな角度からアプローチしていることが多い。行政でも医療機関でも保健指導を個別あるいは集団で行う機会が多くなっている。

3．産婦健康診査

　妊婦健康診査は，段階的に公費負担回数が増えて 2015 年以降はすべての市区町村で 14 回以上実施されている。一方，産婦健診（いわゆる産後健診）における公費負担はほとんどの市区町村で行われていなかった。そこで妊産婦の費用負担軽減，さらに産後メンタルヘルスケアの観点から一定の要件はあるものの2017 年度より産後 2 週間および 1 カ月の産婦に対する健康診査の助成が始まった。ここでは，母体の身体的機能の回復や授乳状況のみならず精神状態の把握を実施することが義務化され，その結果についても市区町村に報告することとなった。これまで妊婦健康診査は，市区町村の行政サービスの一環として各種検査が行われており，検査結果の報告は一部を除いて行われていなかった。産

表Ⅰ-3

妊婦に対する健康診査についての望ましい基準
（平成二十七年三月三十一日）
（厚生労働省告示第二百二十六号）

第一　妊婦健康診査の実施時期及び回数等
　一　市町村は、次のイからハまでに掲げる妊娠週数の区分に応じ、それぞれイからハまでに掲げる頻度で妊婦に対する健康診査（以下「妊婦健康診査」という。）を行い、妊婦一人につき、出産までに十四回程度行うものとする。
　　イ　妊娠初期から妊娠二十三週まで　おおむね四週間に一回
　　ロ　妊娠二十四週から三十五週まで　おおむね二週間に一回
　　ハ　妊娠三十六週から出産まで　おおむね一週間に一回
　二　市町村は、妊婦一人につき十四回程度の妊婦健康診査の実施に要する費用を負担するものとする。
第二　妊婦健康診査の内容等
　一　市町村は、各回の妊婦健康診査においては、次に掲げる事項について実施するものとする。
　　イ　問診、診察等
　　　妊娠週数に応じた問診、診察等により、健康状態を把握するものとすること。
　　ロ　検査
　　　子宮底長、腹囲、血圧、浮腫、尿（糖及び蛋白）、体重等の検査を行うものとする。なお、初回の妊婦健康診査においては、身長の検査を行うものとすること。
　　ハ　保健指導
　　　妊娠中の食事や生活上の注意事項等について具体的な指導を行うとともに、妊婦の精神的な健康の保持に留意し、妊娠、出産及び育児に対する不安や悩みの解消が図られるようにするものとすること。
　二　市町村は、一に掲げるもののほか、必要に応じた医学的検査を妊娠期間中の適切な時期に実施するものとする。医学的検査については、次の表の上欄に掲げる検査の項目の区分に応じ、それぞれ下欄に掲げる妊娠週数及び回数を目安として行うものとする。

検査の項目	妊娠週数及び回数の目安
血液型等の検査（ABO 血液型、Rh 血液型及び不規則抗体に係るもの）	妊娠初期に一回
B 型肝炎抗原検査	
C 型肝炎抗体検査	
HIV 抗体検査	
梅毒血清反応検査	
風疹ウイルス抗体検査	
血糖検査	妊娠初期に一回及び妊娠二十四週から妊娠三十五週までの間に一回
血算検査	妊娠初期に一回、妊娠二十四週から妊娠三十五週までの間に一回及び妊娠三十六週から出産までの間に一回
HTLV-1 抗体検査	妊娠初期から妊娠三十週までの間に一回
子宮頸がん検診（細胞診）	妊娠初期に一回
超音波検査	妊娠初期から妊娠二十三週までの間に二回、妊娠二十四週から妊娠三十五週までの間に一回及び妊娠三十六週から出産までの間に一回
性器クラミジア検査	妊娠初期から妊娠三十週までの間に一回
B 群溶血性レンサ球菌（GBS）検査	妊娠三十三週から妊娠三十七週までの間に一回

第三　市町村の責務
　一　市町村は、妊婦健康診査の受診の重要性について、妊婦等に対する周知・広報に努めるものとする。
　二　市町村は、里帰り先等において妊婦健康診査を受診する妊婦の経済的負担の軽減を図るため、妊婦の居住地以外の病院、診療所又は助産所と事前に契約を行う等の配慮をするよう努めるものとする。
　三　市町村は、妊婦健康診査を実施する医療機関等と連携体制を構築し、養育支援を必要とする妊婦に対し、適切な支援を提供するよう努めるものとする。

婦健診は，今後の子育てを地域で支えていくべきとの考えもあり，医療機関での手間が一つ増えるデメリットはあるが，結果を報告するようになった意義は大きい。

4．新生児・乳幼児に対する保健指導

母子保健法では，新生児訪問指導，乳児家庭全戸訪問事業に加えて，健康診査として1歳6カ月児と3歳児の健康診査を実施している。また多くの市区町村は乳幼児健診として3〜4カ月児に対しても健診を行っている。近年，切れ目のない支援を目指して，児のみではなく母親のメンタルヘルスに寄り添う試みもなされている。

■■ 仕事をもつ妊産婦に関連する制度

最近は，仕事をもつ妊産婦のほうが専業主婦よりも多い。したがって，職場におけるメンタルヘルスに関する問題も重要であるが，妊産婦特有の悩みもある。したがって，仕事をもつ妊産婦に関連する制度についても概略を述べる。

1．男女雇用機会均等法

妊娠中および出産後の健康管理について，事業主は妊婦健康診査や保健指導を受けるために必要な時間を確保することができるようにしなければならず，健康診査や指導による事項を守ることができるように，勤務時間の変更や勤務軽減などの必要な措置を講じなければならない。

2．労働基準法

使用者は妊産婦の妊娠，出産，哺育などに有害な業務につかせてはいけないとされており，産前については，本人から申請があれば出産する予定の6週前（多胎は14週）より就業させてはならない。また，産前は本人申告の選択肢があるが，産後は基本的には8週以内は就業させてはならない。

3．育児・介護休業法

実際の運用とはやや乖離があることは否めないが，育児休業制度では，子どもが1歳になるまで（保育所に入所できない場合は1歳6カ月），父親も母親も

育児休業を取得できる。しかし実際はいわゆる母親のワンオペ育児となることが多く，育児の孤立が社会問題として発生している。産後メンタルヘルスケアの観点からは，とくに父親の育児休業取得を促進することが非常に重要な課題である。

　その他にも，子の看護休暇制度などさまざまな制度が整備されているので，労働者自身が雇用契約や制度についても知っておく必要があろう。

■■児童虐待

　厚生労働省の調査によると，児童相談所における虐待相談対応件数は右肩上がりが続いており，児童虐待予防の観点から2016年に児童福祉法が改正された。特筆すべきは，妊産婦の支援を強力にさせて虐待自体の発生を予防しようとした点であり，行政の連携を強化することを目指している。

　後掲「小児科：被虐待歴の有無」（91頁）も参照いただきたい。

▶ 1．特定妊婦

　出産後の子どもの養育について出産前において支援を行うことがとくに必要と認められる妊婦のことを指し，要保護児童対策地域協議会（要対協）において関係機関が連携を図り情報共有しながら，対応にあたることになる。これまでは，市区町村と医療機関の間でも個人情報保護の観点から情報共有が困難であったが，今回の児童福祉法改正により連携が容易になった。一方で，特定妊婦が単なるレッテル張りにならないような配慮も必要であるし，特定妊婦に至らない妊産婦の対応についても課題があるのが実状である。

■■子育て支援体制

　2017年の母子保健法改正により，『子育て世代包括支援センター（法律名称は「母子健康包括支援センター」）』を市区町村に設置することが努力義務とされた（図Ⅰ-8）。このセンターは，これまでの妊娠・出産包括支援事業や子ども・子育て支援新制度の支援事業との予算措置の関係上やや複雑な構成となっているが，妊娠期から子育て期まで切れ目なく行政の支援が届くための仕組みとなっており，着々と設置数が増えている。

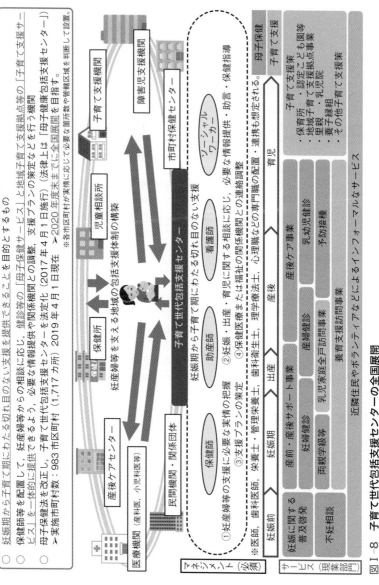

図 I-8　子育て世代包括支援センターの全国展開

○ 妊娠期から子育て期にわたる切れ目のない支援を提供できることを目的とするもの

○ 保健師等を配置して、妊産婦等からの相談に応じ、健診等の「母子保健サービス」と地域子育て支援拠点等の「子育て支援サービス」を一体的に提供できるよう、必要な情報提供や関係機関との調整、支援プランの策定などを行う機関

○ 母子保健法を改正し、子育て世代包括支援センターを法定化（2017 年 4 月 1 日施行）（法律上は「母子健康包括支援センター」）
　＞実施市町村数：983 市区町村（1,717 カ所）2019 年 4 月 1 日現在　　＞2020 年度末までに全国展開を目指す
　　　　　　　　　　　　　　　　　　　　　　　　　　　　　　　　　　※各市区町村が実情に応じて必要な箇所数や管轄区域を判断して設置。

[厚生労働省 HP より]

子育て世代包括支援センター

妊産婦から子育て期にわたる地域の包括支援体制の構築

妊娠期等の支援に必要な実情の把握
妊産婦等を支える地域の包括支援体制の構築

保健師　助産師　看護師　ソーシャルワーカー

医師、歯科医師、栄養士・管理栄養士、歯科衛生士、理学療法士、心理職などの専門職の配置・連携も想定される。

①妊産婦等の状況を継続的・包括的に把握
②妊娠・出産・育児に関する相談に応じ、必要な情報提供・助言・保健指導
③支援プランの策定
④保健医療または福祉の関係機関との連絡調整

医療機関（産科医、小児科医等）　産後ケアセンター　児童相談所　子育て支援機関　障害児支援機関　市町村保健センター　民間機関・関係団体

マネジメント（必須）

サービス（現業部門）

妊娠前　　妊娠期　　出産　　産後　　育児　　母子保健　子育て支援

妊娠に関する普及啓発
不妊相談

産前・産後サポート事業
妊婦健診
両親学級等

産婦健診
乳児家庭全戸訪問事業

産後ケア事業
乳幼児健診
予防接種
養育支援訪問事業

子育て支援策
保育所
地域子育て支援拠点事業
里親・養子縁組
その他子育て支援策

認定こども園等

近隣住民やボランティアなどによるインフォーマルなサービス

■■ 医療提供体制

　妊産婦を医療機関で診るスタッフは，これまで述べてきた行政が掲げる妊娠・出産，子育て支援制度について，あまり関心が高い状態とはいえない。妊産婦が発するアラートにせっかく気づいても，自分では対応しきれない問題について，その相談先や連携先について知ることは重要である。また，同じ医療機関においても，他科との協働が必要になることがある。神奈川県においては，平成6年から運用している「神奈川県周産期救急医療情報システム」を通じて周産期患者の円滑な搬送を行ってきたが，精神疾患を有する妊産婦の救急搬送がうまく進まないことが課題としてあげられてきた。そこで，県医師会内に「周産期の精神科対応に係るワーキンググループ」を平成30年に発足させ，その対応方法や課題を明らかにし，対応可能医療機関リストの作成まで行った。このような取り組みが全国的に展開され，周産期のメンタルヘルスケアについて深みのある医療提供体制を構築していきたい。

■■ おわりに

　わが国の妊産婦に対する社会的な支援は，諸外国と比べても潤沢とはいえないことは，社会保障費における家族支出をみても明らかである。しかし，少子化対策の一環としても，これから妊娠出産を考えている人が不安を抱え悩んでいるようではわが国の未来はない。妊娠SOSのような相談窓口も整備されつつあるが，妊娠届出により受けとる母子健康手帳には，さまざまな相談窓口の紹介や，利用可能な母子保健サービス・制度についての記載があり，年々充実してきている。機会があれば，ぜひ一度目を通すことをお勧めしたい。

7　診療報酬点数紹介

昭和大学江東豊洲病院周産期センター　**山下　有加，近藤　哲郎，大槻　克文**

　近年，妊産婦に対するメンタルヘルスケアの重要性は注目されてきており，施設ごと，地域ごとに取り組んでいる現状がある。さらに，それらに付帯する法整備や新規保険点数の開設なども進んできている。

　さて，精神科，産婦人科医が勤務している病院では，妊娠中，分娩後のメンタルヘルスケアに対する院内の管理体制，そして病院への通院が不要となった段階で地域の医療機関との連携も重要な課題である。一方で，精神科医師が常勤していない施設，本邦における出生の場所別出生数の割合の44.8%（病院：診療所：助産院＝55.1%：44.3%：0.5%）[1]を占めるクリニックなどの一次～二次分娩施設においては，妊娠中初期から精神疾患の合併や発症に留意し，早期から施設外の精神科と連携をとっておくことが肝要である[1]。

　本邦においては，分娩取り扱い施設で精神科の常勤医師が不在であったり，外来部門がなく，リエゾンのみでの対応をしているなどの施設が大半を占めていると考えられ，分娩数をみても半数近くがクリニックや助産院で出生している現状がある。つまり，精神科医が常勤していない施設においてもメンタルヘルスに問題が生じた妊産褥婦の対応をすることは不可避であり，その必要性を認識しておくことは周産期医療においては非常に重要である。

　このような妊産婦をとりまく社会・医療背景においても，適切に診療を行い，その診療において正当に得られる報酬に関する知識をもつことは，医療のいっそうの活性化につながると考える。本項ではそのような視点で診療報酬点数を整理し，多くの施設で病院内の産婦人科，精神科，地域の医療機関との連携がスムーズに，そしてより活性化する一助としたい。

■■ 妊産婦保健に関するポイント[2]

・日本の妊産婦死亡率・乳児死亡率はそれぞれ2016年（平成28年）の統計では，出産数10万あたり3.4人，出生数1,000あたり20人であり，戦後から急速に改善し世界有数の低率国となっている[3]。

・2018 年の出生数は 94 万 6,060 人と過去最少であったが，合計特殊出生率は 2006 年の1.26 を底として，2018 年は1.43 とやや持ち直しの傾向がみられる[3]。
・晩婚化に伴い，子どもを産む母親の年齢は第1子が30.7歳と上昇傾向にある。
・結婚や出産を取り巻く状況としては，地域のつながりの希薄化，長時間労働による父親の育児参加が不十分となり，結果として子育てが孤立化し母親の負担感が大きくなっている[4]。
・妊娠・出産・産後の期間に不安や負担を抱えている人の割合は 8～9 割にのぼる[5]。
・近年の母子保健行政の流れとしては，児童虐待などの子どもや家庭の問題の多様化，複雑化に対応するための新たな子ども家庭福祉を構築することが課題としてあげられている。2016 年には児童福祉法の一部が改正され，児童虐待に対する対策のさらなる強化がされ，母子健康包括支援センターの全国展開が規定され，2018 年には成育基本法（成育過程にある者及びその保護者並びに妊産婦に対し必要な成育医療等を切れ目なく提供するための施策の総合的な推進に関する法律）が成立し，子どもや保護者や妊産婦に対して必要な成育医療を切れ目なく提供する施策を総合的に推進することが目的として掲げられている。
・分娩を取り扱う医療機関は減少傾向，とくに診療所においては分娩を取り扱っていない比率が多い。
・妊婦・授乳婦を対象とした薬の適正使用の推進を目的に，妊娠と薬情報センター（国立成育医療研究センター内）で対象薬の選定・添付文書改定案の作成や情報提供ワーキンググループの開催，そして報告書の作成を行い，添付文書の改定の実施などを行っていく事業が2016 年度から開始した。

■■■ 妊産婦のメンタルヘルスにかかわる診療報酬[2]

▶ 1．入院・分娩の際に算定できるもの

▶ 1）ハイリスク妊娠管理加算：2020 年（令和 2 年）現在 1,200 点

　2008 年度（平成 20 年度）の診療報酬改定で合併症によりリスクの高い妊婦に対する入院管理の評価として創設された。20 日間を限度として 1 日につき 1,200 点算定可能であり，ハイリスク分娩管理加算と同一日での算定はできないが同一入院中に算定可能である。
　＊点数については 2008 年度（平成 20 年）には 1,000 点であったが 2012 年度（平成 24 年）の改定においてハイリスク妊産婦に対する必要な医療の円滑な提供を推進することを目的に 1,200 点に評価が引き上げとなった。

　2016年度（平成28年度）の改定にて**精神疾患の患者についても対象**となった。

　精神疾患の患者：当該保険医療機関において精神療法を実施している者またはほかの保険医療機関において精神療法を実施している者であり，当該保険医療機関に対して診療情報が文書により提供されている者に限る。

　＊つまり何らかの形で精神科に受診，通院歴があり，紹介状が提供されている必要がある。

２）ハイリスク分娩管理加算：2020年（令和2年）現在3,200点

　2006年度（平成18年度）の診療報酬改定で産科医療に係る評価として産科の体制が整っている病院におけるハイリスクの妊産婦に対する分娩管理について算定されるものとして創設された。1日につき3,200点算定できる。

　＊点数については2006年度（平成18年）には1,000点であったが2008年度（平成20年）の改定で対象疾患が拡大し，評価自体も2,000点に引き上げられた。そして平成22年の改定でさらに1日3,000点に，2012年度（平成24年度）の改定でさらに3,200点に引き上げられた。

３）ハイリスク妊産婦共同管理料（Ⅰ）（Ⅱ）
　　2020年（令和2年）現在Ⅰ：800点，Ⅱ：500点

　2006年度（平成18年度）の診療報酬改定でハイリスクの妊産婦が入院した場合において，入院先の病院の医師と，紹介元の医療機関の医師が共同で診療にあたった場合においても算定できるようにしたものである。

　Ⅰは紹介元の医療機関が算定できるもので800点，Ⅱは入院先の病院が算定できるもので500点である

４）ハイリスク妊産婦連携指導料1　ハイリスク妊産婦連携指導料2

　2018年度（平成30年度）の診療報酬改定で新設された，精神疾患を合併した妊産婦に対して産婦人科，精神科および自治体の多職種が連携して患者の外来診療を行う場合の評価である。

（1）　ハイリスク妊産婦連携指導料1：
　　　2020年（令和2年）現在月1回1,000点

算定可能な科：産婦人科
算定対象：精神疾患の妊婦または出産後2カ月以内の精神疾患の患者
算定できる条件：
①月に1回程度の頻度で面接および療養上の指導を行う。
②必要に応じて小児科と連携し診療する体制を有する。
③下記の職種が参加する多職種カンファレンスを2カ月に1回程度行っている。
【参加しているべき職種】（　）内はいずれかが参加していればよい

・産婦人科（医師/保健師/看護師/助産師）・精神科（医師/保健師/看護師）
・市町村の担当者（この場合多くは保健師）

④出産後の養育について支援が必要と認められた場合，患者の同意を得たうえで市町村などに相談し情報提供を行う。

⑤精神疾患の妊産婦について直近1年間の市町村などとの連携実績が1件以上。

⑥要支援妊婦の情報が速やかに市町村などに報告されるように連携体制の整備に努めている。

⑦受診するすべての妊婦を対象にエジンバラ産後うつ病質問票（EPDS）などを参考にしてメンタルヘルスのスクリーニングを適切に実施している。

（2）　ハイリスク妊産婦連携指導料2：
　　　2020年（令和2年）現在月1回750点

算定可能な科：精神科または心療内科

算定対象：精神疾患の妊婦または出産後6カ月以内の精神疾患の患者

算定できる条件：

①精神疾患およびその治療が妊娠・出産などに与える影響について患者に説明し療養上の指導を行う。

②～④はハイリスク妊産婦連携指導料1と同じ。

⑤精神疾患の妊産婦についてほかの保険医療機関の産科もしくは市町村などとの連携実績が1件以上。

⑥要支援妊婦の情報が速やかに市町村などに報告されるように連携体制の整備に努めている。

＊ハイリスク妊産婦連携指導料の算定を行うための体制づくり

①症例のピックアップ体制

　⇒精神疾患の有無を初診時からピックアップする問診票などのスクリーニングを徹底する。

　⇒産後にEPDSによるスクリーニングを実施し，ハイリスク症例を抽出する。

　　（点数のみでなく育児困難などの要因を個別に検討することも重要である）

②1カ月に1回程度助産師や医師による面談を行う（妊婦健診の機会を利用する）

③産婦人科・精神科・地域担当者との間で2カ月に1回程度の定期的なカンファレンスを実施する。

④患者さんの情報共有を地域とメディカルソーシャルワーカー（MSW）なども介して定期的に行う。

⑤妊娠から出産後まで**小児科とこまめな情報共有・必要に応じて診療できる体制**を有する。

⑥産後の精神科のフォローが必要な場合は近医の精神科クリニックとも連携していけるよう，フォローアップ体制を作っておく。

＊密に連携できる，かかりつけ医を作ることが重要

⇒分娩施設精神科・近医の精神科でもハイリスク妊産婦連携指導料2が算定できるメリットがあることも共有する（分娩施設産科・小児科と連携できる体制を維持しておく）。

文　献

1）公益財団法人母子保健事業団：母子保健の主なる統計（平成30年度刊行）2019.

2）厚生労働省：第一回　妊産婦に対する保健・医療体制の在り方に関する検討会資料2.

3）厚生労働省：人口動態統計，2016.

4）三菱UFJリサーチ&コンサルティング：子育て支援策等に関する調査2014，2014.

5）三菱UFJリサーチ&コンサルティング：妊産婦に対するメンタルヘルスケアのための保健・医療の連携体制に関する調査研究（平成29年度子供・子育て支援推進調査研究事業，2018.

Ⅱ

各　論

A. 自殺予防

1 一般的な自殺予防の観点から注意すべき点，対応方法，緊急時の判断，連絡先など

国立病院機構熊本医療センター精神科救急医療センター **橋本 聡**

■ はじめに

　本項では，一般的な自殺予防に関する事項を解説する。まず，本邦における自殺の疫学を述べ，その後，タイトルに沿った解説を行う。最後，ポストベンションについても述べる。

■ 本邦における自殺問題の現状

　令和3年1月に発表された警察庁の自殺統計に基づく令和2年中の自殺者数（速報値）によれば[1]，令和2年における年間自殺死亡者は 20,919 人となり，前年比 750 人，率にして 3.7%の自殺死者増加をみた。最悪の自殺死亡死者を数えた平成 15 年の 32,109 人と比較して[2]，死者数は 34.9%減少しているものの，令和2年の自殺死亡率 16.6 人（人口 10 万人対）は，自殺死者が突如急増した平成 10 年以前の水準にようやく復した程度であり，コロナ禍の現状，増加基調へ転じることが危惧される。交通事故死者数[3]と比較すると，昭和 45 年に 16,765 人と最多だったものが，令和2年には 2,839 人（16.9%）まで減少しており，令和2年には交通事故死者の 7.4 倍もの方が自死していることがわかる。自殺問題は公衆衛生上の重大な危機的状況にあることがよりいっそうみえてくる。

　自殺総合対策大綱によれば[4]，令和8年までに，自殺死亡率を平成 27 年と比べて 30%以上減少させ，自殺率 13.0 以下を目指すとしている。これは本邦の自殺率が先進国中最悪水準にあるためで，先進諸国の現在の水準を目標としている。この達成のため，平成 24 年に閣議決定された第一次自殺総合対策では主たるターゲットではなかったため，図Ⅱ-1 に現れたような若年層での自殺率の悪化の他，より個別的な集団への働きかけが必要になると考えられる。このなかには妊産褥婦をはじめ，出産育児に関係するすべてのジェンダーへの取り組みなども含まれると思われる。

　上述の警察庁自殺統計によれば，過去5年，3〜5月に自殺死者のピークがあ

II

年齢階級	1990	1991	1992	1993	1994	1995	1996	1997	1998	1999	2000	2001	2002	2003	2004	2005	2006	2007	2008	2009	2010	2011	2012	2013	2014	2015	2016	2017	2018	2019
総数	16.4	16.1	16.9	16.6	16.9	17.2	17.8	18.8	25.4	25	24.1	23.3	23.8	25.5	24.2	24.2	23.7	24.4	24	24.4	23.4	22.9	21	20.7	19.5	18.5	16.8	16.4	16.1	15.7
0-4歳	-	-	-	-	-	-	-	-	-	-	-	-	-	-	-	-	-	-	-	-	-	-	-	-	-	-	-	-	-	-
5-9歳	-	-	-	-	-	-	-	-	-	-	-	-	-	-	-	-	-	-	-	-	-	-	-	-	-	-	-	-	-	-
10-14歳	0.6	0.4	1	0.6	0	0.9	0.9	0.7	1.3	1.1	1.1	0	0.6	1.1	0.8	0.7	1.3	0.8	1	0.9	1.1	1.3	1.3	1.6	1.8	1.6	1.3	1.9	1.9	1.7
15-19歳	3.8	3.8	4.3	3.9	5.1	5	4.9	4.9	7.9	7.1	6.4	5.8	6.6	7.3	7.5	7.8	7.3	7.3	8.3	7.6	7.5	8.5	8.1	7.6	7.3	7.5	7.2	8.7	8.7	9.9
20-24歳	10.6	10.4	10.9	10.5	11.7	11.4	11.5	11.5	15.9	16.3	16	14.8	15.1	15.8	17.5	19.1	19.6	19.8	21.7	21.8	22.8	24.1	23.2	20.9	22	19.6	19	17.9	17.5	17.4
25-29歳	13.4	13.5	13.3	12.3	14.2	14	13.4	14.2	18.9	19	18.1	17.9	17.3	21	20	22	22.6	21.6	23.1	23.9	22.8	24.1	23.2	21.4	22	19.6	19	17.5	18	16.9
30-34歳	14.2	13.1	13.7	13.6	14	14.8	15.9	15.9	20.6	21	20.2	18.6	19.9	22.9	21.3	21.3	21.4	22.4	24.5	23.9	23.4	23.2	20.8	21.5	20.9	19.5	17.8	18.6	18.5	17.7
35-39歳	14.3	14.4	14.4	13.6	15.2	15.1	16.1	17.3	22.4	21	21.5	21.8	21.8	25.1	23.3	23.1	23	25	25.9	25.9	24.2	24.8	23.2	22.2	20.7	19.1	18.2	17.8	17.2	17.6
40-44歳	16.3	16	17.7	17.6	17.1	17.5	17.4	18.6	24.1	24.6	23.7	25.1	26.2	30.4	28.4	29	28.5	28.1	27.8	28.7	26.9	26.3	22.8	22.8	21.2	20.5	18.2	17.6	17.6	17.5
45-49歳	21.4	21.4	22.2	22.1	20.8	21.1	22.1	23.4	31.9	23.4	30.7	29	30.8	34.6	33.6	29	31.7	32.9	31.1	30.9	30	27.4	27.4	24.1	24.1	22.8	21.2	20.1	19.1	18.9
50-54歳	25	25.8	26.1	27	26.9	28.6	29.7	30.5	42	37.9	36.6	36.6	39.2	40.6	36.8	36.7	33.3	34.9	32.9	36.1	34.4	32.4	30	29	26.7	25.4	23.8	22.8	22.5	20.7
55-59歳	25.1	26.3	27.9	27.6	27.6	28.2	28.7	31.1	44.6	45.5	45	42.2	44.1	43.8	40.7	38.3	36.9	36.8	35.5	36.7	34	31.9	27.3	29	26.8	24.2	23.2	21.9	20.7	20.5
60-64歳	24.5	24.9	26.6	26.6	25.8	26	28.4	30	41.5	38.1	38.5	36.7	36.9	37.7	34	34.1	33.2	34.4	33.2	31.1	31	28.6	26	24	22.4	21.3	18.3	18.3	18	18.1
65-69歳	26.5	25.4	25.4	23.6	22.5	22.5	24.2	25.1	36.6	34.8	33.1	33.1	32.8	34.3	30.2	28.5	26	27.9	30.2	30.3	29.5	28.1	26	25.1	23.5	20.9	18.3	17.9	16.8	16.4
70-74歳	30.5	30.5	29.2	28.2	34.7	26.7	26.8	27.7	32.7	32	30.4	30.3	27.3	34.3	30.2	27.9	28	27.9	30.8	27.9	26.4	26.4	26.2	25.1	23.5	20.5	19.3	19.3	18.2	18.1
75-79歳	45.5	40.9	40.7	34.6	34.7	33.6	33.5	31.8	37.8	36.2	31.3	29.6	27.6	27.8	27.8	28.7	27.5	27.9	27.5	27.7	26.9	26.4	25.4	26.3	24.1	22.9	20.6	19.3	19.7	18.1
80-84歳	58.6	53.5	53.5	43.9	45.5	43.6	41.7	42.9	51.3	45.9	40.7	37.4	33.4	32.3	33.1	30.5	26.6	28.4	28.4	27.3	26.2	25.9	25.1	26.3	24.9	24.6	21	20.7	19.6	19.6
85-89歳	70.1	63	63.9	58.5	54.9	51.2	49.3	53.9	55.4	54.4	47.1	45.8	41.4	40.9	33.8	34.4	36.5	32.5	30.6	30.6	29.1	29.4	27	24.2	23.1	21.2	19.5	20.2	18.6	10.5
90-94歳	65	60.6	61.7	56.8	51.9	58.6	48.6	46.5	55.2	52.4	47.8	42.4	44.3	38.9	34.8	37.6	34.8	37.7	33.4	32.3	31.5	28.8	27.7	28.2	23.3	22.9	20.6	17.5	13.9	4.3
95-99歳															…	31.2	25.1	28.1	34	33.2	32.5	33.8	34.4	34	28.1	25.1	23.2	23.7	27.9	23.9
100歳															…	31.5	27.6	20	11.4	13.7	10.6	13.7	11.7	21.1	13.8	17.9	17.4			

(2004年まで：90歳以上)

図II-1　人口動態統計に基づく自殺死亡率（年齢階級別・1990～2019）2)

※5歳階級ごとにおける，1990年から2019年までの自殺死亡率（人口10万対）の推移を示しており，各階級中の自殺率を比較してグレー（自殺率が相対的に低い）や赤（自殺率が相対的に高い）でカラースケール化している

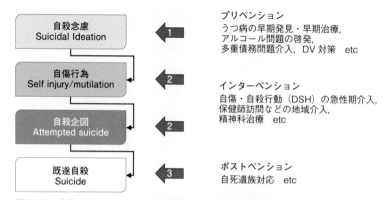

図Ⅱ-2 自殺のプロセスと予防活動（救急医療 update2015 より）[5]
左）自殺プロセスの模式図，右）プロセスの時期に応じた予防活動
1：一次予防（プリベンション），2：二次予防（インターベンション），3：三次予防（ポストベンション）を意味する
DSH（deliberate self-harm），DV（domestic violence）

り，年末に向けて徐々に死者数が減少するパターンを認めていたところ，令和2年は新型コロナウイルス感染症の第二波到来となる7月以降，死者数増加をきたし，10月には過去5年で最悪水準の死者数を数えていた。この時期，著名人の群発自殺もあり，社会的に自殺行動の閾値が下がっていた可能性もあるが，第一波の時期に生じていた"ハネムーン期"が過ぎて過剰に適応していた方たちがより脆弱化した可能性，日常的に利用できていた支援制度の滞りが孤立を招き脆弱化した可能性なども考えられる。令和2年度の死者数増加は主に女性におけるものであり，本書が想定する方たちも多く含まれる可能性がある。

■■自殺予防における一般的な注意点

自殺はある日突然発生するものではない（**図Ⅱ-2**）[5]。なんら具体的な行動を伴わない，「死んだら楽かな」とか，「いなくなってもかまわないよな」といった単なる考えである"自殺念慮（希死念慮）"の発生から始まり，意図的に自らの身体を害する"自傷行為"へと進展する。自傷行為はリストカットや過量服薬だけでなく，壁を頭突き・殴打する，けがを負っても放置する，負傷してもかまわないと考えて無謀な行為を行うことなども含まれる。また，事故傾性といって頻発する不慮の事故にも注意を向ける必要があるし，アルコール問題，過剰な数のピアス，急に数を増すタトゥー，妊娠や性感染を恐れない性交渉な

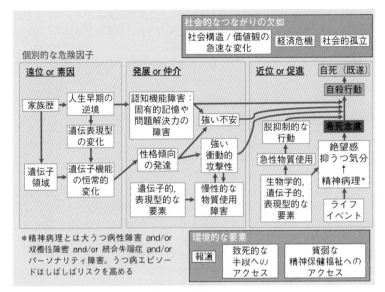

図Ⅱ-3　自殺プロセスとそれに関連する要因

〔文献6）より引用・改変〕

ども注意が必要である。臨床的に，自殺念慮（希死念慮）や自傷行為には，患者の苦痛な情動を一時的に緩和する効果があるようで，自傷行為の際に痛みを感じない患者も多い。これら苦痛緩和の方策も次第に効果が減弱するため，患者は明らかに人生を終わらせる意図をもって"自殺企図"を行い，1回から複数回繰り返すなかで"既遂自殺"へ至る。

　また，自殺プロセスは心理社会的，生物学的な多要因が絡み合って進行するプロセスともいえる（**図Ⅱ-3**）[6]。そのなかで，当事者は常に生きたい気持ちと死んで楽になりたい気持ちの間を揺れていて，精神痛のために心理的視野狭窄が進行していくことも理解しておきたい。

　公衆衛生学にならい，自殺予防活動を一次から三次予防に分けて考えることは多い。また，プリベンション（一次予防），インターベンション（二次予防），ポストベンション（三次予防）とも呼ばれる。自殺念慮（希死念慮）そのものの発生を防ぐため，うつ病の早期発見・早期治療，アルコール問題の啓発，多重債務問題介入，DV対策他を実施するプリベンション。自傷行為や自殺未遂が起きたときの危機介入となるインターベンション。残念ながら既遂自殺が成

立してしまった後，自死遺族として後に遺される家族・知人などのケアとなるポストベンションなどに分かれるため，支援者は自分たちがどの立ち位置で活動しているのかよく整理しておく必要がある。ただし，ハイリスク者支援にあたる際，一次から三次予防のすべてに遭遇する可能性があることは認識しておきたい。

■ 自殺危機への対応方法

対応の指針として"TALKの原則"は知っておきたい。出典不明であるが，1980年代の北米において，電話による相談支援活動の中から発生したとされるもので，Tell，Ask，Listen，Keep Safeの4つの頭文字を並べたものである。

まず大事なことは，自傷行為やそれが疑われる場面，もしくは自己破壊的な行為を目にしたときに，率直にAsk（死にたい気持ちを確認）することである。経験が少ないうちは，希死念慮を確認することにためらいを覚える支援者もいるが，腫物を触るように目を背けたり無視したり，現状を軽視するのではなく，率直にコミュニケーションをとることは患者との信頼関係構築につながることを肝に銘じる。実際，プライマリケア領域の調査ではあるが，希死念慮の確認によって患者がネガティブな思いを深めることはないというデータもある[7]。確認の際，「大事なことだから確認させてください」と前置きして，率直に確認する方法もあるし，「なにがあったのですか？」と経緯を尋ねつつ質問の機会を探る方法もある。また，死にたい気持ちを「消えたい」とか「いなくなりたい」，「自分なんて必要のない人間である」などと言い換えて確認する方法もある。

Askするために大事なこととして，Tell（誠実に対応）することも外せない。自殺関連行動をとる方のなかには，それまでの受援体験や，抱えている人間関係・困難などから，支援者に対して構えている方もいるため，丁寧に自己紹介をして，どういった理由で支援に入ることになったのかを説明し，はっきりと支援者であることを"宣言"することが大事である。支援者は「あなたの力になりたい」とか，「困りごとをあなたが解決する手助けをしたい」とか，相手にわかってもらいやすい伝え方を心がける。

Listen（傾聴）することも重要である。「傷つけたいくらいつらい状況があったのですね」と水を向け，患者の語りに対して，説教や安易な励ましを行わないほか，早合点して支援者目線での解決策を提案しないように心がける。支援者にとって，患者が自らの身体を傷つける行為を目にすることはさまざまな葛藤を支援者のなかに呼び起こすことを知っておき，「この人はいまどういった気持ちでいるのだろう」とか，「何があってそこまで苦しくなったのだろう」と

考えるように心がける。

　Keep Safe（安全を確保）することも忘れてはならない。支援者も含めて，偶発的にでも引き続き受傷することがないように，その場にある危険物を除去したり，高所といった危ない場所からまずは距離をとらせたりが必要になる。支援者が安心して活動できるように人員を集めることもここに含まれる。活動中，希死念慮が完全に否定されない場合，当事者がひとりになってしまう状況は作らないように心がける。

　これらの自殺危機対応は，精神科を専門とするものであっても習熟には時間を要するものではあるが，産婦人科・小児科などの医療スタッフや保健行政職員，助産師なども含め，メンタルヘルスを専門としないものの学習の機会として Psychiatric Evaluation in Emergency Care（以下，PEEC）コースや，プレホスピタル PEEC スキルトレーニング（以下，PPST）コースなどがある[8]。PEEC コースは 4 時間ほどの成人教育コースで，若年自殺未遂症例，過換気症例，幻覚妄想症例，違法薬物症例の 4 つについて，症例動画を供覧した後に多職種でグループワークを行い，適切な接遇や対話法など初期評価・初期対応の要点を学ぶことができる。PPST はこの PEEC スキルを，ロールプレイを通して学ぶことができる。

　この他，『専門家に相談する前のメンタルヘルス・ファーストエイド』（創元社）なども初期対応の一助となる。加えて，自殺危機介入は，いかに多職種が有機的に連携できるかにかかっており，適切な専門家へのつなぎが重要である一方，専門家ができるだけ活動しやすくなることを考えて初期評価・初期対応することもポイントであり，その参考として『HOPE ガイドブック』（へるす出版）なども知っておきたい。

■■ 緊急時の判断

　支援者チームのなかでは，自傷行為が認められる段階で緊急事態という認識を共有しておく。希死念慮を抱えた方の 3～4 割が 1 年以内に企図へ至るとされるが，不安や抑うつ状態が悪化する状態，支援体制が未整備な状態で希死念慮や自傷行為を放置しないように最大限の努力を払うことが大事である。より急いで対応すべきかどうかは希死念慮の "切迫度" を評価する[9]。具体的には，企図行為に具体的な計画性があったのか，企図行為とは別に希死念慮自体がいつから続いていていまもあるのか，希死念慮の強度が経時的に悪化しているのかなどを確認する。患者が沈黙を貫くこともあるが，その際は家族・関係者から最近の言動などを確認して客観的に判断する。

　なお，身体的損傷が認められれば，一見軽微なものにみえても重篤な方法を

隠していることもあるので，可能なかぎりメディカルチェックを行うようにとりはからう。患者が強く拒否する場合もあるが，その場合は，家族・知人ほか，関係者も巻き込んで複数回の説明や説得を行い，記録に残すようにする。

■ 連絡先など

原則として，自殺危機対応であるため，当事者が拒否をしても粛々と家族・関係者・支援者などへの必要最低限度の連絡を行うが，最大限，当事者本人から理解を得ようとする努力は必要である。精神科医療サービスを利用する際，当事者にとっては強制的となるが，医療ならびに保護が必要な場合は入院対応が行われることもあり，この際，2親等以内の親族の同意が必要となるため，家族連絡先の確保が望ましい。

精神科かかりつけがあり，平日昼間など利用可能な時間帯であればまずはそちらへの連絡を行う。夜間・休日であるとか，かかりつけ医療機関が利用できない場合，ほとんどの都道府県に設置されている精神科救急情報センターに問い合わせを行う。医療圏によっては，輪番制度による精神科救急当番病院や，精神科救急入院料病棟などの紹介もしくは受診調整がなされるが，医療資源の乏しい圏域もある。平日昼間は精神保健福祉センター，圏域の保健所へ相談することとなるが，医療資源の乏しい圏域では平素からこれらのリソースとの関係構築が重要となる。

緊急徴候を示す当事者のなかで，言動が不安定で，制止が効かない，突発的な行為が繰り返されているなどがあれば，警察官への協力要請はためらうべきではない。法的に市民の保護ならびに必要時の抑止が認められているのは，警察官職務執行法第3条に基づく警察官のみである。また，心身いずれかの不調がある場合，傷病者として，その救助・搬送を消防署救急隊へ依頼することも可能である。

ソーシャルサポートのなかで情報的サポートも実に重要であり，厚生労働省の作成するWEBサイト「みんなのメンタルヘルス」（https://www.mhlw.go.jp/kokoro/index.html）なども知っておき，適宜，当事者へ提供できるようになっておきたい。地域にある相談先だけでなく，メンタルヘルスに関する基礎的な知識などを得ることができる。

■ ポストベンションについて

ハイリスク者の支援にあたっていると，支援対象が自殺既遂してしまう経験は必ずもつことになる。これは遅かれ早かれ経験することで，自分だけは特別

であるからないだろうと考えないほうがよい。支援者たちは，「自死遺族等を支えるために～総合的支援の手引き～（https://www.mhlw.go.jp/content/000510925.pdf）」などを知っておき，既遂直後の家族支援の要点や，支援者同士のケア体制整備についてを考えておく必要がある。亡くなられた方の遺族・知人だけでなく，支援者も自死遺族に含まれることを知っておく。

文　献

1) 厚生労働省 HP，自殺の統計：各年の状況，令和2年の年間速報値．https://www.mhlw.go.jp/content/202012R2-sokuhou.pdf（最終閲覧日 2021 年 4 月 1 日）

2) 厚生労働省 HP，人口動態統計に基づく自殺死亡数及び自殺死亡率，自殺死亡数及び自殺死亡率（年齢階級別）（1990～2019）．https://www.mhlw.go.jp/stf/seisakunitsuite/bunya/hukushi_kaigo/seikatsuhogo/jisatsu/jinkoudoutai-jisatsusyasu.html より改変（最終閲覧日 2021 年 4 月 1 日）

3) E-Stat HP．道路の交通に関する統計，交通事故死者数について，年次，2019 年．https://www.e-stat.go.jp/stat-search/files?page=1&layout=datalist&toukei=00130002&tstat=000001032793&cycle=7&year=20190&month=0（最終閲覧日 2021 年 4 月 1 日）

4) 厚生労働省 HP，自殺総合対策大綱．https://www.mhlw.go.jp/file/06-Seisakujouhou-12200000-Shakaiengokyokushougaihokenfukushibu/0000172329.pdf（最終閲覧日 2021 年 4 月 1 日）

5) 橋本聡，渡辺健次郎，高橋毅：救急医療部門における自殺未遂者ケアについて．日本臨牀 74：319-323，2016.

6) Turecki G, Brent DA：Suicide and suicidal behaviour. Lancet 387：1227-1239，2016.

7) Crawford MJ, Thana L, Bajaj P, et al：Impact of screening for risk of suicide：Randomized controlled trial. Br J Psychiatry 198：379-384，2011.

8) 日本臨床救急医学会 HP：PEEC について．http://jsem.me/training/peec.html（最終閲覧日 2021 年 4 月 1 日）

9) 日本臨床救急医学会「自殺企図者のケアに関する検討委員会」監修：救急現場における精神科的問題の初期対応 PEEC™ ガイドブック，改訂第 2 版，へるす出版，東京，2018．p68.

A. 自殺予防

2 産 科

1）日本産婦人科医会の取り組み

さがらレディスクリニック **相良 洋子**

■ はじめに

日本産婦人科医会では，児童虐待による死亡事例に生後早期の 0 歳児が多いという状況を鑑み，2011 年より特定妊婦を早期にみつけて支援に結びつけていくことを目的にした「妊娠等について悩まれている方のための相談援助事業」を開始していた。しかしその後，妊産婦の自殺事例が妊産婦死亡の多くを占めるという事実が明らかになったことなどを受け，2016 年からは従来の事業を発展させる形で，心理社会的な支援が必要な妊産婦を広く対象にした「周産期メンタルヘルスケア事業」を開始している。さらに最近では，養育者と子どもの愛着形成を目的とした育児支援の活動も加え，母親と子どもが安心して周産期を過ごすための体制づくりに取り組んでいる。

本項では，日本産婦人科医会の周産期メンタルヘルスケア事業の概要を紹介する。

■ 周産期メンタルヘルスケア事業

▶ 1．周産期医療におけるメンタルヘルスの支援

従来の周産期医療は身体的な面での安全性に重きがおかれてきた。これは第二次世界大戦直後の乳児死亡率・妊産婦死亡率の高さをみれば当然のことであるが，その後の児童福祉法，母子保健法の成立と先人達の努力によって，身体面での安全性は大きく改善され，いまや日本は世界一安全にお産ができる国になっている。しかしながら，児童相談所における児童虐待の通報件数は年々増加し，また後発妊産婦死亡を含めた妊産婦死亡においては自殺が死因のトップであることが明らかになってきた。さらに本邦の出生数は1970 年代の第二次ベビーブーム以降減少の一途をたどり，2019 年にはついに 90 万人を割り込んで

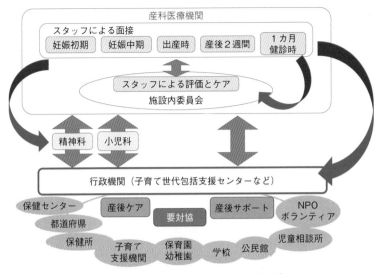

図Ⅱ-4　周産期メンタルヘルスケア事業（日本産婦人科医会）
　産科医療機関で妊産婦のメンタルヘルスのスクリーニングと基本的なケアを行い，必要に応じて
行政や精神科・小児科などの多職種との連携を行う体制づくりを目指している
〔文献1）より引用・改変〕

いる。このような状況は，安全な妊娠・出産が行えるにもかかわらず，妊娠・出産・育児をめぐる心理社会的環境が安心できるものではないことを示している。この背景にある個々の原因については不明な点も多いが，これからの周産期医療においては，社会的な面も含めたメンタルヘルスの支援が重要であることは明らかである。

　日本産婦人科医会では2016年から周産期メンタルヘルスケア事業を開始しているが，ここでは周産期医療のなかにメンタルヘルスの視点を取り入れ，周産期医療に携わるすべてのスタッフが妊産婦のメンタルヘルスを守るための基本的な考え方と技術を身につけ，協働して妊産婦のメンタルヘルスを支援していく体制づくりを目指している。すなわち，産科医療機関においては妊娠初期から1カ月健診までの間に妊産婦のメンタルヘルスのスクリーニングと基本的なケアを行い，必要に応じて行政の支援や精神科・小児科などとの多職種連携を行う（図Ⅱ-4）[1]。これにより，妊産婦の不安やうつを緩和して周産期うつ病をはじめとする精神障害の発症を予防すると同時に，出産後の育児にむけての支援体制を整えることで，産科医療機関がいわゆる「切れ目のない支援」の原

○すべての産科医療機関で，すべての
　妊産婦を対象に，メンタルヘルスの　　⇒　教育・研修システムの構築
　スクリーニングとケアを行う

○妊産婦を必要な支援につなげる　　　　⇒　多職種連携の構築

○健康な子どもを育てる育児支援　　　　⇒　愛着形成の重要性の啓発

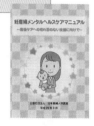

妊産婦のメンタルヘルス
「妊産婦が安心して生活を営み，ほどよく十分な愛情をもって
子どもと向き合うことができる心の状態」

図Ⅱ-5　周産期メンタルヘルスケア事業の課題

点としての役割を果たすことを期待している。また最近では多くの妊産婦が就業しており，仕事と家事・育児を両立させなければならない環境にあるが，最近の脳科学の研究は，子どもたちの脳と心の健全な発育・発達のためには母親をはじめとする大人たちが愛情をもって子どもと向き合うことが重要であることを示している。そこでこの事業では，養育者と子どもの愛着形成の重要性を啓発するための育児支援活動も取り入れ，妊産婦のメンタルヘルスケアを通じて次世代を担う子どもたちの健全な成長にも貢献したいと考えている。

　これらの目標を達成するために周産期メンタルヘルスケア事業では，周産期医療に携わるスタッフが妊産婦のメンタルヘルスケアのための知識と技術を身につけるための教育・研修システムの構築，妊産婦を必要な支援に結びつけるための多職種連携の構築，および子どもたちの健全な成長のための愛着形成の重要性の啓発を3つの課題と考え，これらの課題に取り組むことにより，「妊産婦が安心して生活を営み，ほどよく十分な愛情をもって子どもと向き合うことができる心の状態」でいられることを目指している（図Ⅱ-5）。

2．教育・研修システムの構築

　この事業では，図1に示した体制づくりの指針を『妊産婦メンタルヘルスケアマニュアル』[1)]にまとめているが，この内容をもとに研修プログラムを作成（表Ⅱ-1）し，「母と子のメンタルヘルスケア研修会・指導者講習会」を開催し

表Ⅱ-1　「母と子のメンタルヘルスケア研修会・指導者講習会」研修プログラム

コース	入門編	基礎編	応用編
目標	・妊産婦の心理的変化を理解する ・質問票を使ったメンタルヘルスのスクリーニングができる	・周産期の精神障害を理解する ・支援が必要な妊産婦に対して「傾聴と共感」を実践することができる	・多職種連携の必要性を判断し、実際に連携のマネージメントができる ・事例検討のファシリテーションを行うことができる
内容	1. 母子の愛着形成について 2. 周産期メンタルヘルスの重要性と日本産婦人科医会の取り組み 3. 周産期メンタルヘルスの基礎知識と妊産婦への対応 ①母子の関係性と妊産婦への対応の基本 ②妊産婦のメンタルヘルスの不調と対応 4. 支援が必要な妊産婦のスクリーニング（3つの質問票の使い方） 5. 質問票を使った面接のロールプレイ 6. 事例検討（グループワーク） 7. 総括	1. 周産期精神障害についての実践的知識 ①周産期の精神障害 ②薬物療法の考え方 2. 傾聴と共感の技法 3. 傾聴と共感のロールプレイ 4. 事例検討（グループワーク） 5. 総括	1. 連携のためのプログラム；連携の実際と社会資源の活用 2. 症例検討のためのプログラム 3. 事例検討の進め方；ファシリテーターの役割 4. ファシリテーター実習 5. 事例検討（グループワーク） 6. 質問・総括
研修方法	研修会（入門編）	研修会（基礎編）	指導者講習会

太字は e-learning

入門編・基礎編では妊産婦のメンタルヘルスのスクリーニングと基本的なケア、応用編では多職種連携のマネージメントと事例検討のファシリテーションが目標になっている

ている。プログラムは入門編・基礎編・応用編の３段階になっており，入門編では妊産婦の心理的変化の理解と質問票を用いたメンタルヘルスのスクリーニング，基礎編では周産期の精神障害の理解と「傾聴と共感」の実践，応用編では多職種連携のマネージメントと事例検討のファシリテーションがそれぞれの目標になっている。入門編・基礎編は研修会として開催し，周産期医療に携わるスタッフが広くこれを受講することにより周産期医療におけるメンタルヘルスケアのレベルアップを図り，一方応用編のプログラムは指導者講習会として開催して，地域での多職種連携の推進や研修会の開催などにリーダーシップを発揮できる人材の育成を目指している。入門編のプログラムは助産評価機構の助産実践能力習熟段階 (CloCMiP)® レベルⅢ認証制度の申請要件に指定されたこともあり，研修会には助産師を中心に多くのスタッフが参加している。現在，この研修会・指導者講習会は日本産婦人科医会が主になって開催しているが，この事業が徐々に浸透し，指導者講習会参加者が増えてきたこともあり，今後は都道府県産婦人科医会などの地域団体が主催する地域研修会の開催を促進していく段階に入っている。

▶ 3．多職種連携の構築

　妊産婦のメンタルヘルスの問題は，子どもの育児をはじめ家族全体の問題に関わることが多く，産科・精神科のみならず，行政の子育て支援事業や小児科医療とも連携して多角的に支援していく必要がある。しかし現状では，それぞれの領域でこの問題の重要性が認識され始めてはいるものの，十分な連携体制ができているとはいいがたい。

　2017 年に永光が行った調査[2]によると，周産期から乳児期の課題に対する精神科医の認識や関わりは不十分ではあるが，多職種連携を行っていくために産科や行政との連携の方法を知りたいと考えている精神科医は少なくない。また2017 年には日本周産期メンタルヘルス学会が『周産期メンタルヘルスコンセンサスガイド』[3]を発表し，妊産婦に対する精神科診療やスタッフの役割，多職種連携の方法などをまとめている。

　行政では，2014 年に始まった妊娠・出産包括支援事業のなかで，妊娠期から子育て期にわたるさまざまなニーズに対して総合的相談支援を提供するワンストップ拠点として子育て世代包括支援センターの設置が始まり，その後の母子保健法の改正により，このセンターは2020年までに全国展開を目指すとされている。またこの事業では，産前産後サポート事業および産後ケア事業なども開始され，妊産婦を地域で支える体制づくりが行われている〔「妊産褥婦に対する社会のサポートシステム」（31 頁）参照〕。

　また産婦はほとんどの場合，産後1ヵ月健診で産科医療機関との関わりを終了するが，その後は乳幼児健診を通じて小児科医との定期的な関わりを続けていくことになる。したがって，小児科医療のなかに母親のメンタルヘルスケアの視点を取り入れていくことができれば，産後のうつや児童虐待の早期発見が期待できる〔「小児科：被虐待歴の有無」(91頁) 参照〕。

　このように現在は，それぞれの領域で，さまざまなレベルで，妊産婦支援に対する取り組みが進められており，今後はこれを有機的につなげて社会全体で妊産婦を支援していく体制づくりにつなげていくことが課題である。

▌4．愛着形成を促す育児支援

　子どもが心理的・社会的に健康に発育するためには，養育者と子どもとの間の愛着形成が必要であるという愛着理論を提唱したのは精神分析医のジョン・ボウルビィであるが，最近の脳科学の知見は，生物学的な脳の発達という視点からもこの理論の妥当性を示している。すなわち，子どもの脳と心が健康に発育・発達していくためには，乳幼児期に養育者との間に作られる親密で応答性のある関係性が重要であり，この時期に虐待をはじめとするさまざまなストレスによってこのような関係性が得られなかった場合には，子どもの脳と心には修復困難なダメージが生じ，子どもは成長後も心身の不調や社会適応困難などの問題を抱えて生きることになる。

　現代の妊娠・出産・育児をめぐる環境は，女性の就業率の上昇，核家族化などの影響で，子どもと向き合う時間が少なくなっているが，日本産婦人科医会では動画による育児支援資材を作成し，養育者が子どもと向き合うことの重要性や社会支援の必要性についての啓発活動を行っている (図II-6)。養育者が子どもと向き合い，子どものもつ能力や可能性に気づくことは，育児の意味や楽しさに気づくきっかけになり，子どもの健康な発育・発達を促すだけでなく，虐待予防にもつながるものと期待している。

■ 妊産婦のメンタルヘルスの評価と自殺予防のための介入

　日本産婦人科医会の周産期メンタルヘルスケア事業では，妊産婦のメンタルヘルスを評価する手段として，「育児支援チェックリスト」，「エジンバラ産後うつ病質問票 (EPDS)」，「赤ちゃんへの気持ち質問票」の3つの質問票[4]を採用している。「育児支援チェックリスト」〔付録 (256頁) 参照〕は，メンタルヘルスに関連のある妊娠・出産歴や精神科既往歴，家族関係やサポートの状態，生活環境などについての質問票で，妊産婦が心理的・社会的にどのような環境

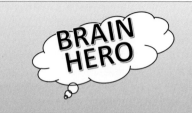

米国ハーバード大学子ども発達センター
「Brain Hero」（日本語版）

米国 Harvard 大学子ども発達センター
（Harvard Univ；Center on the Developing Child；HCDC）

・HCDC は，子ども達が生涯にわたって心身ともに健康に過ごすために，子どもとその家族にどう関わっていくべきかを多角的な視点から考えていくために 2006 年に創設された
・「Brain Hero」は HCDC が YouTube に公開している動画で，子どもの脳の発達やレジリエンス，ストレスの影響，親への教育，環境の重要性などをテーマにした 20 の動画から構成されている。日本産婦人科医会ではそのうちの 10 本を邦訳して公開している

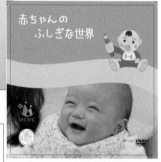

「赤ちゃんのふしぎな世界」

日本産婦人科医会が作成した動画で，乳児の認知機能や脳の発達，子育てのポイントなどが専門家によって，わかりやすく解説されている

図Ⅱ-6　日本産婦人科医会の育児支援資材
　いずれも日本産婦人科医会周産期メンタルヘルスケア事業のホームページ（https://mcmc.jaog.or.jp/，関連トピックス）で閲覧可能である

で生きているかのおよその状況を把握することができる。「エジンバラ産後うつ病質問票（EPDS）」〔付録（254 頁）参照〕は，英国の Cox ら[5]が産後うつ病をスクリーニングする目的で作成した 10 項目からなる質問票で，現在では世界中で広く使用されており，妊娠中のスクリーニングにも用いられている。本邦では 9 点以上の場合にうつ病のリスクがあると考えて対応するが，質問項目の内容からうつと不安の程度を推測することができ，また面接の際に妊産婦の気持ちを聞くためのきっかけとしての有用性も高い。「赤ちゃんへの気持ち質問票」〔付録（258 頁）参照〕は生まれてきた子どもへの愛着の状態をみるもので，点数が高いほど子どもへの否定的な感情が強いことを示しているが，子どもへの気持ちはうつや不安，周囲のサポートの状況などに影響されるので，広く情報を収集し，総合的に判断することが重要である。

　これらの質問票を組み合わせて使うことにより，妊産婦のメンタルヘルスの状態や虐待・ネグレクトのリスクアセスメントを行って援助計画を立案し，必要に応じて多職種との連携を進めていく（図Ⅱ-7）。前記の研修会では，事例検討のグループワークにより，3 つの質問票の使い方や支援計画の立て方など

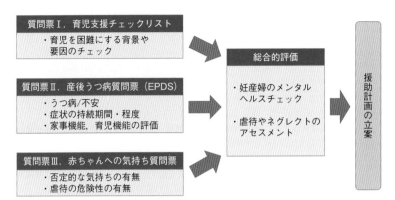

図Ⅱ-7　妊産婦のメンタルヘルスの評価〜3つの質問票
　3つの質問票を組み合わせて使うことにより，社会的サポートも含めた妊産婦のメンタルヘルスや虐待の可能性についてのアセスメントを行い，援助計画の立案を行っていく
〔文献1）より引用・改変〕

を身につけるトレーニングを行っている。
　また自殺のリスク評価は主にEPDS項目10「自分自身を傷つけるという考えが浮かんできた」を手がかりに行っているが，この項目に点数がついた場合，またはこれ以外の情報から自殺のリスクがあると判断された場合は，この問題をとりあげて話を聞く。その際，自殺・自傷の気持ちになったときの状況や具体的な行動について誠実な態度で丁寧に傾聴し，話をしてくれたことをねぎらい，SOSの出し方など安全確保のための情報と手段を伝えておく。受診の間隔を短くしたり，市区町村保健師に訪問を依頼するなどして，経過を観察することも考慮する。

■■おわりに

　周産期精神障害の予防と早期発見および虐待予防にむけた日本産婦人科医会の取り組みを紹介した。「周産期メンタルヘルスケア事業」は2020年度には5年目に入り，周産期医療におけるメンタルヘルスケアの重要性に対する認知は進んできているが，その一方で産科医療機関での対応の限界も明らかになりつつあり，現在は次のステップとしての多職種連携を具体化していくことが課題になっている。多職種連携の問題は，職種間の温度差だけでなく地域による違いもあるため一律に論じることはできないが，妊産婦への支援と子どもたちの健全な発育という共通の目標のもとに，それぞれの地域で多職種の協働が行わ

れることを期待している。

文 献

1) 日本産婦人科医会：妊産婦メンタルヘルスケアマニュアル；産後切れ目のない支援に向けて，厚生労働省平成 28 年度子ども・子育て支援推進調査研究事業 産前・産後の支援のあり方に関する調査研究，2017.

2) 研究代表者 永光信一郎：親子の心の診療を実施するための人材育成方法と診療ガイドライン・保健指導プログラムの作成に関する研究，平成 29 年度厚生労働科学研究費補助金（成育疾患克服等次世代育成総合研究事業）.

3) 日本周産期メンタルヘルス学会：周産期メンタルヘルス コンセンサスガイド，平成 28 年度 成育疾患克服等次世代育成基盤研究事業（健やか世代育成総合研究事業）妊産褥婦健康診査の評価および自治体との連携の在り方に関する研究.

4) 吉田敬子，山下洋，鈴宮寛子：産後の母親と家族のメンタルヘルス；自己記入式質問票を活用した育児支援マニュアル，財団法人母子衛生研究会，東京，2005.

5) Cox J, Holden JM, Sagovsky R：Detection of postnatal depression：Development of 10-item Edinburgh postnatal depression scale. Br J Psychiatry 150：782-786, 1987.

A. 自殺予防

2　産　科

2）周産期メンタルヘルス外来の紹介

順天堂大学医学部産婦人科　**齋藤　知見，竹田　　省**
こころの診療科きたむら醫院/北村メンタルヘルス研究所/北村メンタルヘルス学術振興財団　**北村　俊則**

　順天堂大学医学部附属順天堂医院は地域周産期母子医療センターとしてハイリスク症例を含め，年間約 1,194 件（過去 3 年間平均数）の出産を取り扱っている。また 2014 年より 24 時間体制の完全無痛分娩の受け入れが整備され，無痛分娩希望者が多く集まることも特徴の一つである（2017 年経腟分娩における無痛分娩率 84％）。

　ところで，東京都における竹田ら（2016 年）[1] の調査で，妊産婦の自殺死亡率が出血などの妊産婦死亡より数倍多いことが明らかとなったことを受け，2017 年 1 月より当院産科でも妊産褥婦のメンタルヘルスに特化した専門外来（周産期メンタルヘルス外来）を開設した。2020 年 1 月現在までに 78 名の妊産褥婦に対し心理支援を行ってきた（疾患内訳は**図Ⅱ-8**）。2019 年の精神疾患合併妊婦は 32 名（2.7％）で，統合失調症や双極性障害などで薬物療法が必要となる場合は当院メンタルクリニックが併診を行っている。

■ 自殺のリスクアセスメント

　当外来では自殺の対人関係理論[2] に基づいたリスクアセスメントを行い，重症度に応じた対応を行っている。Joiner らによる本理論は，アセスメントと介入が一体化し，実践での有用性を有している。精神科を専門としない周産期の専門職が利用しやすいようアレンジを加えて使用している（**図Ⅱ-9，10**）。

　Takegata らの報告によると周産期女性の約 20％がどこかの時点で希死念慮を訴えている[3]。しかし，希死念慮を抱く女性のすべてが自殺の危機にあるわけではない。「希死念慮」は，所属感の減弱と負担感の知覚があるときに生じると考えられている。所属感の減弱とは家族や仲間，集団などの他者から疎外されているという感覚であり，負担感の知覚とは自分が周囲の人々や社会にとってお荷物であるという感覚をいう（判定方法は**表Ⅱ-3**）。自殺の対人関係理論では，希死念慮がある場合，実際に自殺を実行可能にするかどうかは「自殺潜

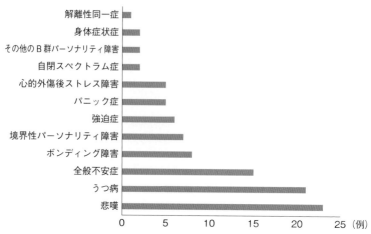

図Ⅱ-8　精神疾患の分類（78例）：疾患の重複例あり
陽性所見の該当数を「その他の危険因子」の数とする
B群：反社会性，境界性，演技性，自己愛性パーソナリティ障害
ボンディング：養育者の児に対する情緒的な絆

リスクアセスメント（表Ⅱ-3参照）			
自殺潜在能力	希死念慮	計画と準備	その他の危険因子
ある なし	ある なし	軽度 中等度 高度	カウント

図Ⅱ-10 参照

危機介入		
軽度（希死念慮がある場合）	中等度	重度・極度
・緊急時連絡番号を伝える ・危機カードを作る ・カルテに行ったことを記録する	軽度の危機介入 ＋ ・次回面接までの間に連絡する ・薬物療法の存在について知らせる ・ソーシャルサポートを増やす	中等度の危機介入 ＋ ・上司や精神科のスーパーバイザーに相談する ・入院を検討する。できなければ常に誰かに同行させる ・緊急メンタルヘルス対応のオプションを検討する

治療・予防

図Ⅱ-9　リスクに応じた危機介入

〔文献2）のp132，表3-2より改変して掲載〕

「自殺潜在能力」		リスクアセスメント
あり	「計画と準備」高度	極度
	「その他の危険因子」合計2つ以上	重度
	「その他の危険因子」合計1つ	中等度
	「自殺潜在能力」のみ　あるいは　上記以外	軽度
なし	「計画と準備」高度＋「その他の危険因子」2つ以上	極度
	「計画と準備」中等度以上＋「その他の危険因子」1つ以上	重度
	「計画と準備」中等度以上	中等度
	「希死念慮」＋「その他の危険因子」2つ以上	中等度
	上記以外	軽度

図Ⅱ-10　リスクアセスメント

〔文献2）の p92，図2-5 より改変して掲載〕

表Ⅱ-2　自殺潜在能力

1．複数の自殺企図歴
2．1がない場合，以下のうち3つ以上が該当すれば，自殺潜在能力「あり」とする
　・単一の自殺企図歴
　・複数の自殺の中断
　・自己注射による薬物使用
　・自傷行為（非自殺性自傷：リストカットなど）
　・身体的・性的虐待を受けた（過去），あるいは受けている（現在）
　・他者の痛みやけがを目の当たりにした
　・自分を疼痛や刺激にさらすような職業（例：医師）
　・重大な身体外傷の経歴
　・数カ所の刺青あるいはピアス
　・両親，同胞，子に自殺あるいは未遂した方がいる

〔文献2）の p85，表2-2 より改変して掲載〕

在能力」の有無が関連する。「希死念慮」が「自殺潜在能力」を有する者に発生したときに自殺関連行動（自殺企図や自傷行為など）が起こるのである。「自殺潜在能力」がある者とは，例えば過去に複数回の自殺企図既往がある者である。それが強力な習慣化体験となり痛みに慣れる，つまり「自殺潜在能力」が身につくのである。

　そこで自殺のリスクアセスメントは，まず「自殺潜在能力」の有無を判断する（**表Ⅱ-2**）。これに「希死念慮」，自殺の「計画と準備」，「その他の危険因子」

表Ⅱ-3　各項目の判定方法

判定項目		質問	陽性所見
希死念慮	所属感の減弱	ほかの人と結びつきがあると感じますか？	はい
		具合が悪いときに電話できる人がいますか？	はい
	負担感の知覚	ときどき「自分がいないほうが周りの人は楽だろう」と考える方がおられます。あなたはそう思うことがありますか？	はい
	死亡願望	この２週間，ご自分が死んでいたらよいのに，と思ったりしますか？	はい
	自殺のイメージ	この２週間，自殺や自傷を考えたりイメージしたりしたことはありますか？	はい

陽性所見２個以上該当で，希死念慮「あり」と判定

判定項目		質問	陽性所見
計画と準備	持続時間	その考えはどのくらい続きますか？	３時間以上
	意思の強さ	自殺する意思はどのくらい強いですか？　０が全然強くない，10が非常に強いとしたら，どのくらいでしょうか？	５点以上
	恐怖心	自殺について考えると怖いですか？（０が全然怖くない，10が非常に怖い）	５点以上
	具体性	実施時期を決めていますか？	はい
		どのように自殺するか計画していますか？	詳細かつ鮮明
		実際に準備しましたか？	はい
		実行する機会はあると思いますか？	はい

陽性所見が４個以上該当は「高度」，２個以上該当は「中等度」，０～１個該当は「軽度」と判定

判定項目		質問	陽性所見
その他の危険因子	ストレッサー	最近とくにストレスとなる出来事はありましたか？（例：悲嘆，離婚，引っ越し，失職）	はい
	絶望感	未来に希望がないと感じますか？	はい
	衝動性	悪い気分を紛らわせるために，例えばやけ酒を飲む，とか暴飲暴食をする，といった衝動的なことをすることがありますか？	はい
	精神疾患	うつ病，双極性障害，神経性やせ症，統合失調症，境界性パーソナリティ障害などの診断基準に該当する	はい

を加えた４項目を検討し（**表Ⅱ-3**），自殺のリスクを軽度～極度の４段階で評価する（図Ⅱ-10）。「計画と準備」は自殺についてどの程度具体的に検討しているかを評価するものである。「その他の危険因子」として最近のストレッサー，

絶望感，衝動性，精神疾患の存在（表Ⅱ-3）を確認する。自殺に関する重大なリスクをもたらす五大精神疾患は，うつ病，双極性障害，神経性やせ症，統合失調症，境界性パーソナリティ障害である。各疾患の診断基準については成書[4]を参照されたい。初学者には動画教材を利用し概観を学習する方法も推奨される[5]。

　周産期スタッフは自殺についての話題を扱うことに慣れておらず，恐れや抵抗を感じることも少なくない。詳しく尋ねることで自殺を誘発するのではないか，という恐怖から話題を変えたり，即座に精神科に依頼したい，という気持ちになるかもしれない[6]。しかし実際には自殺について尋ねることで希死念慮を高めたり，自殺関連行動が増加するというエビデンスはなく，むしろ有益性が上回るとされている[7][8]。表Ⅱ-3の項目を受容的な声のトーンで質問し，各項目について判定する。

■ 危機介入

　自殺のリスクアセスメントが完了したら，リスクに応じて危機介入を行う（図Ⅱ-9）。「自殺潜在能力」はそれまでの生活のなかで獲得してきたもので，比較的安定しているが，所属感の減弱と負担感の知覚は環境や健康状態などによって容易に変動し得る。したがって，危機介入では，より変動しやすい所属感の減弱および負担感の知覚へのアプローチを行う。

■ 治療と予防

　初回の危機介入だけでは不十分であり，以降の面接でも，毎回自殺のリスクアセスメントを行うことが推奨されている。また本人の抱えている問題に対して心理療法や薬物療法を継続し，根本的な問題の解決を図っていく。当外来では週1回60分間の心理療法（保険診療）を毎週行うことが多いが，夫婦面接となるケースも増えている。方法の詳細については成書[2]を参照されたい。

　治療の基本戦略でもう一つの大事な側面は，できるだけ多くの社会的資源を集めて支援することである。ソーシャルサポートの少なさは抑うつや育児困難感を悪化させる要因の一つとなる。そこで褥婦の了解を得て区の母子保健担当部署に連絡し，地区担当保健師に情報共有する。その後，担当保健師より本人へ連絡が入り，本人の了解を得て子ども家庭支援センターと連携し，家庭訪問を実施する。区助成金を利用してのベビーシッターやホームヘルパーの案内，一時保育の空き状況などの情報提供を行うことが望ましい。実際の情報交換のみならず，所属感の減弱を体験している際には，多くのサポーター（多職種の

専門家)が連携して支援している,というメッセージを送ることが有益である。

　また当院では,助産師・精神科看護師・公認心理師による訪問看護ステーション[9]の利用も積極的に導入している。とくに初産婦では,授乳や沐浴などの手技に悪戦苦闘し,相乗的に精神状態を悪化させていることがあり,また出産直後で通院が困難な場合も多いため,心理支援と居宅での実践指導が一体化したサービスは有用である。母親または子どもに発達障害などがある場合においても居宅における具体的な生活指導やペアレンティングが有用であることが多い。

　自殺予防に効果的とされる唯一の介入はアウトリーチ介入で,精神科入院治療を終了した後に気にかけているという内容の手紙を送付したり[10],単純な電話連絡[11]をすることが自殺企図率軽減に寄与するとの報告がある。そこで当外来では治療が終結した後も定期的にメールを出し,われわれが気にかけており,必要があればいつでも援助できる,というメッセージを伝えている。医療機関やスタッフとのつながりを感じることができれば所属感の減弱をやわらげ,自殺を予防することができるからである。

■■ 周産期メンタルヘルス外来における具体的な対応例

　アセスメントから危機介入まで(プライバシー保護のため変更を加えた)

【患　者】36歳,2経妊1経産。

【現病歴】幼少時に父親からの身体的・心理的虐待があり,兄は19歳時に他界(自殺)している。職業は獣医師。初診時の自殺リスクアセスメントでは,自殺潜在能力はあるが,希死念慮はなく,「軽度のリスク」と評価した。妊娠および出産は身体的・精神的に問題なく経過した。当科の1カ月健診では産科医診察終了後,自殺のリスク症例に対して助産師が個別面談を実施している。この時点で里帰り終了直後であり,「産後1カ月は実家で楽できたので何とかやれた。自宅に戻ってからの生活が不安だ」との訴えがあった。そこで助産師による「育ママ外来」で経過観察をする方針とし,1カ月後の来院を約束した。同時に「気持ちが落ち込む」「何をしても楽しいと感じない」「死にたい」などの症状が出たら,必ず連絡するように,と産科外来・救急外来の連絡先をともに確認し,周産期メンタルヘルス外来のアナウンスも行った。

　約3週間後,「気持ちが落ち込み,時々死にたくなる」と連絡があり,同日周産期メンタルヘルス外来の受診となった。

【面接の実際】

患者)　実家にいるときは子どもが泣き止まなくても母や祖母があやしてくれました。でも自宅に戻り日中私1人のときに泣き止まないと,頭が真っ白

になってどうしていいかわからなくなる。子どもを置いてその場から消え去りたくなります。この先母親として生きていく自信がありません。いっそ死んでしまったほうがいいのではないかって思います…〈希死念慮〉

医師：赤ちゃんが泣き止まないと，頭が真っ白になり，その場から消え去りたい衝動に駆られるのですね。母親としての自信を失い，死んでしまったほうがいい，そのくらいおつらい気持ちになるのですね。〈共感的対応〉

患者：はい。こんな母親に育てられる子どもなんて可哀相。夫だって失望するでしょう。〈負担感の知覚〉

医師：ご主人が失望するとお考えなのですね？　ご主人にはこのことをお話しされたのですか？

患者：夫は転職したばかりでとても忙しいのです。夜も遅いのでほとんど顔を会わせるタイミングがなくて，毎日孤独です。〈所属感の減弱〉土日は疲れているから，私の憂鬱な話で彼を煩わせるのは申し訳なくて…。〈負担感の知覚〉

医師：そうでしたか。

患者：そう思うと，ますます消えてしまいたい気持ちになるのです。〈希死念慮〉

医師：そのお気持ちについてもう少し詳しく教えていただけますか。例えば，消えてしまいたい気持ちになったとき，具体的な方法について考えたりしますか？〈計画と準備をアセスメント〉

患者：死にたい気持ちはありますが，痛いのとか苦しいのは嫌なので，自分から死ぬのは怖いなと思います。寝ている間に死んでいたらいいな，って。

医師：なるほど。具体的に計画したり，準備したりはしていないけれど，死ぬことを考えていらっしゃるのですね。未来に希望がないと感じますか？〈絶望感をアセスメント〉

患者：希望なんてありません。毎朝，また今日も始まるのか，って絶望的な気持ちになります。

医師：そのつらいお気持ちは，どのくらい続きますか？

患者：そうですね。1時間くらいです。〈持続時間をアセスメント〉

医師：つらい気持ちを紛らわせるために，例えばやけ酒を飲む，暴飲暴食をする，といった衝動的なことをすることがありますか？〈衝動性をアセスメント〉

患者：いいえ。それはありません。

医師：そうですか。色々お聞かせいただき，ありがとうございました。いま伺った絶望的で消えてしまいたいようなつらいお気持ちのとき，どうしたら

いいか一緒に考えてみませんか？〈危機介入：治療参加の提案〉

患者）はい。それは助かります。

医師）つらい気持ちのときにでもできる，何か気が晴れるようなことはありそうですか？〈危機介入：楽しめる活動を探す〉

患者）うーん…まったく思いつきません…。

医師）そうですよね。普段何かお好きなことはありますか？　趣味と呼ぶほどたいそうなものでなくても大丈夫ですよ。

患者）最近はしてないけど，洋服が好きなので，以前はネットで好きなブランドの服をチェックしたりしていました。

医師）いいですね。それなら携帯電話があればすぐにできそうですね。ほかにもありそうですか？

患者）ずっと昔ですが，刺繍とか。

医師）素晴らしい！　お宅に刺繍道具はありますか？

患者）探せばあると思います。

医師）では探して，刺繍道具を目のつくところに置いておきましょう。あっ，もう一つ提案です。同じところに，希望の玉手箱を作って置いておきましょう。

患者）希望の玉手箱？

医師）はい。その箱を開けるとなかから大好きな物ばかり出てきます。それを見たら必ず元気が出るような物。例えば…出会ったころのご主人とのツーショット写真を入れる方もいますよ。何を入れましょうか？

患者）うーん…。家族写真でしょうか。出産後に撮った３人の家族写真とか？あのときの気持ちを思い出せば我に返れる気がします。

医師）よいですね。ほかには？

患者）付き合っていたころに主人にもらった手紙を入れておこうかな。まだとってあるので。

医師）いいですね。それも入れましょう。見たら元気になるもの，ほかにも入れましょう。

患者）獣医師の免許のコピーも入れておこうかな。

医師）そうそう。では，隣に座って，このカードに一緒にまとめていきましょう。〈危機カードを作成…図Ⅱ-11〉①～③をしても自殺の考えがおさまらなければ，もう一度繰り返しましょう。それでもおさまらなければ，連絡をしましょう。No. 1から順番にかけます。ここで一緒に携帯電話に番号を登録しておきましょう。私がすぐに出られない場合でも，着信を残していただければ半日以内に必ず折り返しご連絡差し上げます。〈危機介入：緊急時の対応の保証〉

> 死にたくなった時にやることリスト
>
> ①携帯でブランド「○▽×」のホームページを開き，
>   洋服の最新作をチェックする
> ②刺繍道具を出し，花の刺繍をする
> ③希望の玉手箱をあける
> ④上記のすべてを繰り返す
> ⑤連絡する
>   No.1 夫の携帯番号 ○○○—○○○○—○○○○
>   No.2 産科外来番号 ○○—○○○○—○○○○
>   No.3 医師携帯番号 ○○○—○○○○—○○○○

図Ⅱ-11　危機カード
〔文献2) の p121，表 3-2 より改変して掲載〕

患者）話を聞いてもらって少し楽になりました。それにカードがあると思うと，
　　　少し安心できるような気がします。

医師）お話になりにくいことをお話しくださってありがとうございます。カー
　　　ドと刺繍道具，希望の玉手箱は帰ったらすぐ，必ず目のつくところに置
　　　いてください。ダイニングテーブルの上にしましょうか？
　　　それから，よろしければ，来週以降も週に1回お話しにいらっしゃいま
　　　せんか？〈危機介入：次回以降の対応の保証〉

患者）お願いします。

医師）来週いらっしゃるまでの間，心配なので，週の中ごろに私からご連絡差
　　　し上げたいのですが，いかがでしょうか？〈危機介入：次回面接までの
　　　間に電話チェック〉

患者）お願いいたします。

医師）それから，来週以降，育児がもう少し楽になるように，手伝ってもらえ
　　　るサポーターを一緒に探しましょう。ご主人との役割調整も必要です
　　　ね。公的な資源も沢山あれば心強いので，よろしければご事情を区の保
　　　健師と共有して一緒にアイデアを練りませんか？

患者）わかりました。よろしくお願いいたします。

症例の解説

　本症例では「自殺潜在能力」があり，「計画と準備」は軽度，「その他の危険因子」が１つ（絶望感）該当するため，自殺のリスクアセスメントは中等度と判断した。危機介入として「楽しめる活動」を探し，危機カードを作成した。作成しながら緊急時の連絡先を伝え，その場で携帯電話に登録した。これらを「隣に座って」「一緒に考え」「ともに行う」ことがポイントである。所属感の減弱をやわらげる効果があるだけでなく，治療に主体的に参加することで自己効力感の獲得を通じた負担感の知覚の減少も狙っている[2]。加えて今後の継続的な支援の保証と次回面接までの連絡を約束した。症例では「希望の玉手箱」[12)13)]を紹介したが，危機カードに加えられる救急キットの一つとして利用しやすいのでお勧めである。

■■ リスクが重度以上の対応

　安全確保のため，自殺の手段から遠ざけ，１人にしないことが最重要であり，家族の協力が不可欠である。家族が常時付き添えない場合には精神科医療機関との速やかな連携を行い，安全確保のための入院を考慮することも重要である。本人の同意が得られない場合，医療保護入院や措置入院（精神保健福祉法による）といった入院形態も最終手段として検討せざるを得ない。周産期専門のスタッフが１人で抱え込まずに，上司や精神科のスーパーバイザーと連携し，相談できる環境にいることも重要である。

■■ おわりに

　自殺の危機介入ツールとして，万人に有用な魔法のような技法は存在しないが，逆にごくシンプルな介入で危機から誰かを引き戻せる，と Joiner[2] はいう。自殺の危機のなかにあっても，死ぬのは恐ろしく，生きたいという希望は常に存在するのだという。「誰かに電話をかけ，社会とつながっていると感じたり，自分の死を悲しむ人がいることを思い出すだけで，自殺死することはない」という事実がそのことを証明している。当外来で実践している自殺の対人関係理論[2]の紹介は，紙幅の関係もあり概要にとどまっているが，詳細なテクニックは成書を参照されたい。周産期スタッフにとって希死念慮を有する妊産婦への支援の一助となれば幸いである。

文 献

1) 竹田省：妊産婦死亡"ゼロ"への挑戦. 日産婦会誌 68：345-346, 2016.

2) Joiner TE, Van Orden KA, Witte TK, et al：The Interpersonal Theory of Suicide：Guidance for Working with Suicidal Clients. American Psychological Association, Washington DC, 2009.〔北村俊則監訳, 奥野大地, 鹿沼愛, 他訳：自殺の対人関係理論 予防・治療の実践マニュアル, 日本評論社, 東京, 2011.〕

3) Takegata M, Takeda S, Sakanashi K, et al：Perinatal self-report of thoughts of self-harm, depressive symptoms, and personality traits：A prospective study of Japanese community women. Psychiatry Clin Neurosci 73：707-712, 2019.

4) American Psychiatric Association, 日本精神神経学会日本語版用語監訳：DSM-5 精神疾患の診断・統計マニュアル, 医学書院, 東京, 2013.

5) 北村メンタルヘルス学術振興財団：周産期メンタルヘルスプロフェッショナル研修. https://www.kitamura-foundation.org/training2.html

6) 松長麻美：自殺の対人関係理論に基づいた周産期における希死念慮・自殺企図への対応；模擬事例を用いて. 日周産期メンタルヘルス研会誌 5：27-32, 2019.

7) Bolton JM, Gunnell D, Turecki G：Suicide risk assessment and intervention in people with mental illness. Br Med J 351：h4978, 2015.

8) DeCou CR, Schumann ME：On the iatrogenic risk of assessing suicidality：A meta-analysis. Suicide Life Threat Behav 48：531-543, 2017.

9) 訪問看護ステーション co-co-ro. https://co-co-ro.org/

10) Motto JA, Bostrom AG：A randomized controlled trial of post-crisis suicide prevention. Psychiatr Serv 52：828-833, 2001.

11) Vaiva G, Ducrocq F, Meyer P, et al：Effect of telephone contact on further suicide attempts in patients discharged from an emergency department：Randomized controlled study. Br Med J 332：1241-1245, 2006.

12) Henriques G, Beck AT, Brown GK：Cognitive therapy for adolescent and young adult suicide attempters. Am Behavioral Scientist 46：1258-1268, 2003.

13) Jobes DA：Managing suicidal risk：A collaborative approach. Guilford Press, New York, 2006.

A. 自殺予防

2 産 科

3）産科と精神科・小児科・他機関との連携

国立成育医療研究センターこころの診療部乳幼児メンタルヘルス診療科/
信州大学医学部周産期のこころの医学講座 立花 良之

■ はじめに

　親子保健において，妊娠中および産後の親子にはさまざまな職種・機関が関わる。本項では，産科医療機関で気づかれたメンタルヘルス不調の母親やその家族の支援において，精神科・小児科・他機関との連携のあり方について述べる。

■ メンタルヘルス不調の妊産婦のケアのための多機関連携のプラットフォーム

　メンタルヘルス不調の妊産婦やその子どものケアには多くの職種が関わり得る。職種・機関によって視点や対応の仕方が異なることも多い。そこに連携の難しさがある。また，併せて，精神科が専門外の職種には，「どのようなときに」「どの機関と」「どのように」連携して対応すればよいかがわかりづらい[1)2)]。連携をスムーズにするうえで，「どのようなときに」「どの機関と」「どのように」連携すればよいかについて，関係者間で共通認識があるとよい。そのような共通認識のプラットフォームとして，ここで，日本周産期メンタルヘルス学会編集『周産期メンタルヘルスコンセンサスガイド 2017』[3)]の多職種連携についてのクリニカル・クエスチョンの推奨内容を紹介する[4)]。

CQ5 メンタルヘルス不調の妊産褥婦に対する，緊急度/育児・家庭環境/児の安全性確保に留意した医療・保健・福祉の具体的な連携と対応の仕方は？

推奨

1．妊産褥婦のメンタルヘルス不調が考えられたときは，まず，緊急の対応を要するか否かを見極める。(I)

2．緊急性がある場合は，自治体・圏域の精神科救急情報センターに連絡する。あるいは，圏域保健所の精神保健福祉担当部署・者や市町村自治体の精神保健福祉，母子保健担当部署・者に連絡する。(I)

3．緊急性はないが，精神科専門治療の必要がある場合，精神科受診を勧奨する。その際，圏域保健所の精神保健福祉担当部署・者と連携をはかる。(I)

4．育児・家庭環境の問題があり，母子保健関係者が介入した方が良い場合，まず医療機関スタッフが相談にのった上で居住地自治体の母子保健担当部署の保健師等に連絡し，DVがあればそれらに加え女性相談センターへの相談を勧める。(I)

5．出生した乳児の安全性確保の必要性がある場合，児童相談所・子ども家庭支援センター，または保健師に連絡する。(I)。

図II-12はその推奨内容をフローチャートにしたものである[2)5)]。ここでは，メンタルヘルス不調の母親に対する対応を，母親の精神症状への緊急度/育児・家庭環境/児の安全性確保に留意して実際の臨床で多い多機関の具体的な連携についてまとめてある。メンタルヘルス不調の妊産婦への対応においては，まず最初に緊急性の有無についてのアセスメントに留意するとよい。これは，周産期のメンタルヘルスケアにおいては時として命に関わるような緊急対応が必要なケースがあるためである。緊急性の有無については，下記のような状況があるときは緊急の対応の必要があると判断する。

(1) 自殺念慮があり，本人がその気持ちを自分で抑えることができない
このようなときは自殺企図の可能性が高く，緊急の対応が必要となる。

(2) 精神病症状（幻覚・妄想など）が急に出現または悪化した
統合失調症などの精神疾患では慢性的に幻覚・妄想を有することがあるが，

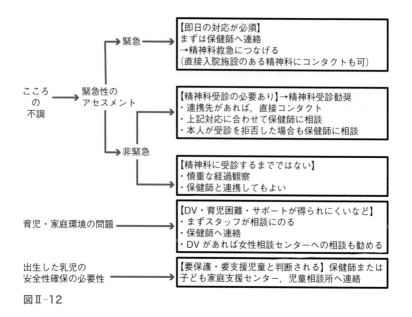

図Ⅱ-12

精神状態は落ち着いていることも多い。一方で，妊産褥婦に急に精神病症状が出現・悪化したような場合は精神科の緊急対応を要する可能性がある。

(3) 自分やまわりの家族・他人を傷つけてしまう危険性がある

子どもがいて，子どもの身に危険が及びそうなときは，児童相談所に通告して保護を求める必要がある。

1．緊急の対応が必要な場合

緊急に精神科治療が必要なときには，まず本人のかかりつけ精神科医療機関があればそこを受診してもらう。かかりつけ精神科医療機関がないか，あるいは，その担当医と連絡がとれず同医療機関で対応してもらえない場合，地域の精神科救急に相談する。地域の精神科救急は，平日日中と夜間・休日で対応窓口が違う。

平日日中：保健所へ相談する。

夜間・休日：各自治体の精神科救急ホットライン（精神科救急情報センターなど）へ連絡する。翌診療日に直ちに保健所へ連絡をする。精神科救急情報セ

ンターへの連絡は，基本的に本人または家族が行う。精神科救急体制は輪番病院体制となっていて，各日当番病院がある。精神科救急情報センターから医療機関を紹介してもらう場合，本人以外に家族の同意も求められる。家族の同意も得られれば，当日の当番病院を紹介される。ただし，当番病院として紹介されるのは多くは精神科専門病院であり，総合病院はきわめて少ない。精神科専門病院は，患者の身体管理を行うことは困難であるため，妊婦の対応は困難である。妊婦で精神科医療機関の受診先を探す必要がある場合は，担当医が総合病院に相談することになる。一方で，産褥婦で身体管理の必要のない患者であれば，精神科専門病院での対応が可能である。

　自殺念慮があって危ないが，精神科受診を本人が拒否している場合，平日であれば，本人の同意のもと，地域の保健師と連絡をとるとよい。本人の精神状態が悪く，かつ，保健師と連絡をとることに本人が同意をしない場合も，特定妊婦または要保護児童・要支援児童の家庭のケースであれば，虐待防止の観点から医療機関から保健機関への情報提供は児童福祉法上も努力義務となっており[6]，保健師と連携して対応するとよい。

▶ 2．緊急でないが精神科に紹介したほうがよい場合

　基本的に「緊急の対応が必要でない場合」にあてはまらなければ，まずは本人に，母親のこころの問題については，地域の保健師が相談にのってくれることを説明し，地域保健師と連携するとよい。

　1に述べたような緊急性がなくても，その精神症状ゆえに日常生活あるいは育児に著しい支障をきたしている場合は精神科治療を受けたほうがよいと考えられ，受診を勧める。なお，現在の精神症状はなくても双極性障害や産褥精神病の家族歴がある場合は，それらの精神症状の出現に注意する。精神症状が出現した際には速やかに精神科に紹介することが望まれる。

▶ 3．精神症状はあるものの精神科を受診してもらうほどではない

　メンタルヘルス不調の妊産婦での対応で一番多いのがこのような場合であろう。例えば，軽度の抑うつ気分，不安状態，強迫症状などを呈する場合が含まれる。精神症状があっても日常生活や育児に著しい支障をきたしていなければ，精神科受診せずに経過観察してもよいかもしれない。一方で，精神症状故に本人や家族が困っているようであれば，上記2のような対応をすることとなる。経過観察にあたっては，健診や定期的な外来受診のタイミングなどを利用する。その際に，精神状態のアセスメントをし，軽症であれば保健師と，重症

であれば（2のような場合）精神科医療機関と連携をもって対応するとよい。

▶ 4．育児・家庭環境の問題がある

　育児困難があったり，実母・義母などのサポートが得られにくかったりする場合は，医療機関スタッフが相談にのりつつ，保健師にサポートを依頼するとよい。保健師から本人の負担を減らすような社会資源の利用を勧めてもらうこともできる。また，ドメスティック・バイオレンスの被害にあっているようであれば，それらに加え，女性相談センターへの相談を勧める。

▶ 5．児の安全性確保の必要性がある

　児童虐待や養育不全が疑われ，子どもの安全を守ることを考える必要がある場合には児童相談所，そこまでではないが虐待や養育不全のおそれがあり支援が必要な場合には子ども家庭支援センターまたは保健師に相談するとよい。自治体によっては子ども家庭支援センターと児童相談所の機能や名称が違う場合がある。例えば，児童相談所が子ども家庭支援センターの機能を兼ねている地域もある。

▶ 6．その他

1）精神保健福祉相談との連携

　地域の精神科医が担当している自治体の精神保健福祉相談がある。月に1〜数回程度で幅広い精神的な問題に対応しているが，周産期のメンタルヘルスケアにも対応可能なことが多い。メンタルヘルス不調の妊産褥婦にとっては，精神科医療機関受診よりも自治体の相談窓口のほうが相談しやすいかもしれない。相談する場合は，地域の保健師に確認してみるとよいであろう。相談枠は限られており，また，基本的に薬の処方はできず相談対応のみとなる。アセスメント・トリアージ・適切な関係機関への紹介の役割を果たしてくれることが期待できる。

2）臨床心理士の介入について

　医療チームのなかに臨床心理士がいる場合，臨床心理士は心理社会的リスクのある親子の支援においてきわめて重要な役割を果たす。心理社会的リスクアセスメントのスクリーニングの実施やアセスメント，緊急度/育児・家庭環境/児の安全性確保などに留意したトリアージに寄与し得る。周産期のメンタルヘルスケアにおいて，まず母親の困っていること・悩んでいることについて産科

スタッフが対応したうえで，日常生活に支障をきたすような精神症状がある場合や濃厚な心理的ケアが必要と考えられる場合には，臨床心理士が介入することも有益と考えられる。精神科併設の医療機関であれば，精神科医は医学的な治療を有するようなケース，臨床心理士はそこまででないはないが心理的な不調のケース，にそれぞれ対応するというように症状に応じて役割分担を分けるのもよいであろう〔「心理士」（130 頁）参照〕。

■■ 連携にあたっての関係機関への情報提供

　メンタルヘルス不調で支援を要する妊産褥婦に対しては，連絡票を用いるなどして，医療機関と保健機関で情報共有を行うとよい。情報共有にあたっては本人の同意を取得することが望ましく，同意取得に努める必要がある。しかし，医療機関・保健機関の情報共有を本人や家族が拒否した場合でも，特定妊婦または産後で養育不全や児童虐待が懸念される場合は情報共有を行いながら本人・家族の支援を行うとよい[5)7)]。図Ⅱ-13 は医療機関から保健機関への情報提供の際の連絡票の例である。このような連絡票を用いることで情報のやりとりがスムーズになる。連携にあたって，医療ソーシャルワーカーがいる医療機関であればそれらの職種が機関同士の連携のハブの役目を担い得る。医療ソーシャルワーカーがいない医療機関では，看護スタッフなどのなかで固定されたスタッフがその機能を担うとよいであろう。医療機関から保健機関への連絡票を用いて情報提供した後，保健機関から医療機関にサポート状況のフィードバックが行われると連携がより深まりやすい。図Ⅱ-14 はその際に用いられる連絡票のサンプルである。

■■ 関係機関同士の情報共有にあたっての本人の同意について

　多機関が連携してメンタルヘルス不調の妊産婦・家族をサポートするにあたって，本人の同意を得ることに努めることは重要である。本人の同意を得て多機関で連携するにあたって，下記のようなプロセスに留意するとよい[5)7)]。

　（1）いまある問題を整理・確認する

　本人や家族と面談しながら，いま抱えている問題，これから解決していく必要のあることを一緒に整理・確認する。

　（2）情報を提供する

　本人・家族のニーズを把握したうえで，利用できるさまざまな地域のサービス，メンタルヘルスについての提供できるサービスなどについて，情報提供する。

母子連絡票

| 患者氏名 | | 才 | | 記載日　　月　　日 |
| | | | | 妊娠　　週　　日　　　　　　　　出産日　　月　　日 |

基本情報 家族構成	
現住所	
帰省先	（　　　様方）
連絡先	
既往歴	
妊娠中の経過	
産後の経過	
児の状況	
同意の有無	・有　　この情報提供については本人・家族の同意を得ています。 ・無　理由（　　　　　　　　　　　　　　　　　　　　　　　　　　　　　）

経過報告を希望します　　　　　　　経過報告を希望しません
　　〇〇病院　　　　　　　　　　　　　　（電話：〇〇　　　　　　　　　　）
　　　　　　　　　　　　　　　〇〇病棟　　　　　　〇〇
　　　　　　　　　　　　　産婦人科外来
　　　　　　　　　　　　　　（長野県立信州医療センター産婦人科病棟作成）

図Ⅱ-13

（3）関係機関と連絡をとる旨の同意を得る

（1），（2）のプロセスを経ることにより，本人・家族と一緒に問題を解決していくうえでの関係性が深まり，また，本人・家族が支援を受けることのメリットを理解することで，関係機関と連絡をとる旨の同意を得やすくなると考えられる。

（4）関係機関への情報の受け渡し

同意を得た後は，本人・家族の支援について必要な情報を関係機関に迅速に受け渡す。

母子連絡報告票

平成　　　年　　　月　　　日

＿＿＿＿＿＿＿＿＿＿　御中

報告機関　＿＿＿＿＿＿＿

平成　　年　　月　　日に連絡をいただきました事例については下記のとおりです。

ふりがな 児氏名	男・女 （第　　子）	生年月日	平成　　年　　月　　日	
父氏名	年　月　生（　　歳）	母氏名	年　月　生（　歳）	
住所	電話・携帯電話（　　　　　　　　　　　　　　）			
対応方法	・家庭訪問（　　年　　月　　日）・電話相談等（　　年　　月　　日） ・その他（　　　　　　　　　）（　　　年　　月　　日）			
[児の状況]・体重　　　　　g・1日平均増加　　　g・栄養母乳　　回人工　　回×　　cc [親の状況] [家庭・環境・その他]				
指導事項				
今後の方針				
連絡事項				
同意	・有　　この情報提供については・母・父・家族の同意を受けています。 ・無　理由（　　　　　　　　　　　　　　　　　　）			
担当者	（所属・氏名） （電話番号）			

図Ⅱ-14

（5）モニタリングとその後の対応

　情報を受け渡した後，本人・家族のサポートが機能しているか注意する。うまく機能していないと思われる場合は，何が問題となっているかを確認し，有効な連携のもと支援を行っていくための対応を考える。

■■ペリネイタルビジットによる産科と小児科との連携

　ペリネイタルビジットとは出産後育児のことなどで心配な際に小児科医に相談できるように，母親がかかりつけ小児科医を決めて出産前あるいは出産後早期に小児科を受診する制度である。母親が産科医や産科スタッフに申し出て，産科医が小児科医への紹介状を用意する。母親があらかじめ受診予定の小児科医へペリネイタルビジットの予約を入れ，予約日に小児科医を受診することになる。

　ペリネイタルビジットは，産科と小児科の連携推進にもつながる。現状の医療体制では，周産期に産科医療が得た心理社会的リスクのある母親や子ども・家族についての情報が小児科医療に受け渡されず，育児期における小児医療での支援に生かされないことがある。周産期に産科医療から小児科医療へ送られる診療情報提供書を通して，産科医療が得ている親子の心理社会的リスクについての情報が受け渡されることで，産科と小児科が連携して心理社会的リスクのある親子の支援が可能になる。産科医療で心理社会的リスクに気づいた場合，ペリネイタルビジットを活用して小児医療と連携して親子をサポートすることは有益であると考えられる。

■■院内での多職種連携体制

▶ 1．定期カンファレンスの重要性

　院内の多職種連携体制を築くうえで，産科医・小児科医・看護師・助産師・医療ソーシャルワーカー・精神科・臨床心理士といったチームの定期カンファレンスがあるとよいであろう。心理社会的なリスクのある親子についての定期的なカンファレンスでケアプランについてそれぞれの職種から意見を出し合い，全体としてのケアプランを策定していくことで，チーム医療によるケアがより深まると考えられる。

2．個々のスタッフの親子のケアという「場」への関わり，多職種連携という「場」への関わり

　永田は，NICUにおいて心理的なケアを専門とする臨床心理士に求められているのはNICUにさりげなく「いる（being）こと」を通した「場」そのものへの関わりであると述べている[8]。出産後，早産や身体の問題のためNICUに児が入院することは，多くの親にとって心理的危機状態になり得る。思い描いていた児との順風満帆な生活状況と異なることに傷つき，苦しむこともあるかもしれない。そのような家族に対し，スタッフはそれぞれの職種の立場でのケアが望まれる。NICUをラウンドして入院中の妊婦や赤ちゃんの面会に来た家族に自ら声をかけ，ともに赤ちゃんを見守ったり必要に応じて個室で話を聞いたりするような関わりが，親子の「関係性」の支援，親子の出会いを支えることにつながる[9]。このような「いる（being）こと」を通した「場」への関与の観点の重要性は臨床心理士だけではなく，親子のケアに関わるすべてのスタッフについていえることであろう。職種によって「場」への関わりは異なるが，それぞれの職種の立場・持ち味を生かして，子どものケアと同時に親のこころに寄り添うことが重要と考えられる。

　Sullivanは「関与しながらの観察」の重要性を提唱している[10]。治療者は面接において患者と接し，その様子を観察するが，その際に自分が与える影響を完全に排除して患者を観察することはできない。人間の行動を本当に理解するためには，その人のとりまく人間関係のなかで理解していく必要があるとした。親のメンタルヘルスケアにおいて，スタッフは一方的にケアを与える関与者ではなく，その「場」に存在しているだけでも親に対して何らかの影響を及ぼし得る。親のメンタルヘルスケアにおいて，親の気持ちを理解するうえで，親子をとりまく「場」のなかでのスタッフ自身のこころのあり方にも目を向ける必要があろう。親子のケアにおいてスタッフが親同様にこころを揺さぶられることもあり得る。スタッフが自身の心理的な状態を「観察」しつつ，その「場」に親とともにいていつでも寄り添い対応できるようなスタンスが，親の心理的な苦しさを受けとめる器にもなり得る。

　各スタッフの「関与しながらの観察」は患者・家族のケアのみならず，多職種が連携したチーム医療の「場」にもいえると考えられる。それぞれのスタッフがチーム医療という「場」に存在するだけで影響を及ぼしている。スタッフが全体のなかでの役割・機能・スタッフとの関係性に留意して自己やほかのスタッフとの関係性を「観察」しながら互いに理解し合い親子に対応していくことが，よりよい多職種連携につながり，ひいてはよりよい親子のケアにつながると考えられる。

文 献

1) 立花良之，竹原健二，久保隆彦，他：うつ病の妊産褥婦に対する医療・保健・福祉の連携・協働による支援体制（周産期 G-P ネット）構築の推進に関する研究．平成 25 年度厚生労働科学研究費補助金（障害者対策総合研究事業）総括・分担研究報告書 7，2013，pp94〜97.

2) 立花良之，小泉典章：周産期メンタルヘルスケアにおける多職種連携．精神医学 62：1203〜1214，2020.

3) 日本周産期メンタルヘルス学会編：周産期メンタルヘルス コンセンサスガイド 2017，2017.

4) 日本周産期メンタルヘルス学会編：周産期メンタルヘルス コンセンサスガイド 2017，CQ5，2017.

5) 立花良之：母親のメンタルヘルスサポートハンドブック；気づいて・つないで・支える多職種地域連携，医歯薬出版，東京，2016.

6) 厚生労働省雇用均等・児童家庭局総務課長，母子保健課長：要支援児童等（特定妊婦を含む）の情報提供にかかる保健・医療・福祉・教育などの連携の一層の推進について，2016，平成 28 年 12 月 16 日付雇児総発 1216 第 2 号・雇児母発 1216 第 2 号.

7) 日本周産期メンタルヘルス学会編：周産期メンタルヘルス コンセンサスガイド 2017，CQ6，2017.

8) 永田雅子：周産期のこころのケア；親子の出会いとメンタルヘルス，遠見書房，東京，2011.

9) 井川ひとみ：親子の出会いの危機を支える；周産期心理臨床の現場から．広島大学大学院心理臨床教育研究センター紀要 16：9〜15，2017.

10) Sullivan H，中井久夫他訳：精神医学は対人関係論である，みすず書房，東京，1990.

A. 自殺予防

3　看護師・助産師・保健師

1）乳幼児健診，産後の助産師訪問の効果

日本赤十字社医療センター患者支援室　**大林　恵子**

　妊娠から育児までの悩みは多岐にわたり，長期間に及ぶ。それは，妊娠中から産褥期にわたる母体の変化，マイナートラブル，出産・育児に対する不安，母乳育児の悩み，児の成長発達，子どもの成長に応じた接し方などで，その支援は継続的かつ多方面からの包括的アプローチが求められる。

　本項では，看護職の立場から主に家庭訪問や健診などの場面で，どの時期にどのように支援すればその効果が得られるかを考えたい。

■ 妊娠産褥期

▶ 1．市区町村からのアプローチ

　現在では，妊娠の届出，すなわち母子健康手帳交付時に，全妊婦との個別面談などを実施しアセスメントしている自治体が多い。面談は担当地区の保健師や，子育て世代包括支援センターの母子保健コーディネーター（主に保健師，助産師など）が担当し，今後の育児に影響する内容のアンケートなど，紙面をもとに情報収集のうえで，必要な情報提供や今後活用できる地域のサービスを紹介している。妊娠期に保健医療専門職が直接妊婦と話せることで，妊婦のその時点の状態や支援のニーズがわかり，育児期までの支援を一緒に考えられるメリットがある。これにより，問題の把握や連携の必要性もわかり，サービスの紹介や医療機関や関係機関につなぐことができる。また，妊婦にとっては自分の担当や窓口がわかりやすく，身近な専門職として産後も相談しやすい。

　また，特定妊婦など要支援と考える妊婦には家庭訪問を実施することもある。訪問によって普段の生活や出産準備がわかると，生活状況や環境にあった育児用品や物品の配置など効果的な支援につながるポイントが具体的に把握でき，アドバイスに生かしやすいため，妊婦自身も自宅環境にあった支援を得やすくなる。そして，妊婦自身が医療専門職のアドバイスや支援によってメリットが感じられることで信頼感が生まれ，継続した関係性を望むようになる。

妊婦健康診査（以下，健診）は産科医療機関で実施することから，支援が必要な妊婦には，本人の承諾を得て（児童福祉法の要保護児童，要支援児童および特定妊婦などは各自治体の個人情報保護条例に基づいて）積極的に産科医療機関と連携していく必要がある。また，妊婦初期に問題が表在化していなくても妊婦や胎児に身体的問題がでてきたり，心理的，社会的に変化することによって積極的な支援が必要となることもあるため，継続的な状況の把握が必要である。

2. 産科医療機関での健診

健診は定期的に妊娠の経過や母児の状態や心理的，社会的な状況把握できる機会でもある。近年では産科医療機関でも妊婦への育児支援スクリーニングを実施するところが増え，必要時，医療機関内の医療ソーシャルワーカーや精神科とも協力しながら，市区町村の保健師につなげている。

産科医療機関の助産師・看護師は，健診時に妊婦の心身の不調や分娩，育児に対する不安・心配などの相談を受けることが多いため，市区町村保健師などの地域関係者を拒む妊婦であっても信頼関係を作りやすいこともある。

産科医療機関では，妊娠期に何に注意し心配しているのか，必要以上に気にしていることはないか，妊婦の妊娠期の過ごし方や出産の思いを確認することが大切である。出産・育児に関することで妊婦の心理的負担が大きくなることが予測されるようであれば，抱える問題が明らかになる前にあらかじめアプローチし，状況によって地域への情報提供が必要になる。一方で，出産に関して不安のない妊婦にも注意が必要である。出産に対してこだわりが強くないか，もし強ければどこから来ているのかなどを確認していくことも必要である。妊娠中には問題がみえなくても，こだわりが出産・育児のなかでのつまずきにつながり，支援が必要となることもある。

3. 協働，連携

市区町村と産科医療機関の双方から，互いの視点で妊娠初期から早期に介入すると，片方のみではわかりづらい妊婦の潜在的ニーズや問題が明らかになり，今後のリスクもアセスメントできることで連携しやすい。

例えば産科医療機関では，自宅での生活の様子や家庭環境など把握しづらいが，市区町村保健師などは家庭訪問を実施することで，これまでの育児状況などが把握しやすいことがある。

また，妊婦やその家族のなかにはメンタルヘルスや今後の養育環境に問題があっても，保健師や子育て支援スタッフの介入を好まないケースもある。健診

時に妊婦との関係性を築いた助産師・看護師または医師がアドバイスすることによって，市区町村保健師と妊産褥婦との関係性構築の潤滑油となることもできる。市区町村，産科医療機関ともにお互いの長所を生かしながら，必要であれば積極的にカンファレンスなども実施することで問題が生じても連携しやすい。

■出産から産褥期

▶ 1．市区町村による家庭訪問

　母子保健法に基づく新生児訪問は，母子保健の観点から育児上必要があると認めるときに，保健師などの専門職が母子の心身の疾病予防などを目的として必要な保健指導などを行うものである。また，児童福祉法の乳児家庭全戸訪問は，すべての乳児のいる家庭を対象に不安や孤立の軽減，子育て支援に関する情報提供や養育環境などの把握を行い，必要なサービスにつなげるためのものである。これらの家庭訪問の方法は市区町村の子育て支援の体系によって少しずつ異なるためここでは省略するが，体系が異なったとしても，家庭訪問では母親の思いを傾聴しながら前述した目的を果たすことである。

　家庭訪問では保健師などが直接実際の生活の場をみることができるため，母子の居住環境や人的環境が把握しやすく，またその家庭の価値観も理解しやすい。そのため母子の目線に合わせ，母子の生活にあったアドバイスや今後活用できそうな情報提供もしやすい。また，生活の場でのアドバイスは母親にとってもその後の生活に生かしやすい。ただ，法律で定められているとはいえ，疲れているところに家庭訪問を受け入れることが負担に感じていながら，断ると虐待要素がある家庭と思われるのではと危惧する母親も少なからずいるため，すべての家庭において訪問をする際には十分な配慮と傾聴する姿勢が必要である。

　母子にとって家庭訪問は移動の負担がなく，慣れた環境のため話がしやすいこともある。とくに，出産から新生児健診までは，母子ともに外出の機会も少なく，自分の体調も戻らないまま「子どもがなぜ泣いているのかわからない」「母乳やミルクが足りているのか」などの心配が尽きず，孤独感を抱きやすい。たとえ，家族の手伝いやアドバイスが得られる状況であった場合にも，母親の気持ちに余裕がないと受け入れることが難しくなる。また，実際に育児がうまくいっていないと感じる母親からは「ほかのお母さんは当たり前にしているのに（自分はできない）」「夫の抱っこならすぐ寝るのに（自分だと寝ない）」「子どもが泣いているのに（自分は何もできない）」など，自分を否定する言葉もし

ばしば聞かれる。そういうときに，ゆっくりと第三者に聞いてもらうことで気持ちが落ち着くこともある。専門家である保健師や助産師の家庭訪問であれば，なお母親の体調や授乳，乳房ケア，児の状態，あやし方などの悩みに具体的なアドバイスをもらえるので心配の軽減にもつながる。また家庭訪問でいろいろと話せることは，母親が自分だけ悩まなくてよいことや社会とつながっていることを実感できることにつながる。

　最近は，家庭訪問でエジンバラ産後うつ病質問票（EPDS）などを使用した産後うつのスクリーニングを実施する方針を採用している市区町村も増えている。このスクリーニングだけで診断することはできないが，同じ尺度を使うことによって共通言語が生まれ，点数が高い母親には産後のメンタルヘルスの情報提供やリスク回避の対処方法を一緒に考えられ，必要に応じて早期に専門家につなぐことができる。

2．産科医療機関での健診

　産後には，産科医療機関で2週間健診，産後1カ月健診，産褥健診が行われる。健診では，母体の心身の状態や児に対する感情，児の発達発育状態を把握し必要な支援に早期に結びつけることも目的とされている。出産や児に問題がなくとも，思ったより母体の身体的回復ができていない，授乳がうまくできない，児の泣きにどうしたらいいかわからないなど，出産直後は心理的にも落ち込む要素がいくつもあり，心身ともに疲労していくことは十分に考えられる。母親の睡眠や食欲，生活環境などの状態を聴きとり，母体の身体的回復，授乳の状態，児の健康，栄養状態などを確認し，母親の思いを傾聴することが大切である。そしてその状態をみながら母親とも相談し，必要な支援につながるよう市区町村保健師や必要であれば専門家に引き継ぐ必要がある。

　最近では，市区町村と同様エジンバラ産後うつ病質問票や，赤ちゃんの気持ち質問票などを使用しスクリーニングを実施している産科医療機関も増えてきた。

　女性が出産した施設の助産師は，産後の保健アドバイスの機会に妊娠の経過や出産の振り返りを，短時間でも行えるとよい。例えば「自分がイメージした出産と違う」「思いがけず帝王切開になった」「出産前後の周囲の言動に深く傷ついた」など，出産そのものが失敗だったと感じて後々までの思いを引きずることが少なくないからである。実際に，経産婦のなかには前回の出産に対しての心残りや失敗感を話し，次こそはと出産方法や内容にこだわることもある。また早産や，児に疾患がある場合などでは，母親は子どもへの自責の念が強く，長期間にわたることもある。一度の面談で解消することは少ないが，次回の健

診でのフォローを計画したり，ピアサポートの場を紹介したりするなどの支援が考えられる。

3．その他の施設での支援

　2019年に母子保健法の一部改正により，今後は産後ケア事業に公的補助を行う市区町村が増加することが考えられる。産後ケアセンターだけでなく，病産院や助産所でも産後ケアを行うところが増えている。利用者により，家族支援が不十分である，不慣れな育児，授乳が難しいなど活用理由はさまざまあり，その母子の居住する市区町村の公的サービス状況も理解したうえで対象にあった支援をする必要がある。

乳児期以降

　出生直後は，里帰りを含めた実家支援や夫の育児休暇など支援があっても，子どもの成長とともに家族や周囲からの支援は徐々に減ってくる。その一方，乳児期移行児は食事の形態や心身の発育発達など変化が急激であり，親子関係，夫婦関係，家庭内の役割なども大きく変化するため，養育者の心理的負担は増えてくる。また，少子化や核家族化が進み子どもと接する機会が少ないまま親となることも増え情報だけが先走りして，どう接すればよいかわからず戸惑う親，育てづらいと感じる親，育児に疲労する親もいる。そして初めての育児などに不安を抱えている初産婦もいれば，上の子どもの育児や関わりが難しいと悩んでいる経産婦もおり，育児を負担と感じる理由はそれぞれである。

　親子の状態にあわせ，市区町村保健センター，地域の子育て支援拠点，医療機関，保育園，幼稚園，子ども園，児童館，民生委員などより多職種で多機関との連携が必要となる。

1．市区町村での乳幼児健診

　乳幼児健診の対象は子どもとその養育者であり，発育状態，疾病の早期発見，発達など健康課題および子育てでの課題がないかなどもみていく。健診では，医師や歯科医師，保健師，栄養士，歯科衛生士など多くの職種が関わるため，それぞれの視点からの情報をきちんと集約すれば情報量も多く確実となり，必要な支援や適切な医療機関，療育機関など他機関につなげていくことができる。

　問診では，子どもの発育発達状態，食事や生活習慣，生活状態，親子関係，家族の健康状態などをみていく。また診察や計測では実際に子どもの全身状態

や反応，それに対する養育者の対応などを把握する。これら健診の状況をみて
必要な保健指導や活用できる地域資源の情報提供を行う。養育者にとって，健
診で医療関係者からかけられる言葉や指摘内容は心理的影響が大きく，信頼関
係を築けることもあれば，正しい内容であっても保健師や市区町村に対する拒
否感につながることもある。保健指導では児の発達や養育状況など考えられる
リスクがあれば，どの時点でどのような介入をすべきかを考えながら慎重に介
入を行う必要がある。

2．病院での診察

　子どもがけがや病気をした場合，医療機関を受診する。こういった受診時に
も病気やけがの状態に加え，養育者と子どもの様子を観察する。待合室での様
子や診察時の受け答え，子どもや養育者の反応や受け答えからも支援がみえて
くることもある。子どもの小さいけがの繰り返しや思わぬけがなどで養育者の
注意不足がわかり家庭訪問につないだところ，養育環境や家族の支援不足が明
らかになったこともある。

■ 地域介入を拒む母親へ各機関連携し，訪問や健診，診察などを活用し，継続支援した事例

【患　者】母親 20 代前半。気分変調症。

　小学生のときに養護施設へ入所した。高校時代に自傷行為があり，A 病院
精神科に入院した既往がある。今回の妊娠時も内服通院を継続し，出産後も
通院を継続した。家族とは疎遠である。児の父親は 30 代で仕事は不定であっ
た。

　妊娠初期より定期的に B 病院で健診を受ける。妊娠初期から市区町村保健
師と何度か面接し，家庭訪問も実施している。B 病院は要支援者として A 病
院や市区町村保健師と情報共有をしていた。母親は予期せぬ妊娠ではあった
が「妊娠うれしい，胎動は生きている安心感，かわいい」とバースプランに
記入している。妊娠中児の父親は表立って現れず実態がつかめなかった。妊
娠中，数回病院スタッフと保健師，市区町村の家庭総合支援拠点スタッフ，
児童相談所スタッフなどと情報共有と今後の支援についてカンファレンスを
実施した。児は呼吸障害で NICU/GCU に入院になり，両親はその直後に入
籍した。児の退院前に再度，母親と病院側，地域スタッフでカンファレンス
を実施したが（父親は出席しなかった），両親，とくに母親が地域の介入に抵

抗感を示すため，病院スタッフが母親の気持ちをくみとりつつ必要性を説明し，退院後訪問と3〜4カ月健診など最低限の関わりがとれるよう母親を説得した。しかし，それ以外の地域との関わりは強く断るため，とりあえず児退院直後は予防接種や児の健診をB病院で継続し実施し，地域介入ができるまで経過をみることとした。

B病院に受診のたびに，同じ助産師が面接し，育児相談にのりながら，理由をつけて母親の了承を得て，保健師などの地域支援者へ情報提供を行った。生後3カ月過ぎから父親の手伝いが減り，夫婦の関係が変化したようであった。児の発達状況は順調で，活発に動いて離乳食も開始するなど，成長発達にあわせて母親なりに努力していたが，徐々に疲労感が増し，ふっと無表情になることも出てきた。そこで，B病院の助産師は，保健師や家庭総合支援拠点スタッフと相談し，児のショートステイ，デイケアにつなぐことを検討した。しかし，母親の希望に合うものがなく，B病院新生児科・小児科医師とも相談し，児の体重増加不良による入院として対応した。その間にA病院医師の協力もあって，生後7カ月から保育園に通園できることとなり，家庭総合支援拠点スタッフが保育園と病院との窓口となった。しかし，児の慣らし保育期間で預かり時間が短かったり通園開始から熱発するようになったりすることで母親の精神的疲労はピークとなってしまった。その結果，A病院から母親の希望もありB病院助産師へ連絡があり，翌日B病院を受診することとなった。B病院の助産師が母親と面接したとき，児を長期的に預ける意向を示されたため，市区町村家庭総合支援拠点スタッフへつなぎ，児童相談所介入のもと乳児院へ入所となった。その後も母親は乳児院に定期的に面会に行き，いずれは自分で育てたいと思いながら，生活再建中である。

この母親は地域，役所そのものに抵抗があり，病院に対しての受け入れはよかったケースである。直接，公的支援につなぐことで全面拒否され，母児が孤立するよりは，まず病院スタッフがkeyとなって地域とつなぐ役目をとり，徐々に母親が受け入れやすい保育園など，地域につなぐ予定であった。実際に保育園入所までは母親のニーズに合わせ地域スタッフのところへ赴くよう病院助産師から話し，地域スタッフと月1回前後は面談を行っていた。ただ，母親なりの思いがあって，母親自身も外に出ることや家に誰かが来ることに対して拒否的であり，直接的な支援に結びつけることが難しく，それぞれが関わりのなかで自分たちの支援の限界も感じた。しかし，地域の保健師や子育て支援者と2つの病院とでその都度連携ができたことで，少なくとも母親のSOSのタイミングを逃さずキャッチできたと考えている。

　今後もどうすれば母児のセルフケア能力を生かして育めるかを基本に考えながら、さまざまな機会や場面で、継続的にかつ適切な時期に、母児をとりまくすべての支援者が協力し、支援できることによって少しでもよい支援につなげられることが望ましいと考えている。

文　献

1）厚生労働省：子育て世代包括支援センター業務ガイドライン，2017.
2）国立研究開発法人国立成育医療研究センター：平成29年度子育て支援推進調査研究事業 乳幼児健康診査のための「保健指導マニュアル（仮称）」及び「身体診察マニュアル（仮称）」作成に関する調査研究；乳幼児健康診査事業実践ガイドライン，2019.
3）吉田敬子，山下洋，鈴宮寛子，監修：妊娠中から始めるメンタルヘルスケア；多職種で使う3つの質問票，日本評論社，東京，2017.
4）吉田聡：これからはじめる周産期メンタルヘルス；産後うつかな？と思ったら，南山堂，東京，2017.

II 各 論

A. 自殺予防

4 小児科
1）被虐待歴の有無

目白大学人間学部子ども学科/あおきメンタルクリニック　青木　豊
東海大学医学部医学科総合診療学系精神科学　三上　克央

▉ はじめに

　被虐待体験を含む小児期逆境体験（adverse childhood experiences；以下，ACEs）が，小児期以降の身体的，社会情緒的状態に影響を与えることを示す多くの知見が積み重ねられてきた[1]。ACEsとは，種々のタイプの虐待・ネグレクト体験や家族機能不全（例えば，親の精神障害，物質依存，投獄，家庭内暴力，離婚や分離など）をいう。

　近年の研究により，ACEsは，妊娠以降の母子の健康において，3つの領域に対するリスクになり得ることが示唆されている。第1の領域は，妊産褥婦の心身の健康と出産状態であり，第2が母子関係の適応性であり，第3が子どもの心身の発達である。

　本項ではACEsが妊産褥婦とその子どもに与える影響と臨床的支援について，以下の順序でまとめる。第1にACEsが上記のように母子両者に対する危険因子であること，第2にACEsのスクリーニング法と，ACEsの結果起こり得る母子関係の不調に対する評価について，第3に支援の大枠について，の順にまとめる。

▉ 被虐待・ネグレクト歴を含むACEsは，妊産褥婦・周産期医学，乳幼児精神医学におけるどのようなリスクなのか？

　広い領域の多くの因子が妊産褥婦の健康に影響を与える[2]。本書の他章・節に，それらも記載されている。近年，被虐待体験を含む小児期逆境体験（ACEs）が，その一つとして注目され研究が進み，臨床への応用が始まっている。それら研究から以下の知見が得られてきた，すなわち，ACEsは，第1に妊産褥婦の心身の健康と出産状態，第2に母子関係の適応性，第3に子どもの心身の発

91

達の危険因子である，との知見である。

▶ 1．妊産褥婦の心身の健康と出産状態

Olsen のメタアナリシスを用いた研究で，ACEs は妊産褥婦の心身の健康の以下に示す多くの領域のリスク因子であることが示されている[3]。第1の領域は生理学的な領域へのリスクである。例えば，身体疾患の発症や妊娠後期の痛み，コルチゾールレベルの統合機能不全などがある。第2に，ACEs は心理学的なリスクである。例えば，出生前うつ症状や心的外傷後ストレス障害症状，不安などである。第3に，社会的なリスクである。すなわち，若年妊娠や親密な関係の困難，教育水準の低さ，低収入，パートナーバイオレンスなどである。第4に，妊娠期の飲酒などの行動的リスクである。最後に，妊娠アウトカムについてのリスクである。例えば，早産や死産などのリスクとなる。同研究では，ACEs の数が多いほど，例えば被虐待，親の精神障害，…というようにその数が増えるほど，悪影響がより起こりやすいことも示されている。

心理学的なリスクについては，妊産婦の自傷念慮[*1]に関して，本邦からも貴重な研究が発表されている。土井と藤原ら[4]は，3カ月健診における 8,074 人の母親を対象とした調査を行い，25歳未満で ACEs が3個以上ある母親は，25歳以上で ACEs のない母親より 10.3 倍自傷念慮があると報告している。自傷念慮が自殺のリスクであるとの知見は現在ない。より若年者で ACEs を複数もっている妊産婦については，少なくとも自傷のリスクを診療的にモニターする必要がある。

▶ 2．母子関係の適応性

妊産褥婦のより一般的な健康状態は，母子関係に影響を与える[5]。被虐待歴を含む ACEs もまた，以下の知見から母子関係の適応度へのリスクとなる。乳幼児精神医学・保健のフロンテアの Fraiberg ら[6]は，過去の被虐待歴を含む過去の養育者のトラウマ体験が，「育児部屋のお化け」として現れ，養育を困難にするさまを，多くのケース検討を用いて報告した。Assink ら[7]は，メタアナリシスを用いた研究により，被虐待歴をもった養育者はそうでない親よりも約3倍虐待する可能性が高いことを示している。Madigan ら[8]のメタアナリシス研究でも，相関は中等度であるものの，虐待の世代間連鎖は示されている。虐待

---

*1 自傷念慮とは，自身の身体を傷つけたいという観念で，自殺念慮を強い相関がある。

そのものが当然ではあるが，母子関係の障害である[9]。これら所見を総合すれば，ACEs が虐待・ネグレクトの連鎖を含む，母子関係の歪みのリスクであることがわかる。

3. 子どもの心身の発達

母親のより一般的な健康状態は，乳児の心身の発達に影響を与える[10]。母親の被虐待歴を含む ACEs は，乳幼児の身体的健康[8]や社会・情緒的発達[8][11][12]，発達の遅れ[13]と関係するとの知見がある。さらには母親の ACEs は，乳幼児期を超えた 18 歳未満の子どもの全般的な健康度の低さ[14]や問題行動[15]と関連する。

■ アセスメント

ACEs について，上記のような知見があるために，臨床において ACEs 自体のスクリーニングと評価が求められる。とくに ACEs をより多くもっている母親の場合，出産後の母子関係や，子どもの心身の発達についても評価・モニターすることが，臨床上意義があると考えられる。もっとも重篤な場合，虐待の連鎖の危険性があるために，虐待に特徴的な母子関係評価や子どもの身体的健康と精神病理の評価も時に重要となる。本節では，紙面の限界もあるために，ACEs の評価についてまず記載し，ほかの評価については短く触れる。

1. 被虐待歴・小児期逆境体験のアセスメント

妊産褥婦に対する，ACEs のスクリーニング法についての研究は不足している。しかし，欧米における準備的研究は，それが実現可能で，専門家との信頼関係を作る基盤になり得ることを示唆している[16]-[18]。評価の場所は Early Head Start*[2]のための家庭訪問時[16]や医療センターでの検診[17]などである。

ACEs の質問紙・検査項目についても，いくつか報告されている。Flanagan ら[17]は，8 項目のはい，いいえ 2 件法の質問紙を用いている。世界保健機関（WHO）も，5 件法を用いた約 30 項目の質問紙を開発している（https://www.who.int/violence_injury_prevention/violence/activities/adverse_childhood_

---

*[2]Eary Head Start とは，3 歳以下の子どもをもつ低所得家族のための地域福祉サービスであり，主に米国で行われている。

表Ⅱ-4　ACEs についての質問紙

あなたが子どものころ，経験したことがあるものすべてに○
をしてください

　　1．親が亡くなった
　　2．親が離婚した
　　3．親が精神病を患っていた
　　4．父親が母親に暴力を振るっていた
　　5．親にひどく殴られけがをした
　　6．食事や着替えなど，必要な世話をしてもらえなかった
　　7．親から傷つくことを言われたり侮辱されたりした
　　8．経済的に苦しかった

〔文献 4) より引用〕

experiences/en/)。本邦においては，例えば藤原らの研究では，8項目はい，
いいえ2件法の質問紙が用いられている[4]（表Ⅱ-4）。筆者の1人が属している
乳幼児専門外来では，5件法12項目の被虐待歴についての質問紙を行ってい
る。われわれの臨床経験によれば，これら項目に否定的な反応を示した患者は
少なく，この質問紙をきっかけに評価と治療が進展する例もある。この臨床経
験は前述の欧米の準備的研究に一致する。しかし，患者のトラウマ体験につい
て質問することは，慎重な配慮が必要であろう。質問紙の意味を説明すること
も含め，後にも触れるトラウマインフォームドケアの重要な所以である。今後
この領域の研究が本邦においても期待される。

▶ 2．母子関係；関係性のアセスメント　虐待徴候を含む

　母子関係の評価は容易ではない。とくに，被虐待歴のある母親の虐待徴候を
見逃さないことは，母子保健にとって最重要の課題の一つである。親の虐待・
ネグレクト徴候は，養育行動と子ども（胎児を含む）に対する表象（イメージ，
認知など）の評価が必要である[19]。妊娠中は胎児虐待の徴候（母親自身の身体
への無関心や破壊的行為—アルコールの多飲や自傷行為など）の発見も重要で
あろう。妊娠中は子どもが胎児であるため，母親の養育行動と子どもの行動と
から成り立つ相互交渉は，臨床の場で容易にはとらえがたい。そのため，母子
関係の評価は，母親の子ども表象（イメージや認知）の評価が重要な評価の一
つとなる。例えば，ボンディングスケール[20]などの質問紙，Working Model of
the Child Interview[21)-23)]が利用可能であるが，本邦においてはまだ研究も少な
く，臨床実践に用いるのが困難な状況かもしれない。
　出産後についても構造化された形での母子関係の評価はまだ一般的ではな

い。しかし，母子の目にみえる相互交渉の評価として，NCAST などの先進的試みは本邦でも進められている[24]。虐待・ネグレクトの徴候については，疑わしい場合児童相談所などへの通報が必須である。児童相談所によって，虐待の評価が ACEs 以外の多くのリスク因子も含め評価される。

3．子どもの評価；被虐待・ネグレクト徴候

被虐待の徴候は，身体的な面と精神的な面の両面ともに重要である。

身体的な面については，虐待特徴的な外傷所見など小児科の成書を参照いただきたい。

被虐待児の特異的精神病理については，トラウマ反応とアタッチメントの歪みを評価する必要がある[25]。この2つの問題は重症化すれば，トラウマ反応は心的外傷後ストレス障害（post-traumatic stress disorder；PTSD）を，アタッチメントの歪みはアタッチメント関連障害（反応性アタッチメント障害と脱抑制型対人交流障害）の発症を引き起こし得る。PTSD については，2013年に6歳以下の診断基準が DSM-5 に登場し，その存在がいわば公式化した。虐待・ネグレクトによる PTSD やアタッチメント障害が，乳幼児期以降においても社会・情緒的発達や脳の発達に陰性の影響を与えるとの知見が積み重ねられている[26][27]。虐待・ネグレクトの連鎖を断つために，ACEs を有した母親の乳幼児に対して，これら精神病理徴候の早期発見は重要である。両障害の診断基準は DSM-5 を参照されたい。

■ 支援，治療

ACEs をもった妊産褥婦に対する治療について，効果研究などの量的研究はいまだない。一方，虐待・ネグレクトの連鎖を断つために，多くの臨床的努力と症例検討，概念化が行われてきた。

ACEs は，すでに記したように子どものトラウマとアタッチメントの病理を引き起こす[25]。これら問題が妊産褥婦にいたるまでの発達の過程で，十分に解決されていない場合も多い。コミュニティ群を用いた研究では，乳幼児期に測られたアタッチメントの型から，同一個体の成人期のアタッチメントの型を約70％の確率で予想できる[28][29]。虐待・ネグレクトを受け，アタッチメントに問題をもった場合，その問題は周産期を含む成人期にまで，残存する可能性が高い。また，児童期の虐待が後の成人期トラウマ反応と関連していることも，多くの研究や臨床が示している[30]。さらに，これら妊産褥婦は，妊娠―子育ての時期においてとくに，過去のこれら問題が表出することが多い―Fraiberg[6]が

概念化した「育児室のお化け」はACEsの記憶と関連している。

そのため，これら母子に対して，アタッチメントに焦点化した支援とトラウマインフォームドケアの両方―いわばアタッチメント―トラウマインフォームドケアが求められる。

個々の専門化した支援について記載することは紙面の限界から困難である。このアプローチの中心概念をまとめると，母子を温かく，根気強く支援し，ACEsによりもたらされ妊産褥・周産期に活性化している「こころの傷」―生理的，身体的，精神症状，行動として表出されている―「こころの傷」を，少しずつ治療する試みであろう。それは，問題の困難さから，多機関・多職種による連携した支援のスタートであり，多くの場合その後も長くその試みが続けられる必要がある。多機関とは，産科や小児科，精神科，地域の子育て支援の機関，などの連携である。現時点でいくつかの準備的な研究から，以下の知見が得られている。すなわち，社会的な支えをより多く得られているACEsをもった妊産褥婦のほうが，それが少ない妊産褥婦より，妊産褥期の健康リスクは少なく[10]，胎児期の脳と身体の発達のバランスがより適応的である[31]などの知見である。これら研究は，支援が有効であることを示唆しており，この領域で支援にあたる専門家を励ますものである。

文 献

1) Bellis MA, Hughes K, Ford K, et al：Life course health consequences and associated annual costs of adverse childhood experiences across Europe and North America：A systematic review and meta-analysis. Lancet Public Health 4：e517-e528, 2019.

2) Academy on Violence and Abuse, National Health Collaborative on Violence and Abuse：ACEs：Best practices. Academy on violence and abuse（AVA）, 2015. http:www.avahealth.org/resources/aces_best_practices

3) Olsen JM：Integrative review of pregnancy health risks and outcomes associated with adverse childhood experiences. J Obstet Gynecol Neonatal Nurs 47：783-794, 2018.

4) 伊角彩, 土井理実, 藤原武男：小児期逆境体験の影響に関する疫学研究. 精神医学 61：1179-1184, 2019.

5) Rossen L, Hutchinson D, Wilson J, et al：Maternal bonding through pregnancy and postnatal：Findings from an Australian longitudinal study. Am J Perinatol 34：808-817, 2017.

6) Fraiberg S, Adelson E, Shapiro V：Ghosts in nursery. J Am Acad Child Psychiatry 14：387-422, 1975.

7) Assink M, Spruit A, Schuts M, et al：The intergenerational transmission of child maltreatment：A three-level meta-analysis. Child Abuse Negl 84：131-145, 2018.

8) Madigan S, Wade M, Plamondon A, et al：Maternal adverse childhood experiences and

infant health：Biomedical and psychosocial risks as intermediary mechanisms. J Pediatric 187：283–289, 2017.

9) Zero to Three：DC：0–5：Diagnostic classification of mental health and developmental disorders in infancy and early childhood. Washington DC, 2016.

10) Racine N, Madigan S, Plamondon A, et al：Maternal adverse childhood experiences and antepartum risks：The moderating role of social support. Arch Womens Ment Health 21：663–670, 2018.

11) Cooke JE, Racine N, Plamondon A, et al：Maternal adverse childhood experiences, attachment style, and mental health：Pathways of transmission to child behavior problems. Child Abuse Negl 93：27–37, 2019.

12) McDonald SW, Madigan S, Racine N, et al：Maternal adverse childhood experiences, mental health, and child behaviour at age 3：The all our families community cohort study. Prev Med 118：286–294, 2019.

13) Folger AT, Eismann EA, Stephenson NB, et al：Parental adverse childhood experiences and offspring development at 2 years of age. Pediatrics 141：pii：e20172826, 2018.

14) Lê–Scherban F, Wang X, Boyle–Steed KH, et al：Intergenerational associations of parent adverse childhood experiences and child health outcomes, Pediatrics 141：pii：e20174274, 2018.

15) Schickedanz A, Halfon N, Sastry N, et al：Parents'adverse childhood experiences and their children's behavioral health problems. Pediatrics 142：pii：e20180023, 2018.

16) Johnson K, Woodward A, Swenson S, et al：Parents'adverse childhood experiences and mental health screening using home visiting programs：A pilot study. Public Health Nurs 34：522–530, 2017.

17) Flanagan T, Alabaster A, McCaw B, et al：Feasibility and acceptability of screening for adverse childhood experiences in prenatal care. J Womens Health（Larchmt）：27：903–911, 2018.

18) Nguyen MW, Heberlein E, Covington–Kolb S, et al：Assessing adverse childhood experiences during pregnancy：Evidence toward a best practice. AJP Rep 9：e54–e59, 2019.

19) 青木豊，福榮太郎：乳幼児；養育者の関係性の評価．青木豊編著，乳幼児虐待のアセスメントと支援，岩崎学術出版，2015，pp33–51.

20) 吉田敬子，山下洋，鈴宮寛子；母子衛生研究会編：産後の母親と家族のメンタルヘルス；自己記入式質問票を活用した育児支援マニュアル，母子保健事業団，2005.

21) Zeanah C, Benoit D, Hirshberg L, et al：Mother's representations of their infants are concordant with infant attachment classification. Developmental issues in Psychiatry and Psychology 1：9–18, 1994.

22) 本島優子：アタッチメント発達の予兆；妊娠期における母親の子ども表象に着目して，

ベビーサイエンス　1：16-24，2012.

23) 井上美鈴，青木豊，松本英夫，他：乳幼児；養育者の関係性の総合的評価法について．児童青年精神医学とその近接領域 44：293-304，2003.

24) Sugisawa Y, Shinohara R, Tong L, et al；Japan Children's Study Group：Reliability and validity of interaction ration scale as an intex od social competence. 日本保健福祉学会誌 16：43-55，2010.

25) 奥山眞紀子，青木豊：虐待とネグレクト．青木豊，松本英夫編著，乳幼児精神保健の基礎と実践，岩崎学術出版，東京，2017，pp 104-113.

26) 友田明美：新版　癒されない傷；児童虐待と傷ついていく脳，診断と治療社，東京，2012.

27) Nelson C, Fox N, Zeanah C：Romania's Abandoned Children：Deprivation, Brain Development, and the Struggle for Recovery, Harvard University Press, 2014.

28) Waters E, Merrick S, Treboux D, et al：Attachment security in infancy and early adulthood：A twenty-year longitudinal study. Child Dev 71：648-689, 2000.

29) Hamilton CE：Continuity and discontinuity of attachment from infancy through adolescence. Child Dev 71：690-694, 2000.

30) Gardner MJ, Thomas HJ, Erskine HE：The association between five forms of child maltreatment and depressive and anxiety disorders：A systematic review and meta-analysis. Child Abuse Negl 96：104082, 2019.

31) Appleton AA, Kiley K, Holdsworth EA, et al：Social support during pregnancy modifies the association between maternal adverse childhood experiences and infant birth size. Health J 23：408-415, 2019.

A. 自殺予防

4 小児科
2）産後1カ月から1年の間の対応

福岡女学院大学人間関係学部子ども発達学科 **藤田 一郎**

■ はじめに

　子ども虐待が年々増加しているが，主な加害者は母親であり，心理的背景に育児不安やうつ状態が多いといわれている。1カ月健診は母親のメンタルヘルスをアセスメントし，うつ状態の早期発見・早期対応をする絶好の機会である。うつ状態で地域社会との接触がない母親の場合，周囲からの支援を受けなければ子育て混乱，養育機能不全を生じてしまう。1カ月健診の充実や保健師による家庭訪問などの子育て支援事業により，母親を孤立させない地域社会を作るべきである。子育ては子どもを見守ること，子育て支援は親子を見守ることが大切である。「赤ちゃんの世話が十分にできない」といった自責感や自己評価低下などの訴えは母親の抑うつ症状の一つであり，小児科医，看護師，保健師などに訴えられることも少なくない。産後うつ病になりかねないストレスの多い母親を見守るのは，子育て支援を担う小児科医や保健師の役割である。

■ 母親のメンタルヘルス

　産後うつ病疑いの頻度は10〜20%であり，本邦では軽症患者の多くが見逃されている。うつ病になりやすい背景には，新生児の入院による母子分離，先天異常などの子どもの問題や，親の未熟性による子育て混乱，母親の精神疾患などの母親の問題，家庭内不和，社会的孤立などの環境の問題がある。期待していたわが子が病気とわかると気分は落ち込むが，多くの母親は一時的である。上記のような背景があるとうつ状態からうつ病になりやすくなる。母親自身が真面目で神経質，完璧主義的な気質という素因もある。症状があれば，夫や実母，姉妹，親しい友人に話してみて，症状が続くときは医療関係者や保健師に相談すべきである。

1．1カ月健診時の産後うつ病スクリーニング

　1987 年英国でプライマリーケアにおける産後うつ病スクリーニングを目的としたエジンバラ産後うつ病質問票（EPDS）〔COLUMN（105 頁），付録（254頁）参照〕が発表され，日本版 EPDS の有用性も報告された[1]。産後うつ病に関する周産期の啓発活動によって，1 カ月健診時の EPDS 評価によるうつ病疑いの割合が年々減少した報告がある。EPDS 9 点以上の割合は 21.4%，すなわち約 5 人に 1 人の母親が産後うつ病疑いであったが，4 年後には 8.3%にまで低下した[2][3]。

　1 カ月健診の問診票は，表側は赤ちゃんの身体や授乳に関すること，裏面がマタニティブルー症状と EPDS の記入にすると，母親のメンタルヘルスの評価ができる。EPDS の使用方法は福岡市で普及活動を始めた吉田らの文献[4]-[6]を参考にしており，症状（1 問 0～3 点）の合計点数 9 点以上のときは産後うつ病疑いと考える。診察の順番を待っている数分間で書ける自己記入式の質問票である。子どもの診察後に EPDS を参考にしながら母親の気持ちを聞いて，EPDS 9 点以上のときは点数の高い項目について詳しく聞いてみる。「症状が続いていますか？」「どういう状況ですか？」「いまも不安な気持ちですか？」『「自分自身を傷つける」について話してもらえますか？』「つらい気持ちになったとき，誰かに相談しましたか？」　このように問いかけて母親の話を傾聴する。

　人の気持ちを聴くときに参考になるのはカウンセリングである。そのコツとして，話しやすい雰囲気を作る，批判せずに肯定的に受けとめる，タイミングよくうなずきながら聴く（「そうですか」「なるほど」などの受け答えをする），話のキーワードを選んでおうむ返しする，感情の動きに沿った共感的なコメントをするとよい。そして，物事のとらえ方のゆがみを修正し，幅広い考え方を示唆するのもよい。例えばマイナス思考であれば，少し異なる観点からのポジティブな考え方を伝えてみる。身近な家族の支えが一番役に立つので，カウンセリング的対応を家族にもアドバイスできるとさらに効果的である。うつ状態のときは心身ともに十分な休養が必要である。新たなストレスを与えない程度に環境の調整を検討する。2～3 時間ごとの授乳は誰でも大変である。家事・育児の負担を軽減するために夫や実母の協力を依頼する。

　その後は母親の気持ちに沿ったアドバイスをする。夫，実母，姉妹，親しい友人など，手伝ってくれそうな人への相談や，2～4 週間後の小児科外来受診，保健師の家庭訪問依頼などである。育児・家事ができないくらいつらいときは精神科受診を勧める（図Ⅱ-15）。気をつけたいことは，うつ病の鑑別診断としての産後精神病である。不眠，焦燥感，妄想，幻覚，強い混乱・困惑などの精神症状が出現する。子どもがすり換えられたなど，子どもに関連した妄想もあ

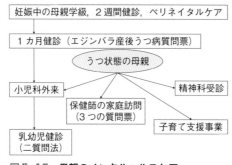

図Ⅱ-15 **母親のメンタルヘルスケア**

る。気分が不安定で，うつ状態や躁状態になる。このような症状があるときは精神科医に紹介する。

2．保健師の家庭訪問

　保健師の家庭訪問で役立つ3つの質問票がある[6]。1つめはEPDS，2つめは「育児支援チェックリスト」〔付録(256頁)参照〕である。母親への身近な人からのサポート状況や養育環境の要因を把握して相談する。3つめは「赤ちゃんへの気持ち質問票」〔付録(258頁)参照〕である。記入した否定的な感情について具体的に母親の話を聴き，共感を深めることで支援につなげることができる。母親は赤ちゃんや育児に対する否定的な感情を訴えにくいが，複雑な心境を保健師，医師などの支援者とともに語りあえるきっかけとなる。母親に質問紙を送付し，うつ病疑いの高得点者には電話相談や家庭訪問を行う方法もある。

3．ペリネイタルビジット

　都道府県の産婦人科医会・小児科医会・医師会・市区町村の保健師が協力して，妊娠時から出産後までの子育て支援に取り組んでいる自治体がある。精神科医さらに児童相談所までが連携して，子育て不安の軽減，さらに産後うつ・虐待などのハイリスク例の支援にも効果がみられている。小児科での指導の基本的な目的は，小児科医と母親が信頼関係を築く，家族から種々の情報を取得する，育児に関する情報や助言を提供する，ハイリスクであれば後のサポートシステムにつなげることなどである。育児に少し問題のある母親にとって，小児科指導で問題の軽減や解消ができ，産後の見守りにつながっている。

■ 子育て支援と虐待予防

　母親は自分が育てられたと同じように子どもを育ててしまうことが多く，親のしつけが世代間伝達される。自分が赤ちゃんのときに温かく育てられると，その母親が作る母子関係も温かいものとなる。もし目の前の赤ちゃんに障害があっても，周囲の支えがあれば，一時的混乱を乗り越えて受け入れることができるであろう。家族と周囲の人たちの温かい支え，信頼と安心感の関係，里帰りお産の実母のように遠慮なく話せる人の支えが求められている。子ども虐待死亡事例の調査によると，実母の心理としては育児不安がもっとも多く，精神病，強い衝動性・攻撃性，産後うつなどがある。地域社会との接触がほとんどない母親の場合，周囲からの支援が行われないことにより，養育能力の低さや育児不安につながる。子育て支援事業の充実などを通じて，母親を孤立させないような支援を図ることが肝要である。

1．乳幼児健診

　乳幼児健診で出会う母親のなかには，妊娠期や新生児訪問などで産科医療機関や保健機関でフォローアップされている人がいる。担当医がそのような支援情報を保健師と共有し，健診の場で母子を支援することは有益である。乳幼児健診で注意すべき母親のメンタルヘルスは，うつ状態と幻覚妄想状態である。重症化すれば母親の自殺企図・子どもへの危害・母子心中などのリスクがあるため，保健師と情報共有して母子のサポートを検討する（図Ⅱ-15）。

　うつ状態の簡便なスクリーニングとして二質問法がある（**表Ⅱ-5**）[7]〔COL-

表Ⅱ-5　二質問法

以下の質問にお答えください
（当てはまるほうに〇をつけてください）

1. この1カ月間，気分が沈んだり，憂うつな気持ちになったりすることがよくありましたか
　　A　はい　　B　いいえ
2. この1カ月間，どうも物事に対して興味がわかない，あるいは心から楽しめない感じがよくありましたか
　　A　はい　　B　いいえ

上記の1，2のどちらかに「はい」とお答えした方にうかがいます

3. 何か助けが必要だったり，助けてほしいと思ったりしますか

UMN（106頁）参照〕。

二質問法は，日常臨床のなかで母親への問診のなかでも実施可能なので，育児不安が強い母親と話すとき，さりげなくこの質問をするとよい。時間的余裕の少ない集団乳児健診の問診でも活用できる[8]。二つの質問のうちで一つでも「はい」があれば，EPDSを使って評価するとよい。

▌ 2．さまざまなサポート体制

市町村が地域の実情に応じて実施する「地域子ども・子育て支援事業」があり，次の4つの基本事業がある。①子育て親子の交流の場の提供と交流の促進，②子育てなどに関する相談・援助の実施，③地域の子育て関連情報の提供，④子育ておよび子育て支援に関する講習などの実施である。できるだけ母親が休めるようにする環境を整えるため，市区町村が提供するヘルパーサービスの利用，託児サービスの利用もある。

地域独自の取り組みが増えている。「ママブルー」（mama-blue.net）は産後イライラしたり，わけもなく悲しくなったり，疲れがとれないなどの心身の不調を感じる母親のための，情報サイト＆バーチャル自助グループである。小児科医有志が行う「小児科オンライン」（https://syounika.jp）はメディアを利用した遠隔健康医療相談であり，病院で待っているだけでは届かなかった妊娠・出産・子育ての不安にも寄り添う取り組みである。「親子の絆づくりプログラム（BPプログラム）」は，母親同士の交流を促し，育児ストレスの軽減や心身の安定に役立つ[9]。

▌ 3．子育てプログラム

子育て支援対策の一つとして，育児不安を話し合う場と子育てプログラムの普及が必要である。子育てについて学ぶ機会の少ないわが国では，心理学に基づいた子育て方法を学ぶことは子どもへの関わり方を改善するよい機会になる。子どもの行動観察によって問題行動の理由に気づき，前向きな言葉かけによって早期対応が可能となる。わが国で利用できる子育てプログラムの多くは認知行動療法に基づいて作られている。

前向き子育てプログラム（トリプルP；Positive Parenting Program）は，子どもの行動・情緒問題の予防と治療を目的としてオーストラリアの心理学者が考案した，親むけの参加体験型プログラムである[10]。子どもと話して愛情を表現する。子どもの行動をよく観察して，身につけてほしい行動をほめて好ましい行動を育てる。よい手本を見せて新しい技術や行動を教え，ルールを作って

社会性を教える。このような具体的な子育て方法を親に伝え，親の養育態度の改善により子どもの行動の変化を期待する。参加者の感想には，「ほめることが増えて親子関係がいい感じになった」「自分の感情をコントロールできるようになり，イライラするのが減った」などがある。

米国のトリプル P 導入によるコントロールスタディにおいて，通告された虐待件数，虐待の障害による病院受診件数，児童養護施設収容者人数が減少し，児童虐待予防に効果的なことが示された[11]。わが国では，親の心理状態（抑うつ，不安，ストレス）の改善が報告されており[12][13]，育児ストレスによる虐待の予防効果が期待できると思われる。

文 献

1) 岡野禎治，村田真理子，増地聡子，他：日本版エジンバラ産後うつ病自己評価票の信頼性と妥当性．精神科診断 7：525-533，1996.

2) 藤田一郎，井手紀子，岩坂剛：産後うつ病啓発活動による発症予防効果．母性衛生 48：307-314，2007.

3) 藤田一郎：1 カ月健診で行う産後うつ病スクリーニング．外来小児科 17：36-41，2014.

4) 吉田敬子：母子と家族の援助，金剛出版，東京，2000.

5) 鈴宮寛子：母親への心の健康支援；EPDS を用いた新生児訪問指導．小児保健研究 60：248-255，2001.

6) 吉田敬子，山下洋，鈴宮寛子：産後の母親と家族のメンタルヘルス；自己記入式質問票を活用した育児支援マニュアル．母子衛生研究会　母子保健事業団，2005.

7) 鈴木竜世，野畑綾子，金直淑，他：職域のうつ病発見および介入における質問紙法の有用性検討；Two question case-finding instrument と Beck Depression Inventory を用いて．精神医学 45：699-708，2003.

8) 三品浩基，有本晃子，伊藤正寛：地域の集団乳児健康診査を活用した産後うつ傾向頻度の縦断的把握．小児保健研究 73：104-109，2014.

9) 原田大輔，木村美貴子，阪本夏子，他：総合病院における親子の絆づくりプログラム'赤ちゃんがきた！'（Baby Program）の取り組み．小児保健研究 78：453-459，2019.

10) Sanders MR, Ralph A, Sofronoff K, et al：Every family：A population approach to reducing behavioral and emotional problems in children making the transition to school. J Prim Prev 29：197-222，2008.

11) Prinz RJ, Sanders MR, Shapiro CJ, et al：Population-based prevention of child maltreatment：The U. S. triple p system population trial. Prev Sci 10：1-12，2009.

12) 中島範子，藤田一郎：前向き子育てプログラム（トリプル P）が親子の心理行動面に及ぼす効果．子の心とからだ 22：69-75，2013.

13) 柳川敏彦，平尾恭子，加藤則子，他：自閉症スペクトラム障害の子どもの家族のためのペアレント・プログラムの実践．子どもの虐待とネグレクト 14：135-151，2012.

COLUMN 1　エジンバラ産後うつ病質問票（EPDS）

　1987 年に Cox らにより Edinburgh Postnatal Depression Scale（EPDS）が報告された[1]。数分で記入できる自己記入式のスクリーニングである。体重の変化や息切れなどの出産と関連性が疑われる生理的変化や，新生児の夜泣きなどからくる睡眠中断などの周産期特有の項目は含まれていない。10 項目からなり，多くの国々で翻訳され，妥当性研究が行われている。EPDS 日本語版も作成され，妥当性研究も行われている[2]。

　EPDS は 0，1，2，3，4 の 4 件法の自己記入式質問票で，簡便で数分で記入できる。合計点は 30 点満点で，日本語版では 9 点以上をカットオフスコアーとしている。産後うつ病診断のゴールド・スタンダードのように考えられているが，あくまで "スクリーニング" として認識しておく必要がある。さまざまな産後うつ病のスクリーニング・ツールに関してのレビューがあるが，EPDS は感度平均 0.76（0.22-0.96）と感度は低い[3]。特異度は平均 0.81（0.5-0.99）とされている[3]。先にも述べたが，EPDS には身体症状（不眠・易疲労感など）が含まれていない。産後うつ病の初期症状では，不眠・不安・イライラ感・混乱などが多く EPDS ではカバーされていない項目が多い。したがって，EPDS の内容をもとに母親と面談をし，会話・観察などから臨床的な判断が必要となる。EPDS は診断ではなく，あくまでスクリーニング・ツールと認識しておく必要がある。

文　献

1) Cox JL, Holden JM, Sagovsky R：Detection of postnatal depression：Development of the 10-item Edinburgh Postnatal Depression Scale. Br J Psychiatry 150：782-786，1987.

2) 岡野禎治，村田真理子，増地聡子：日本版エジンバラ産後うつ病自己評価票（EPDS）の信頼性と妥当性．精神科診断学 7：525-533，1996.

3) Ukatu N, Clare CA, Brulja M：Postpartum depression screening tools：A review. Psychosomatics 59：211-219，2018.

（岸　　泰宏）

COLUMN 2 Whooley の二項目質問法

　非常に簡便な 2 項目の質問からなる[1]。大うつ病の診断には，その 2 項目のうち 1 項目が必須となるため，当然感度は 100％ となる。ただし，特異度は産後うつ病では 63％ と低い[2]。これらのうつ病簡易質問法（1 項目〜3 項目）は，特徴から偽陽性率が高くなるため，陽性者は次のスクリーニング・ステップに進む必要がある[3]。陰性的中率は高くなるため，うつ病のルール・アウトには役立つであろう。

文　献

1) Whooley MA, Avins AL, Miranda J, et al：Case-finding instruments for depression：Two questions are as good as many. J Gen Intern Med 12：439-445, 1997.

2) Mann R, Adamson J, Gilbody SM：Diagnostic accuracy of case-finding questions to identify perinatal depression. CMAJ 184：E424-430, 2012.

3) Mitchell AJ, Coyne JC：Do ultra-short screening instruments accurately detect depression in primary care? A pooled analysis and meta-analysis of 22 studies. Br J Gen Pract 57：144-151, 2007

（岸　　泰宏）

Ⅱ 各　論

A. 自殺予防

5　精神科
1）精神疾患既往妊産婦への対応

＊しろかねたかなわクリニック　＊＊東京医科歯科大学大学院心療・緩和医療学分野

木村　元紀＊，小林　未果＊，松島　英介＊，＊＊

■はじめに

　精神疾患により医療機関を受診している患者数は，近年大幅に増加しており，平成26年では392万人であったが，平成29年には400万人を超えるようになった[1]。背景には，メンタルヘルスへの理解の深まりによる早期受診や，精神疾患の軽症化が考えられる。それとともに，これまでの入院主体の治療から脱施設化への流れがあり，患者は地域で生活し，さまざまな面での社会参加が広がっている。そのため，進学・就職といったいわゆる社会生活だけではなく，恋愛，結婚，妊娠，子育てなど生活全体としての well-being を，患者が享受できるように支援していくことが，精神科医をはじめとするすべての精神保健福祉関係者に求められている。

　一方，精神薬理学の研究が進み，非定型抗精神病薬や SSRI（Selective Serotonin Re-uptake Inhibitor），SNRI（Serotonin Noradrenaline Re-uptake Inhibitor）などの新しい薬剤が上市された。これらは，従来の定型抗精神病薬や三環系抗うつ薬に比して，高プロラクチン血症による月経不順や無月経を生じにくく，妊娠に関しては，妊孕性を高める可能性が指摘されている。図Ⅱ-16は，精神疾患患者の妊孕率について一般人口を1として平均を比較したものであるが，うつ病の女性患者の妊孕率は1であり，一般人口と同等であった[2]。

　うつ病にかぎらず，精神疾患に罹患した女性が妊娠・出産をするにあたり，周産期において再発や増悪の危険性，その際の薬物を含めた治療やケア，そして社会的支援などの最新の情報を得て，それらを十分理解し，患者や家族に提供できることが精神科主治医には求められている（最新情報収集義務）。同時に，患者のヘルスリテラシーだけでなく，社会的な理解を拡げ，発信された情報の不足や内容の是正がなされていくことも必要である。

　平成17〜26年の10年間に東京23区で発生した妊産婦異状死の調査では，妊

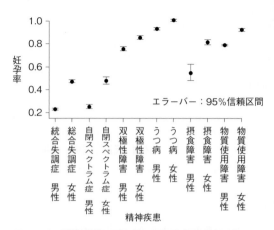

図II-16 精神疾患の男女別の妊孕率（平均および95%信頼区間）

　1950〜1970年にスウェーデンで生まれた2,356,598人を対象に，精神疾患患者の男女別の妊孕率（子どもの数）について一般人口を1として比較した

〔Power RA, Kyaga S, Uher R, et al：Fecundity of patients with schizophrenia, autism, bipolar disorder, depression, anorexia nervosa, or substance abuse vs their unaffected siblings. JAMA Psychiatry 70：22-30, 2013. より引用・改変〕

娠中・産褥63例の自殺が確認された。自殺による死亡率は，ほかの要因による妊産婦死亡率の3倍以上であり，自殺した妊婦のうち4割がうつ病または統合失調症であって，褥婦では6割が産後うつ病をはじめとする精神疾患であったことがわかり，妊産婦のメンタルヘルスの不足と必要性について，精神科医・産科医・小児科医・保健師・心理士など多職種による啓発や治療の連携が始まっている。

　そこで本項では，うつ病や不安障害，統合失調症，双極性障害といった精神疾患の既往のある，ないしは合併した妊産婦への対応について述べたい。

■ 精神疾患と妊娠・出産

▶ 1．うつ病

1）周産期のうつ病の疫学

うつ病やパニック障害の有病率は女性が男性のおおよそ2倍である[3]。また，うつ病の初発年齢は中央値で32歳と報告されており，多くの女性患者が妊娠可能年齢（15〜45歳）に相当する（図Ⅱ-17）[4]。このことからも，妊娠前にうつ病に罹患している可能性や，妊娠中や産後にうつ病を発病する可能性が高いことを改めて理解する必要がある。周産期のうつ病の罹患率についての研究では，妊娠女性の7〜13％，産後6カ月以内の女性の10〜15％がうつ病に罹患すると報告されている[5]。

2）周産期うつ病の特徴

妊婦を対象とした調査が行われるまでは，うつ病は産後に発病するという前提のもと，産後うつ病の研究が行われたが，その産後うつ病のリスクファクターとして妊娠中のうつ状態があることが明らかになった。妊娠期うつ病の危険因子としては，うつ病の既往があること，不十分な社会的支援，一人暮らしあるいは子どもが多い，夫婦間の葛藤や家庭内暴力の存在，妊娠に対する両価性，若年，無計画な妊娠などであり，一般のうつ病と比較するとより心理社会的要因が強い[6]。

3）周産期うつ病の治療

米国では米国産婦人科医学会と米国精神医学会が共同して（https://www.

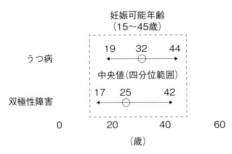

図Ⅱ-17　うつ病・双極性障害の初発年齢

〔Kessler RC, Berglund P, Demler O, et al：Lifetime prevalence and age-of-onset distributions of DSM-Ⅳ disorders in the National Comorbidity Survey Replication. Arch Gen Psychiatry 62：593-602, 2005. より引用・改変〕

ncbi.nlm.nih.gov/pmc/articles/PMC3103063/），英国では国立医療技術評価機構（National Institute for Health and Care Excellence；NICE）がそれぞれガイドラインを作成している（https://www.nice.org.uk/guidance/cg192）[7]。わが国でも日本周産期メンタルヘルス学会が『周産期メンタルヘルスコンセンサスガイド』（http://pmhguideline.com/consensus_guide/consensus_guide2017.html）[8]を発表している。いずれも，オンラインでの閲覧ができるため参照されたい。

治療に先立っては，患者の評価が必要である。エジンバラ産後うつ病質問票（EPDS）〔付録（254 頁）参照〕が広く使用されている。この質問票は，産後うつ病のスクリーニングのために作成されたが，前述のように妊娠期うつ病と産後うつ病の関連や質問票の有効性から，一般産科外来でも用いられている。また，こころとからだの質問票（patient health questionnaire-9：PHQ-9）〔付録（259 頁）参照〕なども利用されている[7]。

軽症の妊娠期うつ病の患者の多くは，薬物療法ではなく，心理療法などの心理社会的なアプローチの治療が行われる。うつ病の妊婦に，認知行動療法が有効であったという研究が多いが，問題点として，効果の出現には時間が必要であったり，わが国では実施できる医療機関が少ないことなどがあげられる。

妊娠前に服薬の中断を希望する患者も多い。前述した米国のガイドラインによれば，うつ病のために継続して薬物治療を受けていた患者で，妊娠前に服薬の中断を希望している妊婦については，以下の 4 つの条件，①突発的な自殺のおそれや精神病症状がない，②中等度から重度のうつ病の症状がない，③6 カ月以上抗うつ薬を服用している，④反復性うつ病の既往がない，のすべてがそろった場合に服薬量を 1 週ごとに漸減し，妊娠前に中断できる。日常臨床では，妊娠期に未治療のうつ病の患者や，うつ病の症状があるのに服薬を中断している患者を診療することもよくある。この場合は，①突発的な自殺のおそれや精神病症状がない，②患者が薬物療法を望んでいない場合には，心理療法を試みる。日常生活に支障をきたしていない，または再燃のリスクが低いケースでは，心理療法が有効なこともある。一方で，患者が薬物療法を望んでいる，あるいは心理療法だけでは十分な効果が得られない場合では，母子に対するリスクとベネフィットを十分に考慮して，適切に抗うつ薬を用いる。

処方をするケースにおいては，妊娠のステージや薬剤の安全情報，患者の症状などを鑑みて処方する必要がある。例えば，チトクロム P450 2D6 や 3A4 で代謝される薬剤は妊娠後期においては増量が必要であるし，いらだちがみられる患者では，三環系抗うつ薬やミルタザピンなど鎮静作用のある薬剤が望ましい[9]。

抗うつ薬の使用に際して，患者や家族がもっとも心配することは催奇性であ

り，医師も十分に理解する必要がある。妊婦への抗うつ薬の使用について，児の形態奇形や機能奇形の危険性についてコホート研究やメタ解析の報告が多くなされてきた。抗うつ薬の形態奇形については有意な影響はないという結果が多く，また統計的には有意な危険性があっても十分な背景要因が調整できていないことから，臨床的な危険性は高くないという報告がある[10)11)]。一方で，SSRI や SNRI などの個々の抗うつ薬については，パロキセチンがとくに心奇形に有意な影響を与えるという報告が多い[12)]。しかし，検出バイアスとして，抑うつや不安がある妊婦や抗うつ薬を使用している妊婦は，医療機関の受診が多く，胎児の超音波検査や出産後の児の超音波検査，心雑音の検査を受ける機会が増え，結果として，奇形が発見されるのではないかとも論じられている[11)13)]。精神疾患の妊婦に限定すると，抗うつ薬による有意な形態奇形はみられないと Gao らは結論づけている[11)]。

　機能奇形に関しては，Morales らの報告[14)]を参考にしたい。抗うつ薬を服用した妊婦とその児の自閉スペクトラム症および注意欠如多動症について，メタ解析を行い，危険率を調べている。児が発達障害と診断される危険性は抗うつ薬の影響は少なく，母体の精神状態の影響が大きいと報告している。さらには，母親が妊娠中に，父親が抗うつ薬を服薬していた群の児が，発達障害と診断される危険性も有意に高いことから，父親の精神状態も影響する可能性が示唆されている。

　これらの結果からは，形態奇形を恐れて薬をどうしても避け，日常生活に支障を及ぼすほどのうつ状態のまま妊娠期を過ごすよりも，抗うつ薬で精神状態を安定化させて出産を迎えたほうが胎児にとっても適切であることがわかる。

▶ 2．不安障害など

1）周産期の不安障害などの疫学

　妊産婦外来を受診する妊婦のうちの5人に1人以上がメンタルヘルスについての問題を経験し，なかでも多いのが抑うつ気分と不安であると報告されている[9)]。近年の調査では不安障害，強迫性障害，心的外傷後ストレス障害を合わせた罹患率は，妊娠中で 15.8％，産後は 17.1％であったという[15)]。その他，妊娠中のパニック障害，強迫性障害の有病率はそれぞれ 1.3〜2.0％[16)]，0.2〜3.5％と報告されている[17)18)]。

2）周産期の不安障害などの特徴

　妊娠中に母体が強いストレスや不安を感じることで，胎児発育，妊娠経過や産後の経過といった母体への影響および，出生児の発達や情緒・行動に影響を及ぼすことが明らかになっている[19)]。

妊娠そのものへの影響については，治療薬の作用から，帝王切開となるリスクが高くなることや妊娠期間が短くなることが報告されている。子どもへの影響としては，出生時の低体重などの危険性があるだけでなく，母親が妊娠中に強いストレスを感じることで，児が思春期に精神疾患をきたすリスクが高くなること[20]や，母親が妊娠後期に不安を感じたことで，男児の注意欠如・多動の特性を示すことなども報告されている[21]。

3）周産期の不安障害などの治療

周産期のうつ病の治療と同様に，不安障害などの患者に対しても，まずは非薬物的治療が行われる。NICE のガイドラインなどでは，セルフヘルプを促したり，認知行動療法を推奨したりしている[7]。薬物療法では，一般的な不安障害などの治療として処方されることが多いベンゾジアゼピン系薬剤は，妊婦にも高い頻度で処方され，妊婦に処方される向精神薬の 85％程度がベンゾジアゼピン系薬剤であるという報告もある[22]。

ベンゾジアゼピン系薬剤の服薬による胎児への影響として，以前は妊娠初期の服用による口唇裂や口蓋裂などの催奇形性が報告されていたが，近年は有意に催奇形性の増加は認められないと考えられている[23]。しかし，ベンゾジアゼピン系薬剤の服用により，母体の産科合併症として，帝王切開のリスクが高くなること，妊娠期間が短くなること[24]-[26]があり，新生児合併症としては，低体重や新生児不適応症候群とりわけ呼吸器系の合併症のリスクが高くなることなどが明らかとなっている[26][27]。また，母親がベンゾジアゼピン系薬剤の過量服薬することで流産のリスクが高まる[28][29]。NICE のガイドライン[7]などでは，妊娠前に徐々に減量することや，重症の不安や焦燥がある際に短期で投与すること以外を推奨していない。

一方で，パニック障害や強迫性障害では，SSRI や SNRI が抗不安効果の高さや副作用の少なさから薬物治療としては第一選択とされている[7][30]。また，それでも改善されない強迫性障害に対しては，非定型抗精神病薬が増強療法として併用されることがある[30]。

3．統合失調症

1）周産期の統合失調症の疫学

米国の研究では，出産する妊婦のなかで精神病に罹患している患者の割合は 0.4〜0.70％であった[31][32]。わが国での統合失調症の妊婦の大規模な疫学調査はないが，平成 29 年 10 月の厚生労働省の患者調査では，統合失調症・妄想性障害の総患者数は 729,000 人であり，人口で除した時点有病率は 0.62％である[33]。妊孕率などを考慮すると，統合失調症に罹患している妊婦は，うつ病や不安障

害に比較すると少ないと考えられるが，産科合併症や胎児の発育には統合失調症の行動特性が影響するために，妊娠中のサポートが必要である。

2）周産期の統合失調症の特徴

一般女性の妊娠の約半数が計画的でない妊娠であるという報告がある[34]が，統合失調症に罹患している女性は，さらに偶発的であったり，望まない妊娠であったりすることが多い[35]。統合失調症の患者では，妊婦健診の受診率が低下することも報告されており[36]，妊娠期間中の産科としての合併症の管理が適切に行われない可能性がある。

カナダの研究者たちの最近の研究によると，統合失調症の妊婦の出産に際しては，37週未満の早産，低出生体重児，アプガール・スコアの低下といった産科合併症が有意に高く，また喫煙や違法薬物の使用によって，これらの合併症が増悪することが報告された[37]。さらに，産後に精神病状態の悪化や，産後うつ病のリスクが高くなることも報告されている[38]。

3）周産期の統合失調症の治療

統合失調症の患者が服薬中断をした際の，再発のリスクは30〜60％と報告されており[39][40]，妊娠期にかぎらず，一般的に統合失調症の維持期にある患者では，抗精神病薬の服薬継続が推奨されている。このため，妊娠前から抗精神病薬治療を受けている統合失調症の患者における妊娠中の薬物療法については，服薬によるリスクと服薬継続によるベネフィットについて，本人と家族に説明をし，妊娠中も服薬を継続することが推奨されている[8][41]。

これまでの文献やガイドラインなどから，抗精神病薬のなかで，催奇形性などのリスクが高いと断定できる抗精神病薬は指摘されておらず，定型抗精神病薬，非定型抗精神病薬のリスク・ベネフィットの優位性も明らかではないために，妊娠前から服用していた薬剤を継続することが一般的である[42][43]。

いずれにしても，精神的な変化だけでなく，高血圧や糖尿病などの産科合併症にも注意をし，精神科医師・産科医師・保健師などが連携し継続的に細やかに介入をしていくことが望ましい。

4．双極性障害

1）周産期の双極性障害の疫学

双極性障害の生涯有病率は3〜7％と報告されている[44][45]。女性の初発年齢は17〜42歳で，中央値は25歳と妊娠可能年齢の始まりと一致する（図Ⅱ-17）[4]。妊娠期の疫学調査は限られているが，妊娠中に双極性障害と診断された患者の有病率は，妊娠期以外と変わらず，2.8％であったという米国の報告がある[31]。そして，気分障害の既往のあった患者では，20〜50％で周産期に気分エピソー

ドが出現する危険性がある[46)47)]。

2）周産期の双極性障害の特徴

妊娠中に気分エピソードが出現する危険因子としては，症状が重度であったり，最近のエピソードがあげられるが，長期間気分が安定していたり社会的な支援が十分であれば危険因子になりにくい[48)49)]。

3）周産期の双極性障害の治療

双極性障害の躁病相は未然に防ぐことが第一で，安定した状態での妊娠および出産が望ましい。妊娠していない双極性障害患者の第一選択薬は炭酸リチウムとバルプロ酸ナトリウム，カルバマゼピンとされているが，いずれも催奇形性が指摘されているために[50)-53)]，NICE のガイドラインでは妊娠中においては，非定型抗精神病薬が好ましいとしている[7)]。

■■■ おわりに

妊娠・出産は身体的・精神的そして社会的な変化を妊婦にもたらす。周産期は決して平穏な時期ではなく，さまざまな症状が生じ得ることを，医療者は広く理解する必要がある。周産期と周産期以外を比較すると，うつ病・不安障害・精神病などの精神疾患が診断される機会は，周産期のほうが低く，それゆえに，早期発見と迅速な介入が必要であるというカナダのコホート研究報告もある[54)]。治療の方針としては，日常の臨床と大きく異なることはなく，とりわけ薬剤のリスクとベネフィットについて最新の情報を収集し見識を深めること，また薬剤以外のアプローチを試みること，多職種の連携を活用することが肝要と思料される。

文 献

1）厚生労働省：精神疾患のデータ；専門的な情報；メンタルヘルス.
https://www.mhlw.go.jp/kokoro/speciality/data.html

2）Power RA, Kyaga S, Uher R, et al：Fecundity of patients with schizophrenia, autism, bipolar disorder, depression, anorexia nervosa, or substance abuse vs their unaffected siblings. JAMA Psychiatry 70：22-30, 2013.

3）Patten SB, Gordon-Brown L, Meadows G：Simulation studies of age-specific lifetime major depression prevalence. BMC Psychiatry 10：85, 2010

4）Kessler RC, Berglund P, Demler O, et al：Lifetime prevalence and age-of-onset distributions of DSM-Ⅳ disorders in the National Comorbidity Survey Replication. Arch Gen Psychiatry 62：593-602, 2005.

5）Bennett IM, Coco A, Anderson J, et al：Improving maternal care with a continuous quality improvement strategy：A report from the Interventions to Minimize Preterm and Low Birth Weight Infants through Continuous Improvement Techniques (IMPLICIT) Network. J Am Board Fam Med 22：380-386, 2009.

6) Kornstein SG：The evaluation and management of depression in women across the life span. J Clin Psychiatry 62（Suppl 24）：11-17, 2001.

7) NICE：Antenatal and postnatal mental health：Clinical management and service guidance. Published：17 December 2014.

8) 日本周産期メンタルヘルス学会編：周産期メンタルヘルスコンセンサスガイド 2017. http://pmhguideline.com/consensus_guide/consensus_guide2017.html

9) Yonkers KA, Wisner KL, Stewart DE, et al：The management of depression during pregnancy：A report from the American Psychiatric Association and the American College of Obstetricians and Gynecologists. Obstet Gynecol 114：703-713, 2009.

10) Grigoriadis S, VonderPorten EH, Mamisashvili L, et al：Antidepressant exposure during pregnancy and congenital malformations：Is there an association? A systematic review and meta-analysis of the best evidence. J Clin Psychiatry 74：e293, 2013.

11) Gao SY, Wu QJ, Sun C, et al：Selective serotonin reuptake inhibitor use during early pregnancy and congenital malformations：A systematic review and meta-analysis of cohort studies of more than 9 million birth. BMC Med 16：205, 2018.

12) 松島英介：抗うつ薬：形態奇形はパロキセチンだけの問題か，機能奇形の危険性はないか．精神科 35：134-141, 2019.

13) Byatt N, Deligiannidis KM, Freeman MP：Antidepressant use in pregnancy：A critical review focused on risks and controversies. Acta Psychiatr Scand 127：94, 2013.

14) Morales DR, Slattery J, Evans E, et al：Antidepressant use during pregnancy and risk of autism spectrum disorder and attention deficit hyperactivity disorder：Systematic review of observational studies and methodological cosiderations. BMC Med 16：6, 2018.

15) Qiao Y, Wang J, Li J, et al：Effects of depressive and anxiety symptoms during pregnancy on pregnant, obstetric and neonatal outcomes：A follow-up study. Obstet Gynecol 32：237-240, 2012.

16) Fairbrother N, Janssen P, Antony MM, et al：Perinatal anxiety disorder prevalence and incidence. J Affect Disord 200：148-155, 2016.

17) Ross LE, McLean LM：Anxiety disorders during pregnancy and post-partum period：A systematic review. J Clin Psychiatry 67：1285-1298, 2006.

18) Uguz F, Gezginc K, Zeytinci IE, et al：Obsessive-compulsive disorder in pregnant women during the third trimester of pregnancy. Compr Psychiatry 48：441-445, 2007.

19) Gentile S：Bipolar disorder and pregnancy：To treat or not to treat? BMJ 345：e3767, 2012.

20) Spauwen J, Krabbendam L, Lieb R, et al : Early maternal stress and health behaviors and offspring expression of psychosis in adolescence. Acta Psychiatr Scand 110 : 356-364, 2004.

21) Loomans EM, van der Stelt O, van Eijsden M, et al : Antenatal maternal anxiety is associated with problem behavior at age five. Early Hum Dev 87 : 565-570, 2011.

22) Marchetti F, Romero M, Bonati M, et al : Use of psychotropic drugs during pregnancy : A report of the international co-operative drug use in pregnancy (DUP) study : Collaborative Group on Drug Use in Pregnancy (CGDUP). Eur J Clin Pharmacol 45 : 495-501, 1993.

23) Dolovich LR, Addis A, Vaillancourt JM, et al : Benzodiazepine use in pregnancy and major malformations or oral cleft : Meta-analysis of cohort and case-control studies. BMJ 317 : 839-843, 1998.

24) Shapiro GD, Fraser WD, Frasch MG, et al : Psychosocial stress in pregnancy and preterm birth : Associations and mechanisms. J Perinat Med 41 : 631-645, 2013.

25) Wikner BN, Stiller CO, Bergman U, et al : Use of benzodiazepines and benzodiazepine receptor agonists during pregnancy : Neonatal outcome and congenital malformations. Pharmacoepidemiol Drug Saf 16 : 1203-1210, 2007.

26) Yonkers KA, Gilstad-Hayden K, Forray A, et al : Association of panic disorder, generalized anxiety disorder, and benzodiazepine treatment during pregnancy with risk of adverse birth outcomes. JAMA Psychiatry 74 : 1145-1152, 2017.

27) Barry WS, St Clair SM : Exposure to benzodiazepines in utero. Lancet 329 : 1436-1437, 1987.

28) Gidai J, Acs N, Bánhidy F, et al : An evaluation of data for 10 children born to mothers who attempted suicide by taking large doses of alprazolam during pregnancy. Toxicol Ind Health 24 : 53-60, 2008.

29) Gidai J, Acs N, Bánhidy F, et al : Congenital abnormalities in children of 43 pregnant women who attempted suicide with large dose of nitrazepam. Pharmacoepidemiol Drug Saf 19 : 175-182, 2010.

30) Uguz F : Pharmacotherapy of obsessive-compulsive disorder during pregnancy : A clinical approach. Braz J Psychiatry 37 : 334-342, 2015.

31) Vesga-López O, Blanco C, Keyes K, et al : Psychiatric disorders in pregnant and postpartum women in the United States. Arch Gen Psychiatry 65 : 805-815, 2008.

32) Zhong QY, Gelaye B, Fricchione GL, et al : Adverse obstetric and neonatal outcomes complicated by psychosis among pregnant women in the United States. BMC Pregnancy and Childbirth 18 : 120, 2018.

33) 患者調査の概況｜厚生労働省
https://www.mhlw.go.jp/toukei/saikin/hw/kanja/17/dl/kanja.pdf

34) Miller LJ, Finnerty M : Sexuality, pregnancy, and childbearing among women with

schizophrenia-spectrum disorders. JAMA 296：2582-2589, 1996. Psychiatr Serv 47：502-506, 1996.

35）Abel K, Rees S：Reproductive and sexual health of women service users：What's the fuss? Commentary on…Addressing the Sexual and Reproductive Health Needs of Women Who Use Mental Health Services. Adv Psychiatr Treat 16：279-280, 2010.

36）Miller LJ：Psychotic denial of pregnancy：Phenomenology and clinical management. Hosp Community Psychiatry 41：1233-1237, 1990.

37）Vigod SN, Fung K, Amartey A, et al：Maternal schizophrenia and adverse birth outcomes：What mediates the risk? Soc Psychiatry Psychiatr Epidemiol 55：561-570, 2020.

38）Howard LM：The psychosocial outcome of pregnancy in women with psychotic disorders. Schizophr Res 71：49-60, 2004.

39）Morken G, Widen JH, Grawe RW：Non-adherence to antipsychotic medication, relapse and rehospitalisation in recent-onset schizophrenia. BMC Psychiatry 8：32, 2008.

40）Leucht S, Tardy M, Komossa K, et al：Antipsychotic drugs versus placebo for relapse prevention in schizophrenia：A systematic review and meta-analysis. Lancet 379：2063-2071, 2012.

41）Abel KM, et al：2011. eLearning：Sexual, reproductive and mentalhealth. 2013.

42）Ennis ZN, Damkier P：Pregnancy exposure to olanzapine, quetiapine, risperidone, aripiprazole and risk of congenital malformations：A systematic review. Basic Clin Pharmacol Toxicol 116：315-320, 2015.

43）Krista F, Hernández-Díaz HS, Patorno E, et al：Antipsychotic use in pregnancy and the risk for congenital malformations. JAMA Psychiatry 76：938-946, 2016.

44）Bauer M, Pfenning A：Epidemiology of bipolar disorders. Epilepsia 46（Suppl 4）：8-13, 2005.

45）Kessler RC, Chiu WT, Demler, O et al：Prevalence, severity, and comorbidity of 12-month DSM-Ⅳ disorders in the National Comorbidity Survey Replication. Arch Gen Psychiatry 62：617-627, 2005.

46）Viguera AC, Tondo L, Koukopoulos AE, et al：Episodes of mood disorders in 2252 pregnancies and postpartum periods. Am J Psychiatry 168：1179-1185, 2011.

47）Di Florio A, Forty L, Gordon-Smith K, et al：Perinatal episodes across the mood disorder spectrum. JAMA Psychiatry 70：168-175, 2013.

48）Viguera AC, Cohen LS, Baldessarini RJ, et al：Managing bipolar disorder during pregnancy：Weighing the risks and benefits. Can Psychiatry 47：426-436, 2002.

49）松島英介：うつ病・双極性障害の妊婦・授乳婦への治療. 医学のあゆみ 266：523-527, 2018.

50）Patorno E, Huybrechts KF, Hernandez-Diaz S：Lithium use in pregnancy and the risk of cardiac malformations. N Engl J Med 376：2245-2254, 2017.

Ⅱ

51) Hernandez-Diaz S, Smith CR, Shen A, et al：Comparative safety of antiepileptic drugs during pregnancy. Neurology 22：1692-1699, 2012.

52) Meador KJ, Baker GA, Browning N, et al：Fetal antiepileptic drug exposure and cognitive outcomes at age 6 years（NEAD study）：A prospective observational study. Lancet Neurol 12：244-252, 2013.

53) Christensen J, Grønborg TK, Sørensen MJ, et al：Prenatal valproate exposure and risk of autism spectrum disorders and childhood autism. JAMA 309：1696-1703, 2013.

54) Mota NP, Chartier M, Ekuma O, et al：Mental disorders and suicide attempts in the pregnancy and postpartum periods compared with non-pregnancy：A population-based study. Can J Psychiatry 64：482-491, 2019.

COLUMN 3　周産期うつ病の予防にむけた介入
U.S. Preventive Services Task Force による最新の知見より

　自殺の重要な危険因子として精神疾患，とくにうつ病が知られているが，周産期うつ病については，自殺するリスクを高めるだけでなく自身の子どもを傷つける思考が生じやすくなることが報告されており[1]，母親とその子どもへの中長期的な悪影響が懸念されている。米国予防医専門委員会（U.S. Preventive Services Task Force，以下 USPSTF）*,**は，妊娠中や産後の女性の周産期うつ病への予防的介入の効果と有害性に関する系統的レビュー[3]を実施し，必要とされる予防的介入とその推奨グレードを提示した[4]。レビューされた予防的介入には，カウンセリング，医療制度の改善，身体活動，教育，支援的介入，その他の行動的介入が含まれ，さらには，ノルトリプチリン，セルトラリン，そしてオメガ-3脂肪酸といった薬理学的アプローチも検討された。

　レビューの結果，認知行動療法（cognitive behavioral therapy：CBT）と対人関係療法（interpersonal therapy：IPT）のカウンセリング介入による周産期うつ病の予防的効果について説得力のあるエビデンスが提示された。USPSTF は，周産期うつ病のリスクがある女性に対してカウンセリング介入を提供することの推奨グレードを B**と判定した。さらには，周産期うつ病のリスク要因〔うつ病の既往歴，現在の抑うつ症状，特定の社会経済的危険因子（例：低所得，若年またはひとり親）〕のある女性は，カウンセリング介入による効果が得られる可能性が示唆された。カウンセリングの性質上，深刻な有害事象が発生する可能性が低いことから，妊産褥婦へのカウンセリング介入の潜在的な有害性は少ないと判断された。カウンセリング介入を提供する適切なタイミングに関する十分なデータは示されなかったが，ほとんどの試験では妊娠後期に開始されており，妊娠中および分娩直後の期間に発生する自殺のリスクを継続的に評価することは合理的であると結論づけた。USPSTF は，カウンセリング介入以外の潜在的に有効な周産期うつ病の

---

*USPSTF は，コクラン共同計画（The Cochran Collaboration）と並び予防活動に関する質の高い研究データのエビデンスの提供や，科学的根拠に基づいた推奨を提示している米国の機関である。また，さまざまなトピックについて5段階（A，B，C，DまたはI）の推奨グレードで評価をしている[2]。

**USPSTF はカウンセリング介入を推奨している。カウンセリング介入による効果が中程度であるという高い確実性があるか，もしくは効果が中程度から高度であるという中程度の確実性があることを意味している[4]。

予防的介入方法（身体活動，乳児の睡眠教育，院内での育児教育，ピアカウンセリング，医療制度の改善，薬理学的アプローチなど）についても検討したが，試験数が少なくデータが不足していることから科学的根拠が不十分であると判断し，推奨はしていない。これらの介入が効果的な周産期うつ病の予防方法であることを実証するためには，より大規模な試験の必要性が示唆された。

　USPSTF がレビューした 20 件のカウンセリング介入研究のうち，12 件（60%）は米国で実施されたものであり，それ以外の研究も海外で実施されている。今後は，わが国における周産期うつ病へのカウンセリング介入の予防的効果の検証することに加えて，日本の妊産褥婦の自殺の実態および背景要因を把握したうえで，わが国の現状に沿った介入プログラムを確立していくことが重要であろう。

文　献

1）Jennings KD, Ross S, Popper S, et al：Thoughts of harming infants in depressed and nondepressed mothers. J Affect Disord 54：21-28, 1999.
2）U.S. Preventive Services Task Force.
　https://www.uspreventiveservicestaskforce.org/Page/Name/home
3）O'Connor E, Senger CA, Henninger ML, et al：Interventions to prevent perinatal depression：Evidence report and systematic review for the US preventive services task force. JAMA 321：588-601, 2019.
4）Interventions to Prevent Perinatal Depression, US Preventive Services Task Force Recommendation Statement. JAMA 321：580-587, 2019.

（髙井美智子）

A. 自殺予防

5　精神科

2）児童精神科からみた周産期メンタルヘルスの重要性

総合母子保健センター愛育クリニック小児精神保健科　**小平　雅基**

■ はじめに

　児童精神科医療とは，子どもの精神疾患を診断・評価し，精神療法や薬物療法といった医学的な介入を実施していくものであり，医学的な介入にあたっては，虐待をはじめとする家庭環境や家族支援の問題，特別支援教育やいじめ問題など学校教育に関する問題，情報化社会や貧困と関連した子どもの心の問題，子どもの人権や法に関連した問題，児童福祉や行政施策をめぐる問題などにも配慮していくこととなる。これらは理念的なことを述べているだけでなく，子どものメンタルヘルスケアの実務としての本質を表している。

　すなわち，子どもはいうまでもなく未分化な存在で，子どもをとりまく環境に強く影響を受けて（環境から学習して）成長していく。医療として医学疾患概念を中心にとらえながらも，一方でその環境と相互に影響し合いながら成長・変化していく様をみていきつつ，時に介入して支えていく必要がある。子どもにおける環境のかなりの割合を占める家庭あるいは養育者の影響は大変大きく，とくに出生直後から超早期の養育者-子関係に多大な影響を及ぼす母親の周産期メンタルヘルスが重要であることは想像に難くない。本項では，子どもの精神・心理的発達および愛着形成の観点から若干の考察を試みたいと考える。

■ 子どもの精神・心理的発達

　子どもは出生の後，身体の成長とともに，当然であるが精神・心理的な発達も認めていく。どのような段階で発達をしていくのか，さまざまな先達たちがその発達段階を概念・理論化している。葛藤の中心（リビドーの対象，すなわち快感を満たすための原動力となるエネルギーの向かう先）となる身体器官の違いという観点から，口唇期，肛門期，男根期（あるいはエディプス期）と呼

んだ Freud の理論はよく知られている[1]。最初期の口唇期に関していえば，乳児は母乳を吸うことと関連しており，リビドーの満足は主に口唇周辺に求められると理解されている。

　また Erikson は，Freud の流れをくみつつも，社会・文化的な要因を加えて，社会との相互作用において自我あるいは自己の発達をとらえようという心理社会的発達理論を提唱した。これは人生を一生涯発達して続いていくものととらえ，8つの発達段階に分けており，それぞれの段階での課題とそれに対する陥り得る社会的危機を対にしてあげている[2]。思春期までに限れば，最初期からの段階は「基本的信頼 vs 不信」「自律性 vs 恥と疑念」「自発性 vs 罪悪感」「勤勉性 vs 劣等感」「同一性 vs 役割の混乱」としている。最初期の「基本的信頼」については，必要なものを供給してくれる外的な存在が常に同じで連続的であるということを期待でき，また自分の能力を信頼できることを含むとされており，それを十分に確立できない場合に「不信」という危機をはらむこととなる。「基本的信頼 vs 不信」の課題について Erikson は，「乳児が最初期の経験から得る信頼の念の量は，食物や愛情の表示の絶対量に依存するのではなく，むしろ母親との関係の質に依るらしい」とも述べている[2]。

　Mahler は幼児期発達を子どもの心が母親との共生状態から離れ，自立した個人として成立していく経過（子どもの独立）という観点でとらえ，出生直後の自閉段階（自己と外界の区別がなく，生理的な反応のみが支配されている時期）と共生段階（母子が一体化しているが，緊張状態では外界へ関心を払う時期）を経て，生後4カ月くらいから5歳くらいまでの期間を分離-個体化過程と呼んだ[3]。母子関係を基本とする早期幼児期に始まり，父親が加わる三者関係に至り，それを通過していく経過で，自尊心と他者への信頼感，衝動の統制力，両価性の許容力，ライバルと共存する能力などの基本的機能を開発していることが幼児期の精神発達の意義であるとしている。

　これらの発達理論は，今日的には子どもを診るうえで重要な視点である神経発達症（発達障害）の機能的課題を十分に取り込んだうえでの理論ではないが（すなわち，子ども側の生来的な問題ゆえに定型の発達が得られにくいという視点は乏しい），それでもなお子どもの精神・心理的発達を考えていくうえでは十分に示唆に富んでいる。それぞれの発達論における観点は異なるが，理解の総体としては「実際の年齢は時間とともに進んでいくが，精神・心理的に関しては各段階の課題が解決されていないと，後に何度もその課題が現れてくる（その課題について向き合う必要が高まる）」ということになる。逆のいい方をすれば，各課題が解決（改善）されることで精神・心理的段階が発展・進行していくこととなる。またいずれの発達論においても，当然であるが，最初期の段階は子どもが養育者に「安定的に世話をされること」が最重要課題となっている。

■■■愛着（アタッチメント）について

　Bowlby は先にあげた精神分析的な理論を土台としつつも，観察研究を通して実証的に母子関係を理論的定式化していった[4]。以後 Ainsworth らがアタッチメント行動の研究を始め，進化生物学，動物行動学，認知心理学などの視点を加えて，アタッチメント理論は形成されていった。現在のところ，アタッチメントとは「危機的な状況に際して，あるいは潜在的な危機に備えて，特定の対象との近接を求め，またこれを維持しようとする個体の傾性」と規定することができる[4)5]。いい換えると，人は危機的な状況で陰性感情が高まった際に，アタッチメント対象へ近接することで，崩れた感情をなだめ回復するシステムを有している。そしてアタッチメントは自他に対する基本的な信頼感に通じることとなる。よって，より安定的なアタッチメント対象を有するほどに，危険な状況に至った際，素直に危険なシグナルを発することで，他者から助力を得られる確率が高くなることとなる[6]。またそれは，自律性の発達にも深く関与することとなる[7]。すなわち，危険なときにしっかりと頼れる対象をもつということは，危険でないときには積極的に探索行動を行うことができるということと表裏一体ということになる[8]。

　アタッチメントが成長とともにどう変化していくのかという疑問に関しては，当初 Bowlby[8]は，発達早期にアタッチメント経験の性質が個人に取り込まれ，それが対人関係の基本的な型となり，成長とともに形成されてくる社会的行動やパーソナリティと連続性があると考えていた。しかし現在は，多くの研究結果からこのような幼児期にあらかたの基本が決定されてしまうという考えは否定的なものと認識されており，さまざまな環境からの影響を受け，変化していくものと認識されている。アタッチメントの個人差の形成に関しては，気質性や遺伝性の要素がまったく否定されるわけではないが，近年の研究からは遺伝的要因よりも環境的な要因のほうに強い影響力があると考えられている[9]。したがって，幼少期に不安定なアタッチメントであったとしても，成人期までにさまざまな関係性の影響を受けて，安定型のアタッチメントが形成されていくこともまれではない。ただしアタッチメントの世代間伝達という視点でみると，養育者の養育の時点でのアタッチメントと子どものアタッチメントの質に関しては，有意に相関すると考えられている[10]。すなわち，周産期の母親のアタッチメントのあり方は，生まれてきた子どものアタッチメントのあり方に影響するということになる。

　以上のような視点から考えると，子どもの人生最初期においてアタッチメント対象の役割を担う母親がメンタルヘルスの不調な状態が続くということは，子どもの精神・心理発達の最初期の土台が動揺しているような状況といえる。

母親のメンタルヘルスが不調の場合に、必ず子どもが医療的な問題を呈するというわけではないが、児童精神科臨床と母親の周産期メンタルヘルスが密接な関係にあることはまず否定できないであろう。人生最初期の養育者と関係性を構築していくときに、例えば母親が重度のうつ状態で乳児の要求に対して応えられない状況であったとしたら、子どものアタッチメントシステムは安定的にはなりにくいことは容易に想像できる。

　さらにアタッチメントの性質を考えれば、そのアタッチメント対象がどれだけ多くの時間を共有してくれたかということが必ずしも重要なわけではなく、その個人が「つらいときや困ったときに適切にその対象が機能してくれたかどうか」が重要であるということはいうまでもない。したがって子どもだけでなく養育者自身のアタッチメントという視点からも、出産・子育てという状況で"援助が必要となっているとき"に、周囲の家族や医療・保健関係者に適切に助けてもらえたかどうかということは、ある意味アタッチメントを安定化させる可能性を有しているとも思われる。その支援の中核に周産期メンタルヘルスケアは位置しているといっていいであろう。

■ 愛着障害と神経発達症

　昨今臨床の現場では「愛着に問題がある子ども」は増えてきていると多くの子どもの心の専門家が感じている。DSM-Ⅳ-TR[11]では反応性愛着障害の下位分類として、「制限型」（緊張して警戒的であったり、きわめて矛盾した関係性など）と「脱抑制型」（よく知らない相手にも過度の馴れ馴れしさを示すなど）とに分けていたが、「脱抑制型」は昨今中核病理が必ずしもアタッチメントではないと理解されており、DSM-5[12]では「脱抑制型対人交流障害」として「反応性愛着障害」と分離された（しかし「不適切な養育環境」によるものとの理解は共通している）。「反応性愛着障害」は、選択的な愛着対象すら有していない最重度の愛着障害で、まれなものである。

　Zeanah らは、養育者にアタッチメントはしているものの、虐待・ネグレクトを受けてアタッチメントに関わる行動が著しくゆがんでいる症例をまとめ、「アタッチメント障害」という診断概念を提唱している[13]。これらの「安全基地のゆがみ」のある子どもの特徴は、「①自己を危険にさらす攻撃的な行動」「②探索が制限され過剰なしがみつき」「③特定の養育者に対する過剰な警戒心と不安な過服従」「④役割逆転した面倒見」としている。これは DSM-5 では規定されていない診断概念であるが、おそらくは臨床家が感じているアタッチメントをめぐる問題を呈する子どもを分類するうえでは重要な診断枠組みと考えられる。

　アタッチメントをめぐる問題は，「不適切な養育」により起こされるもので，当然であるが神経発達症（発達障害）の基本診断概念とは立場が異なる。よってそれぞれの典型像はまったく異なるのであるが，反応性愛着障害（あるいはそれに近い病理の）の子どもが困った際でも養育者にアタッチメントしてこない様が，ある意味「自閉的」にみえたり，脱抑制型対人交流障害の児が誰彼かまわず寄っていく様が「多動的」にみえたりといった場合は，臨床上少なからず発生する。とくに評価する医師側に，アタッチメントの観点が十分に有されていない際にはその可能性はより高まるであろう。また神経発達症の特性を有する子どもの育児が，養育者にとって相当の困難を有することを考えれば，養育者が神経発達症の子どもに時に不適切な関わりをしてしまう可能性は十分にある。そのような場合には，神経発達症とアタッチメント障害の両者が起きてくることとなる。そのように考えると，神経発達症とアタッチメント障害とは，常に鑑別と併存の視点をもって評価していくべき関係といえる。

　例えば一つの診断概念として，van der Kolk が提唱する Developmental Trauma Disorder（発達性トラウマ障害）[14] というものがある。これは DSM-5 の改訂にあたって提案書[15]が提出されたものである。結局，DSM-5 には取り入れられることはなかったのだが，十分に注目しておくべき診断概念といえる。基本的な枠組みとしては，長期にわたる逆境的な体験をしている児童において，①感情および身体調節の障害，②注意と行動の調節障害，③自己および対人関係における調節障害，④トラウマ関連症状の存在を認め，そのためにさまざまな領域において問題を呈しているものとした診断概念である。臨床像としては，幼児期に愛着形成に障害を呈し，学童期になると注意欠如多動症の多動性と破壊的行動が前面に現れ，思春期に PTSD や解離症状の明確化などが起きてきて，成人期になると一部は複雑性 PTSD に進展するといった流れを想定している。この診断概念が今後どのように展開していくかは不明であるが，このようにアタッチメント障害と神経発達症とをつなぎ合わせた臨床視点は求められているといえる。

　またアタッチメントとは別個の話題として，神経発達症の専門臨床領域において，昨今，超早期（1歳過ぎ）からの療育の重要性が訴えられるようになってきている。自閉スペクトラム症に対する超早期療育プログラムとしての Early Start Denver Model（ESDM）は，地域介入群との RCT が実施され，2年経過時点での認知発達，適応行動の両方において，ESDM 群のほうが有意な発達を認めた[16]。この結果から一時期は，一般メディアでも "Hope for Reversing Autism" とまで ESDM が注目されることとなった。最近ではそこまでの過剰な期待は収束してきているが，それでも自閉症の中核的な領域に一定の効果が期待されている[17]（図Ⅱ-18）。すなわち，超早期に自閉症のスクリーニング

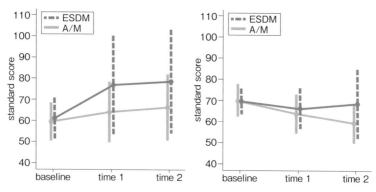

図Ⅱ-18 研究開始時から time 1（1 年後）と time 2（2 年後）の ESDM 群と A/M 群（地域介入群）それぞれの推移（平均±1 SD）

　左図は認知発達の指標となる Mullen Scales of Early Learning（MSEL），右図は適応行動の指標となる The Vineland Adaptive Behavior Scales（VABS）

がなされ，必要な児に対してエビデンスに基づいたインテンシブな介入がなされることで，自閉症児の問題の軽減が得られるという可能性である。

　以上のようなアタッチメント関連および神経発達症関連の臨床の流れを統合すると，0〜1 歳の子どもに対して虐待防止的な視点も含めたアタッチメント促進的なケアと神経発達症の早期スクリーニング（場合によっては超早期の療育の導入）を併せて実施していくことと，母親に対して周産期メンタルヘルスケアを提供することはほぼ同時期の課題といえ，今後その両者を提供できる医療機関が望まれることはまず間違いない流れと考える。

■■ 親子の関係性に注目した治療

　ただし，母親のメンタルヘルスの治療者としての立場と子どものメンタルヘルスの治療者の立場は，必ずしも同一なものではない。例えば，母親が子どもに不適切な関わりが疑われた際に，両者の目指すところは同じではあるものの，どうしても母親側に立たざるを得ない立場と，子どもの側に立たざるを得ない立場とでは，アプローチはやや異なるであろう。また子どもの発達課題に対する興味にも温度差があることも否めない。よって，基本的には周産期メンタルヘルスケアを実施するユニットと，子どもの心の臨床をするユニットは独立して存在したうえで，協働が求められるものと考える。

　ただし，最近では親子の関係性をターゲットにした治療も登場してきている

ので，以下に紹介しておきたい。親子相互交流療法（Parent-Child Interaction Therapy：PCIT）は，開発当初は2〜7歳の破壊的行動の問題をもつ子どもと親が対象とされ，問題行動の軽減効果はメタ解析でも示された[18)19)]。2004年にChaffinら[20)]が被虐待児童に対しての介入研究を実施し，一般的な介入に比べて有意に身体的虐待再開率が低いとの結果を示したことなどから，いまでは米国のThe National Child Traumatic Stress Networkでトラウマを受けた子どもに対する立証された治療法の一つとしてもあげられている。さらには自閉スペクトラム症児に対する有用性も報告され[21)22)]，その対象は拡大傾向にある。

　PCITではプレイルームの中で親子に遊んでもらい，治療者は隣の観察室から，ワンウェイミラーあるいはモニターで親子を観察し，トランシーバーを介して直接親に声かけを行っていく。親はイヤホンで治療者の指示を聞くため，子どもにコーチング内容は伝わらない設定となっている（図II-19）[23)]。親が子どもと交流しながら新たなスキルを身につけていき，子どもの変化をその場で実感できることが大きな特徴である。親の養育スキルを向上させつつ，子どもの問題行動を軽減させることとなる。

　もちろんこのような治療だけで母親のメンタルヘルスの問題が改善していくというわけではないが，育児に困難を抱える母親に対する支持的な介入技法の一つとして検討していく価値は十分にあるものと考えている。

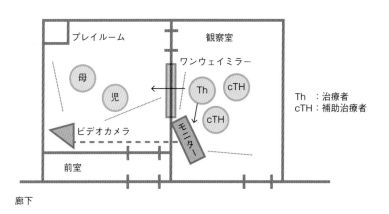

図II-19　愛育クリニックでのPCIT用の部屋の設置

〔文献23）より引用〕

Th　：治療者
cTH：補助治療者

Ⅱ 各 論

文 献

1) Tyson P, Tyson RL：Psychoanalytic Theory of Development：An Integration. Yale University Press, New Haven & London, 1990.〔馬場禮子監訳：精神分析的発達論の統合①，岩崎学術出版，東京，2005.〕

2) E. H. エリクソン，仁科弥生訳：幼児期と社会 1，みすず書房，東京，1977.

3) Mahler MS, Pine F, Bergman A：The Psychological Birth of the Human Infant. Basic Books, New York, 1975.〔高橋雅士，織田正美，浜畑紀訳：乳幼児の心理的誕生；母子矯正と個体化，黎明書房，愛知，1981.〕

4) Bowlby J：Attachment and Loss. Vol 1：Attachment. Basic Books, New York, 1969.〔黒田実郎，大羽蓁，岡田洋子，他訳：母子関係の理論；Ⅰ愛着行動，岩崎学術出版，東京，1976.〕

5) 数井みゆき，遠藤利彦：アタッチメント：生涯にわたる絆，ミネルヴァ書房，東京，2005.

6) Music G：Nurturing natures：Attachment and Children's Emotional, Sociocultural and Brain Development. Psychological Press, New York, 2011.〔鵜飼奈津子監訳：子どものこころの発達を支えるもの；アタッチメントと神経科学，そして精神分析の出会うところ，誠信書房，東京，2016.〕

7) Goldberg S：Attachment and Development. Arnold, London, 2000.

8) Bowlby J：A Secure Base：Parent-Child Attachment and Healthy Human Development. Basic Books, New York, 1988.

9) Bokhorst CL, Bakermans-Kranenburg MJ, Fearon RMP, et al：The importance of shared environment in mother-infant attachment security：A behavioral genetic study. Child Dev 74：1769-1782, 2003.

10) van IJzwndoorn MH：Adult attachment representations, parental responsiveness, and infant attachment：A meta-analysis on the predictive validity of the adult attachment interview. Psychological Bulletin 117：387-403, 1995.

11) American Psychiatric Association：Diagnostic and Statistical Manual of Mental Disorders. 4th edition Text Revision（DSM-Ⅳ-TR），American Psychiatric Association, Washington DC, 2000.

12) American Psychiatric Association：Diagnostic and Statistical Manual of Mental Disorders. 5th edition（DSM-5），American Psychiatric Association, Washington DC, 2013.

13) Zeanah C, Boris N：Disturbances and disorders of attachment in early childhood. In Zeanah C, ed. Handbook of Infant Mental Health. Guilford Press, New York, 2000, pp353-368.

14) van der Kolk B：Developmental trauma disorder：Toward a rational diagnosis for children with complex trauma histories. Psychiatric Annals 35：401-408, 2005.

15) http://www.traumacenter.org/announcements/DTD_papers_Oct_09.pdf

16) Dawson G, Rogers S, Munson J, et al：Randomized, controlled trial of an intervention for toddlers with autism：The early start Denver model. Pediatrics 125：e17-e23, 2010.

17) Warren Z, McPheeters ML, Sathe N, et al：A systematic review of early intensive intervention for autism spectrum disorders. Pediatrics 127：e1303-e1311, 2011.

18) Eyberg S：Parent-child interaction therapy：Integration of traditional and behavioral concerns. Child & Family Behavior Therapy 10：33-46, 1988.

19) Thomas R, Zimmer-Gembeck MJ：Behavioral outcomes of parent-child interaction therapy and triple P-Positive Parenting Program：A review and meta-analysis. J Abnormal Child Psychology 35：475, 2007

20) Chaffin M, Silovsky J, Funderburk B, et al：Parent-child interaction therapy with physically abusive parents：Efficacy for reducing future abuse reports. J Consult Clin Psychol 72：500-510, 2004.

21) Masse JJ, McNeil CB, Wagner SM, et al：Parent-child interaction therapy and high functioning autism：A conceptual overview. J Early Intensive Behavior Intervention 4：714-735, 2007.

22) Petrenko CLM：A review of intervention programs to prevent and treatment behavioral problem in young children with developmental disabilities. J Dev Phys Disabil 25：651-679, 2013.

23) 齋藤真樹子, 細金奈奈：第3章6「ペアレントトレーニング」. 宮本益知, 橋本圭司編, 発達障害のリハビリテーション；多職種アプローチの実際, 医学書院, 東京, 2017, pp255-265.

A. 自殺予防

6　心理士

埼玉医科大学病院救急科　髙井　美智子

■■■臨床心理士と公認心理師

　臨床心理士とは，臨床心理学に基づく知識や技術を用いて，人のこころの問題にアプローチする職種で 1988 年に設立された日本臨床心理士資格認定協会が定める民間資格である。公認心理師[1]とは，2015 年 9 月に公認心理師法が議員立法により成立誕生した，心理職としては唯一の国家資格である。2 つは別々の資格であり，その養成課程におけるカリキュラムの相違が存在するものの，いずれの資格も心理学を基礎とした "こころの問題" に取り組み，その活動領域は，教育，医療・保健，福祉，司法・矯正，労働・産業，学術・研究など多岐にわたる。また，公認心理師の受験資格に臨床心理士有資格者への経過措置をとっていることから，心理職の多くが両方の資格をもつことが推察される。なお，本項では，両方の資格をもつ心理職やいずれかの資格をもつ心理職，それ以外の心理系資格をもつ心理職を考慮して，「心理士」と統一する。

■■■妊産褥婦の自殺に関連する心理社会的要因

　これまで自殺に関連する要因（危険因子）が明らかとなっているが，近年，国内外において妊産褥婦の自殺についての調査研究が活発に行われ，関連する心理社会的要因が徐々にわかってきている。例えば，Khalifeh ら[2]は，精神疾患をもつ人々による自殺と殺人に関する国家機密調査（UK National Confidential Inquiry into Suicide and Homicide by People with Mental Illness；NCISH）の 1997～2012 年のデータを用いて，周産期（妊娠中から産後 1 年）の女性と周産期以外の女性の自殺を比較しところ，周産期に自殺した女性は，若く，結婚しており，パートナーと同居している傾向が高かった。また，うつ病が主な診断であり，精神疾患の罹患年数が 1 年未満である傾向が認められた。一般人口を対象とした研究では，自殺企図の既往，パートナーからの暴力，十代の妊娠，

低所得国からの移民, 産科または新生児の合併症, そして併存疾患が周産期の自殺に関連していることがわかっている[3)-5)]。

　自殺で死亡する人の多くが精神疾患に罹患しており, 周産期に自殺した女性の多くにも精神疾患の既往歴が認められる。英国では自殺した妊産婦の約61％, オーストラリアでは28％に精神疾患の既往歴があった[6)]。日本では, 2005～2014年の東京都内で妊産褥婦の異常死についての調査が行われ, 妊産褥婦の異常死89例のうち, 63例（妊娠中23例, 産後40例）が自殺であり, 産後に自殺した女性の約6割が精神疾患の治療中で, 約3割が産後うつ病であったと報告された[7)]。このように, 自殺の強力な危険因子として精神疾患があるが, 周産期の精神疾患には異なる臨床症状が存在する。例えば, 周産期の女性は, 周産期以外の時期と比較して精神疾患の治療薬を中断する割合が高く, 産後に突然発症する傾向があり, 精神疾患を急速に悪化させる可能性が高い[8)-10)]。また, 周産期うつ病の症状には, 顕著な不安感・恐怖感が特徴としてあり, 産後うつ病を発症する女性は妊娠前期に不安を呈する傾向があることがわかっている[11)]。周産期でうつ病を発症する女性の特性として, 自信や自己効力感が低く, 他者の言動に敏感であり, 公的自己意識（容姿や振る舞いなどの他者が観察できる自己の部分に向く意識）や自己没入傾向（自分に注目をむけやすい傾向）といった特徴がある[12)]。

　周産期の女性は, 妊娠中の内分泌変動の影響を受けるだけでなく, さまざまな心理社会的影響を受ける。妊娠発覚時の周囲の反応, とくにパートナーや兄姉となる子どもが喜んでくれているか否か, 経済的に困窮している家庭や, 予期しない妊娠の際には困惑や否定的な態度をとられる可能性があり, これが妊娠中の女性にとって大きな心理的負荷となり得る。また, 仕事にやりがいをもち働く女性が妊娠した際に, 今後, いままでどおりに仕事をすることができなくなるかもしれないあせりや不安を呈することがあるが, これはごく自然な反応ともいえる。出産後についても, 現在のところでは, 子どもの主たる養育者は女性が引き受けることが多い。生まれたばかりの子どもは, 無力で言葉で要求を伝えることができないため, 母親は育児書や経験者からの意見などを参考に子どものニーズをくみ取り, 昼夜問わず, かかりきりで世話をするのである。それが, 毎日続けば精神的にも肉体的にも消耗することは容易に想像できる。ここに, パートナーや家族といった周囲の支え（ソーシャルサポート）が不足した場合, 母親は家に残され孤立してしまい, うつ病を発症しても発見が遅れ重症化が進み, 自殺行為に至る可能性がある。

■ 心理士による妊産褥婦の自殺予防

　心理士は，医療現場においてクライエントを biopsychosocial model（生物-心理-社会モデル）でとらえて治療・支援を行うなかで，心理アセスメントにより患者の認知や感情，知能，性格傾向などの心理的側面を評価し，そこから得られた結果に基づいて適切な心理療法や支援を提供する。このようなクライエントの心理的側面への介入は心理士の独自性と専門性といえる。そのため，自殺の危険性がある妊産褥婦が抱える心理社会的問題の解決には，心理士が重要な役割を担えると考えられる。

　筆者が所属する救急医療の現場には，日常的にけがや病気などにより患者が救急搬送され治療や支援を受けており，そのなかには精神科的問題を抱えた患者が数多く含まれている。自殺企図や自傷行為によるものが主流で，妊娠中の女性や，搬送後に1歳未満の子どもがいる女性への介入が必要となることも少なくない。本項では，筆者の臨床経験をもとに国内外における先行研究などをふまえて，妊産褥婦の自殺予防において心理士が担う役割について，心理アセスメントと心理的援助を中心に論述する。

▶ 1. 自殺の危険性のある妊産褥婦への心理アセスメント

　自殺の危険性の有無にかかわらず，心理士が行うアセスメントでは，クライエントのパーソナリティ，精神症状，認知および行動のパターン，悩みや問題の背景，環境要因（ストレッサー）などから抱える問題の背景にある全体像を整理し明らかにしていく。ただ悪いところや問題点をみつけるのではなく，その人の健康的な部分や機能している部分をみつけ，全体像としてとらえる。通常，心理士はゆっくり時間をかけてクライエントとの間にラポール（親和感）を形成し，こころの内面開示を促すような面接を行うのであるが，自殺の危険性のあるクライエントを支援する機会は突如としてあり，限られた時間や場所でアセスメントを行うことになる。そのため，クライエントとのファーストコンタクト時には，心理士個人がもつ自殺についての偏見や否定的態度に十分に留意し，共感的理解を示すなどの援助的コミュニケーションを図りながら心理アセスメントを行う。

　自殺の危険性のある妊産褥婦への心理アセスメントでは，自殺する危険性に比重をおいた評価をすることが必要となる。その項目は多岐にわたるが，"危険因子" と "保護因子" そして "自殺念慮" がとくに重要であるとの指摘がある[13][14]。危険因子とは，自殺する危険性を高める要因のことで，個人的因子（過去の自殺企図，精神疾患，アルコールまたは薬物の乱用など），社会文化的因子

（支援を求めることへのスティグマ，ヘルスケアへのアクセスの障害など），状況的因子（失業や経済的損失，関係性または社会性の喪失，自殺手段への容易なアクセスなど）といった多角的な要素が含まれている。一方で，自殺の危険性を下げる保護因子として，家族やコミュニティの支援との強い結びつき，問題解決や紛争解決，不和の平和的解決スキル，自殺を妨げ自己保存を促すような個人的・社会的・文化的・宗教的信条などがある[15]。これらによって相対的な自殺の危険性を評価することができるが，それと並行して，"どの程度自殺する危機が差し迫っているのか"ということを評価するためには，いま現在の自殺念慮（いま自殺を考えているか），自殺念慮の強度（本気度）と持続性（いつから続いているか），計画性（いつ，どこで，どのような方法で自殺しようと考えているか）・準備性（自殺手段の準備をしているのか），そして，これまでの自殺企図歴や衝動性（いつ死のうと思い行動したか）について妊産褥婦本人に確認する[14,16]。このように総合的な自殺リスクの評価を心理士が実施することで，今後，保健医療や地域福祉などのさまざまな分野において，自殺に傾倒した妊産褥婦一人ひとりを適切な介入や支援につなげていくことが可能となる。

　前述したように，自殺する危険性のある妊産褥婦の多くは精神的・心理社会的問題を抱え，生きづらい状況に置かれていることから，妊産褥婦をとりまく生きにくい環境や状況を把握し，それらを改善することは自殺予防のなかでも非常に重要である[17]。例えば，孤立した育児環境，パートナーからの暴力・ハラスメント，育児に関する不安・悩み，生活苦などに関する相談窓口といった身近にあって利用することが可能な社会資源や福祉制度に関する知識を心理士がもつことで，自殺の危険性がある妊産褥婦を適切な専門職や相談機関に確実かつ迅速につなぐことが可能となる。また，ソーシャルワーカーがいない職場では，少なくとも必要な社会資源や利用可能な福祉制度についての情報提供を心理士が行うことができるだろう。

2. 自殺の危険性のある妊産褥婦への心理的援助

　心理アセスメントをもとに，自殺する危険がある妊産褥婦一人ひとりに心理的援助を行っていくのであるが，それは，周産期の女性が問題を抱えた場面で，自殺以外の適応的な問題解決の選択肢を選べるように援助することが中心となる。これまでの調査研究で自殺予防の効果として科学的根拠が示されている心理療法ならびに介入モデルを紹介したい。

　Zalsman ら[18]が発表した，自殺予防戦略の効果についての系統的レビューによると，弁証法的行動療法（dialectical behavioral therapy；DBT）を含む認知行動療法（cognitive-behavioral therapy；CBT）を基本とした心理療法が自殺

関連行動の予防に一定の効果があることが示された。また，Hawton ら[19]が行った系統的レビューでも，CBT を基本とした心理療法が自傷行為を繰り返す患者を減らすことに効果があることが認められた。日本の救急医療施設において心理士を含むメンタルヘルスの専門家らが自殺未遂者に対してケース・マネージメント介入を実施したところ，対照群（強化された通常介入）に比べて，1.5 年以上（最長で 5 年間）のフォローアップ期間中，6 カ月にわたって自殺再企図を抑止したことが明らかとなった[20]。周産期うつ病の予防については，米国予防医専門委員会[21]（U.S. Preventive Services Task Force；USPSTF）が，妊娠中や産後の女性に対する周産期うつ病の予防的介入の効果と有害性に関する系統的レビューを実施したところ，CBT と対人関係療法（interpersonal therapy；IPT）の精神療法（心理療法）が周産期うつ病に予防的効果があるというエビデンスが示された。USPSTF は，周産期うつ病のリスク要因〔うつ病の既往歴，現在の抑うつ症状，特定の社会経済的危険因子（例：低所得，若年またはひとり親）〕のある女性は，これらの精神療法（心理療法）による効果が得られる可能性があると結論づけた[22]。このように，カウンセリングスキルなどの心理士の専門性が，妊産褥婦の自殺予防の効果的な支援方法のなかに生かされるのであるが，筆者が所属する救急医療の現場のように，自殺の危険性が高い妊産褥婦を発見したとしても，プライバシーの保たれた環境や，静かで落ち着いて話せる空間でこれらの精神療法（心理療法）を継続的に実施するのは難しい場合がある。それでも，日常の臨床業務のなかに，自殺予防の視点を加えて，これまでに自殺予防への効果が認められている CBT や IPT などの心理療法や，ソーシャルワークの要素を含んだケース・マネージメントの介入方法を参照し，独自の心理的援助を提供することが，その後起こり得る自殺の予防につながるであろう。そして，限られた時間や空間のなかで最大限の支援を妊産褥婦に提供するためには，妊産褥婦への治療や支援に携わる支援者を巻き込み，必要な情報を共有し合い，常に変化する妊産褥婦の状況に配慮しながら援助方法を検討し実施するということが大切である。

　近年，自殺の危険性のある人の背景にある精神疾患を含む多面的な問題に対して，医師，看護師，ソーシャルワーカーなどのさまざまな職種が，それぞれの専門性と独自性を互いに認め活かしながら，チームとして患者に関わることが重要かつ効果的とされている。この多職種連携により妊産褥婦の自殺予防を行うなかで，心理士は自殺の危険性のある妊産褥婦に対して心理アセスメントを行い，それに基づいた心理的援助を状況に応じて実施する，いわゆる “援助者” としての役割をもっている。この役割に加えて，母親本人やその子ども，家族を適切な専門職へとつないだり，多様な職種間の関係性を円滑にするチーム医療の “調整役” としての役割を担うこともできる[23)24]。チームの発達段階

やタイプ，チーム内力動を見極めて多職種による協同作業が有効に機能するための調整役としても心理士が適任であるといえよう。

■■ 周産期のメンタルヘルスに関する心理士の課題

　日本臨床心理士会が2018年に実施した「医療保健領域に関わる会員（臨床心理士）を対象としたウェブ調査」[25]では，回答者（999名）の"勤務先診療科・診療支援部門"として小児科が136名（約14％），産科・婦人科が39名（約4％），母子周産期医療センターが30名（3％），そして救急科が18名（2％）であった。このように，妊娠中から産後における女性のメンタルヘルス不調に気づき，アセスメントや心理的援助を提供し，必要な支援へとつなぐ役割を担う心理士の数が限られている現状がある。また，たとえ経験豊富な心理士であっても，クライエントから「死にたい」と自殺をほのめかす発言を受けたとき，緊張や不安，自信のなさ，焦燥感などの著しいストレスを伴うものである。そこには，自殺は予測することがきわめて難しい現象であることや，自殺リスクの評価を含む自殺の危機にあるクライエントへの支援についての知識不足や技術的な懸念と，それらを補う教育が整備されていないという指摘がある[26]。今後は，危機介入などの自殺予防に関する知識やスキルなどの向上を図る研修や，心理職の養成体系についての見直しをするなど，妊産褥婦の自殺予防を担う心理士を体系的に育成していくことが今後の課題であろう。

　2017年に心理職の国家資格である公認心理師が誕生したことで，今後，さらなる心理職の活躍の場が広がることが予想される。医療や福祉，行政といったさまざまな領域において妊産褥婦に関わる機会のある心理士は，周産期うつ病や自殺を頭の片隅におながら，通常業務のなかで交わされるコミュニケーションや観察場面で「気づく」ことが妊産褥婦の自殺を予防するための重要な一歩となる。

文　献

1) 厚生労働省：公認心理師（2015）.
　 http://www.mhlw.go.jp/stf/seisakunitsuite/bunya/0000116049.html

2) Khalifeh H, Hunt IM, Appleby L, et al：Suicide in perinatal and non-perinatal women in contact with psychiatric services：15 year findings from a UK national inquiry. Lancet Psychiatry 3：233-242, 2016.

3) Thornton C, Schmied V, Dennis CL, et al：Maternal deaths in NSW（2000-2006）from nonmedical causes（suicide and trauma）in the first year following birth. Biomed Res Int 2013：623743, 2013.

4) Esscher A, Essén B, Innala E, et al：Suicides during pregnancy and 1 year postpartum in Sweden, 1980-2007. Br J Psychiatry 208：462-469, 2016.

5) Fuhr DC, Calvert C, Ronsmans C, et al：Contribution of suicide and injuries to pregnancy-related mortality in low-income and middle-income countries：A systematic review and meta-analysis. Lancet Psychiatry 1：213-225, 2014.

6) Austin MP, Kildea S, Sullivan E：Maternal mortality and psychiatric morbidity in the perinatal period：Challenges and opportunities for prevention in the Australian setting. Med J Aust 186：364-367, 2007.

7) Takeda S, Takeda J, Murakami J, et al：Annual report of the Perinatology Committee, Japan Society of Obstetrics and Gynecology, proposal of urgent measures to reduce maternal deaths. J Obstet Gynaecol Res 43：5-7, 2015.

8) Petersen I, McCrea RL, Osborn DJP, et al：Discontinuation of antipsychotic medication in pregnancy：A cohort study. Schizophr Res 159：218-225, 2014.

9) Petersen I, Gilbert RE, Evans SJW, et al：Pregnancy as a major determinant for discontinuation of antidepressants：An analysis of data from the Health Improvement Network. Clin Psychiatry 72：979-985, 2011.

10) Taylor CL, Stewart R, Ogden J, et al：The characteristics and health needs of pregnant women with schizophrenia compared with bipolar disorder and affective psychoses. BMC Psychiatry 15：88, 2015.

11) 尾崎紀夫：成因・危険因子；抑うつ的な妊産婦の心を理解し，対応する；産後うつ病健診実施などを踏まえて．精神科臨床 Legato 4：16-21，2018.

12) 安藤智子：Ⅰ周産期のメンタルヘルス．母性衛生 53：208-214，2012.

13) 高橋祥友：予防と治療．自殺の危険；臨床的評価と危機介入，第3版，金剛出版，東京，2014.

14) 松本俊彦：自殺念慮のアセスメント；CASE アプローチ．精神科治療学 30：325-332，2015.

15) 日本精神神経学会精神保健に関する委員会編著：日常臨床における自殺予防の手引き．精神神経学雑誌 115：付録，2015.

16) 張賢徳：自殺リスクの評価；ハイリスク者の発見と対応（シンポジウム；心身医学における自殺予防の重要性）．心身医学 56：781-788，2016.

17) 山田素朋子：自殺未遂者の初期介入で必要なスキル．精神科治療学 30：339-343, 2015.

18) Zalsman G, Hawton K, Wasserman D, et al：Suicide prevention strategies revisited：10-year systematic review. Lancet Psychiatry 3：646-659, 2016.

19) Hawton K, Witt KG, Salisbury TLT, et al：Psychosocial interventions following self-harm in adults：A systematic review and meta-analysis. Lancet Psychiatry 3：740-750, 2016.

20) Kawanishi C, Aruga T, Ishizuka N, et al：Assertive case management versus enhanced usual care for people with mental health problems who had attempted sui-

cide and were admitted to hospital emergency departments in Japan（ACTION-J）： A multicenter, randomized controlled trial. Lancet Psychiatry 1：193-201, 2014.

21）U. S. Preventive Services Task Force. https://www.uspreventiveservicestaskforce.org/Page/Name/home（accessed Jan. 2020）

22）US Preventive Services Task Force：Interventions to prevent perinatal Depression： US Preventive Services Task Force Recommendation Statement. JAMA 321：580-587, 2019.

23）安東友子，塩月一平，穐吉條太郎，他：多職種チームでの臨床心理士の役割．救急医学 36：829-832，2012.

24）川島義高，伊藤敬雄，中井有希，他：高度救命救急センターにおける臨床心理士の役割．臨床精神医学 38：1279-1286，2009.

25）一般社団法人日本臨床心理士会第3期後期医療保健領域委員会：2018年度医療保健領域に関わる会員を対象としたウェブ調査（2017年度状況）結果報告書，2019年6月.

26）Rothes IA, Henriques MR, Leal JB, et al：Facing a patient who seeks help after a suicide attempt：The difficulties of health professionals. Crisis 35：110-122, 2014.

A. 自殺予防

7 ソーシャルワーカー

あさくさばしファミリーカウンセリングルーム公認心理師・精神保健福祉士 **野口 澄子**

▉▉ 妊産婦に対するソーシャルワークとは

　妊娠出産は,「女性が母となる」生涯最大のライフイベントの一つである。それは, 母性の獲得と次世代の育成という次なる心理発達段階にむけて, まったく新たな適応様式を求められることになる。それは, 一つは養育という高度な社会的技能を遂行することであり, もう一つは, 子の誕生を歓迎し, 自分の母性を肯定してわが子と愛着を築くことである。大別するとこの二つの課題をめぐって, 妊娠を契機にそれまで表面化していなかった問題が顕在化する。前者においては, 母親自身の養育能力が低いと育児困難を招き, 後者においては, 育児の緊張と自責感が過度になると周産期うつ病を発症する。

　妊産婦メンタルヘルスに対するソーシャルワークは, これらの問題を正しくアセスメントし, 育児負担の軽減を図って環境調整すること。そして母親のこころを支え, 子の誕生と育児に安心を見出せるように心理的援助を行うことである。

　それが妊産婦の虐待や自殺の予防に直結する。本項では, この母子の生命にかかわる, 妊産婦メンタルヘルスに携わるソーシャルワーカーに必要なアセスメントの視点と, その具体的な支援について述べる。

　なお, 本項では主たる養育者を「母親」と表記して記述する。

▉▉ 虐待と自殺リスクの高い妊産婦の背景と特徴

　妊産婦メンタルヘルスの危機のなかでも, 虐待や自殺の予防を図るうえで重視しなければならないのは, 前述したとおり, 母親の養育能力に問題がある場合と, 周産期うつ病のある場合である。この二つの問題を次に概説する。

表Ⅱ-6 DSM-5

	DSM-5	軽度知的能力障害の周産期における問題
実用的領域	ADL など身辺の自律作業の領域	子どもの身のまわりの世話がうまくできない
概念的領域	読み・書き・ソロバン，時間や金銭の使い方の領域	育児の計画・段取り，時間やお金の管理ができない
社会的領域	コミュニケーション，他者の心理や社会的立場など社会性理解の領域	子の情緒の読みとりと応答，相互関係の形成ができない

1．養育能力の低さによる育児困難

　養育に求められるのは，子の健康管理や身のまわりの世話，そのマネージメント，さらには子の情緒を読みとり，それに適切に応答することである。実はこれらは知的能力に依拠している。DSM-5は，この知的能力が人の生活に及ぶ領域を A. 実用的領域，B. 概念的領域，C. 社会的領域の3つの領域に分類し，支援が必要となるその度合いに応じて，知的能力障害の程度を判定することとしている（表Ⅱ-6）。この表をみてわかるとおり，育児には，あらゆる領域において高度な知的能力が求められていることになる。

　それはバースコントロールに始まり，妊婦となれば母体の健康管理，通院，妊娠届けなどの各種出産準備（実用的領域），それらの計画立て，時間・金銭管理（概念的領域），産後にはこれらの領域において子の身のまわりの世話が加わり，さらに高度な能力として子との情緒的コミュニケーション（社会的領域）が求められてくる。

　これらの遂行能力が不十分な場合は，妊娠の維持管理，育児困難，子ども虐待，そして母親本人の精神的失調や不適応行動を招くことになる。虐待の多くはこれに起因している[1]。この能力不全や低下をもたらすものが主に軽度知的能力障害と，知的能力障害とは異なるが，統合失調症の，二つの障害である。

　統合失調症については，急性期の幻覚・妄想状態など症状は激しいが，治療が奏効する疾患であり，妊産婦への支援は，この原疾患の治療が何にも増して重要になる。この点，ソーシャルワーカーの役割は，本人と治療機関をつなげることである。この点，急性期症状は，周囲から本人の異変に気づかれやすく，この問題が見逃されることは少ない。

　しかしながら軽度知的能力障害については，一般にあまり理解されておらず，実用的領域や概念的な領域については，目立った徴候が少ない。その結果，見逃されるか，誤解されることが多い。

　この点，軽度知的能力障害はより高度な知的能力を要求される社会的領域においては，目立った徴候となって現れてくる。DSM-5 によれば，対人的相互反応の未熟性，社会判断の未熟性，情動や行動の制御の困難である。これらはコミュニケーションにもっとも敏感に現れる。すなわち他者の言葉や態度（社会的信号）から他者の意図や気持ちを読みとることができず，訴えが一方的になって対話が成立しない結果になる。このとき，内省力が乏しいので，訴えが通らないと，衝動性，攻撃性が亢進し，他罰的，被害的な言動が増す。これらの心理行動様式は，関わる者に幼さを印象づける。

　この社会的領域は，子と愛着関係を築くうえで要となる領域である。愛着関係とは，子が恐怖に直面したとき，母親が安全基地となって子の恐怖を安心に変える心理システムであるが，こうした母子相互関係は，母親が子のおそれや痛みなどの情緒を読みとり，それに共感と保護をもって応えることができるからこそ成立するものだからである。

　以上は，母親の気分変調をもたらす要因ともなり，また虐待のリスク要因ともなる。厚生労働省は，虐待のリスク要因として，精神障害者，パーソナリティ障害，知的障害のほか，次のような行動特徴をあげている。それは，妊娠の届出が遅い，母子健康手帳未交付，妊婦健康診断未受診，乳幼児健康診査未受診，飛び込み出産，医師や助産師の立ち会いのない自宅などでの分娩などである。これらは軽度知的能力障害の実用的領域の徴候に重なるように思われる。これらが妊娠期に発見されれば，特定妊婦として支援の対象となるが，見逃されてしまうことも多い。その結果出産や育児に際して，初めて問題に気づかれるか，ほかの気分障害や人格的問題に見誤られてしまう。このとき，内省力が乏しく，自責感や葛藤が薄い点で，軽度知的能力障害をもつ母親の心理状態は，次項で説明する周産期うつ病の母親の心理状態とは異なることに注意しなければならない。

▶ 2．周産期うつ病

　周産期うつ病は，一般に産後 1 年以内に発症し，数カ月以上にわたって継続する抑うつ状態を総称しているが，とくに「産後うつ病」という場合は，うつ病の診断基準を満たすものを指す。

　これらの診断を満たす妊婦との面接を行うと，その抑うつ感は，育児の責任感と不安感に由来しており，さらに育児が恐怖感にまで高まっているケースもまれではない。そういう母親たちは乳児と二人きりになると，言葉にはしにくい不安や恐怖，いらだちに襲われ，子と二人きりになることや子が怖いと訴えるケースが多い。これらの母親の成育歴を聴きとると，自らが愛着関係に恵ま

れずに育った母親たちであり，その実母に共感不全があったことがわかる。この点，実母の共感不全の原因の多くは，実母に1.で示した軽度知的能力障害があることが指摘されている[1]。また，筆者も臨床上の経験から同様に感じている。周産期うつ病は，近年，虐待被害と関連しているという報告がなされている[2]が，それはこのような軽度知的能力障害の実母のもとで，虐待や共感不全を被ったことのある母親たちである。彼女たちは生育過程で他者の顔色を読みとり，愛着（甘え）を求める気持ちを禁じ，痛みや恐れに対して強い我慢を課すようになる。そこに自ら封じてきた愛着（甘え）を，自分の子に与えなければならない根深い葛藤が生まれ，周産期うつ病を発症する。そして育児の協力を求められず，孤立して子を育てる環境に陥りやすい。

こうした母親は，「自分の子を虐待しているのではないか」と訴えることが多い。それは育児の責任や子の気持ちを敏感に感じているからこそである。この訴えを鵜のみにすると，子を虐待している母親と見誤り，追いつめてしまうことがしばしばある。そのため，周産期うつ病と診断されるケースにはこのような例があることにも注意する必要がある。

■ 具体的支援方法

▶ 1. 養育能力のない母親への支援

前述の3つの領域において，母親の知的能力を見極め，それぞれの領域で育児負担を軽減する支援が必要である。このとき，社会資源の活用というケースワーク＝環境調整が中心となる。同時に，子には愛着障害の生じる危険があるので，子の発達を見守る体制を作ることが重要である。子にとって自分の気持ちを理解し，信頼できる対象として，子が愛着をむけられる支援者として関わることが重要である。その具体的内容は**表Ⅱ-7**に示す。

▶ 2. 周産期うつ病の母親への支援

これらの母親は，周産期うつ病の治療，育児支援のための社会資源の活用と並行して，子との愛着関係にフォーカスをあてて，その再構成を図るカウンセリングが必要である。ソーシャルワーカーは，専門的カウンセリングにつなげる必要がある。

このカウンセリングは，愛着の欲求を封じ，自らに我慢を課して来た生き方を整理しながら，その封印を解いて自分自身が甘えを許せるようになることである。それはすなわち子の愛着に応じられることにつながる。それは「子を可

表Ⅱ-7　養育能力のない母親への具体的な支援

		窓口	内容
施設	保育所	区市役所・町村役場	健康・安全で情緒の安定した生活を保障し、児童の健全な心身の発達を図る
	母子生活支援施設	福祉事務所	母子家庭で児童の養育が十分にできない場合、母子をともに入所保護する
	乳児院	児童相談所	乳幼児の心身発達の観察・指導、日常生活の世話を行う
	児童養護施設	児童相談所・福祉事務所	家庭での養育が困難な児童に対して家庭環境のなかで生活し自立させる
	児童自立支援施設	児童相談所	児童を入所させ、心身の健全な育成および自立支援を図る
	自立援助ホーム	児童相談所	児童福祉施設を中学卒業後出所した児童を、社会的に自立するよう援助する
	養育家庭	児童相談所	養育困難な家庭環境に恵まれない児童を、一般の家庭のなかで養育する
	ファミリーホーム	養育家庭の場合と同様	都が指定した養育家庭で、数人の児童を一般の家庭のなかで養育する
	専門養育家庭	養育家庭の場合と同様	養護に欠ける児童のうち被虐待児、知的障害児を家庭において養育する
	親族里親	養育家庭の場合と同様	児童養護施設に入所している児童を三親等内にある親族家庭がひとり養育する
	養子縁組里親	養育家庭の場合と同様	養護に欠ける児童を、養子縁組を前提として家庭において養育する
	フレンドホーム	各児童養護施設長	養護施設にいる児童を一般家庭に受け入れ、学校が休みのときに交流する
日常生活の援助	ひとり親家庭ホームヘルプサービス	福祉事務所または区役所・町村役場	家庭生活の支援を必要とするひとり親家庭にホームヘルパーを派遣し、家事や育児を援助する
	乳幼児健康支援一時預かり事業	区役所・町村役場	児童が病気の急性期を過ごす、回復期ではあるが集団保育は困難な期間、一時的に預かる事業
	子ども家庭支援センター	子ども家庭支援センター	①ショートステイ事業、②トワイライトステイ事業、③一時保育事業、④訪問型一時保育、⑤産後支援ヘルパー、⑥子育てひろば
	児童緊急一時保護	児童相談所	緊急に保護を必要とする場合などに一時保護を行う
	母子緊急一時保護	福祉事務所	保護を要する女性およびその児童を、一時的に受け入れ保護する
	ファミリーサポートセンター	ファミリーサポートセンター	育児の援助を受けたい者、育児の援助を行いたい者が会員になり、助け合いながら子育てをする会員組織の相互援助活動
関係機関	福祉事務所		生活保護、児童・母子・高齢者・身体障害・知的障害などの福祉の総合的な窓口
	児童相談所		養護、保健、身体・知的・発達障害、非行、育成などの問題解決を図る専門相談機関
	保健所		母子・精神障害、難病、結核・エイズ・その他一般の保健指導、保健相談

「愛い」と思えるようになり，育児の緊張を自ら解いていくことであり，また周産期うつ病が治癒していく過程でもある。

文　献

1) 高橋和巳：消えたい〜虐待された人の人生の行き方から知る 心の幸せ，筑摩書房，東京，2014.
2) 北村俊則編：周産期メンタルヘルスケアの理論；産後うつ発症メカニズムの理解のために，医学書院，東京，2010.

参考文献

1) 高橋和巳，野口洋一，箱崎幸恵，他：児童虐待防止；支援者のためのケースワーク・カウンセリングガイドブック，第3版，児童虐待防止支援者のための講座，2019.
2) 小田切紀子，野口康彦，青木聡，編：家族の心理，金剛出版，東京，2017.
3) 高橋和巳，野口洋一，他：カウンセリングセミナー講義テキスト，第4版，HCM事務局，2019.
4) 髙橋三郎，大野裕，監訳：DSM-5 精神疾患の分類と診断の手引き，医学書院，東京，2014.
5) ボウルビィ J，黒田実郎，大羽蓁，他訳：新版　愛着行動；母子関係の理論1，岩崎学術出版社，東京，1991.
6) 日本子ども家庭総合研究所編：子ども虐待　対応の手引き 平成25年8月厚生労働省の改正通知，有斐閣，東京，2014.
7) 社会資源研究会：新福祉制度要覧；理解と活用のための必携書，川島書店，東京，2008.
8) 北村俊則編：周産期メンタルヘルスケアの理論；産後うつ病発症メカニズムの理解のために，医学書院，東京，2010.

B. 企図後のケアの実際

1 現場における病院前の対応

東京都立多摩総合医療センター救命救急センター **金子　仁**

■■ はじめに

　本邦特定地域の出産10万に対する妊産褥婦の自殺による死亡率は8人以上との報告がある[1]。この値は海外と比較して高く，救急隊員が妊産褥婦の自殺企図事案を扱う可能性があることを示す。このとき，傷病者本人，胎児，家族を含む関係者などの対応を行いながら，比較的短時間（現場から病院）で産科，精神科領域[2]への対応を行わなければならない。救急隊員はこのような活動に苦手意識がある[2]。しかし，その活動が医療面だけではなく行政などの社会福祉資源（ソーシャルワーク）導入の最初のステップとなることを忘れてはならない。そのため，病院前救護に従事する者は周産期領域を含む身体（フィジカル），精神心理（メンタルヘルス）だけではなく，社会福祉資源の導入においてどのような情報が必要とされるかを知っておくことは必須かつ有用である。

　なお，精神科救急領域におけるプレホスピタルケア（病院前救護）従事者の定義は，救急隊員，警察官，保健所・地方行政を含む公的機関職員，電話相談に関わる職員など，多数の職種が含まれる概念[3]である。本項では自殺企図直後に主体となり活動する救急隊員を対象としたため，その他職種は他項を参照されたい。また，病院前医療従事者のことを『救急隊員』と総称したが，例えばドクターカーなどで現場対応を行う医師，看護師なども同様の対応が求められる。

■■ 病院前における対応

▶ 1．現場活動での心得

　救急隊員は，妊産褥婦の自殺企図後に最初に接触する医療従事者であることを忘れてはならない。原則に則り，傷病者，関係者，救急隊員の安全確保を優

先し，必要な状況があれば警察官の臨場を要請する。身体救急優先の原則に則り，早期搬送の必要性を常に留意する必要があるが，現場状況などその場でしか得られない情報の把握も重要である。なぜなら，現場の正確な把握はそこにいた者しかできないからである。そして，その情報がソーシャルワーク導入の契機となることがしばしばある。そのため，救急隊員は社会的な視点からの傷病者状態の把握を行う必要がある。

2．情報収集の実際

フィジカル（周産期関連も含む），メンタルヘルス，ソーシャルワークそれぞれの視点から情報収集を行う。それらはお互いに関連している可能性がある。例えば，身体疾患による意識障害が墜落を起こした，ドメスティック・バイオレンス（DV）が原因の外傷などである。そのようにそれぞれの領域が複雑に複合しているため，情報収集は本人のみからではなく，家族を含めた関係者から収集する努力も必要である。救急隊員が必要な情報収集内容を表Ⅱ-8に示した。実際は身体救急の状態により早期搬送が必要とされる場合があり，どの収集項目を優先するか判断が迫られる場合がある。

1）フィジカルアセスメントおよび情報収集

自殺企図後で精神的ケアが必要とされる状態であっても，身体救護が優先される原則は変わりない。病院前救護の原則に則り，受傷機転や病態の把握，気道，呼吸，循環などの生理学的徴候へのアセスメントおよび対応を行う。例えば外傷や縊首などがあれば通常の活動と同様に対応する。これらについては病院前救急医療を扱った成書に内容を譲る。

同時に，周産期に関する情報収集，アセスメントが必要となる。妊婦であれば出産への切迫度を把握する必要がある。妊娠後期の場合はよりその比重が高いが，初期，中期でも流産などの可能性を考慮し，評価を欠かしてはならない。妊娠後期の拡大した子宮が下大静脈を圧迫することで循環が阻害されている（低血圧）があれば，子宮左方転位，左側臥位の必要性を検討および実施する。妊産褥婦に対する情報聴取，アセスメントに必要な項目を表Ⅱ-9に示した。

2）メンタルヘルスアセスメントと情報収集

病院前救護のトリアージでは，「自傷他害のおそれ」「自殺関連行動」はトリアージ赤（区分1）である[2]。そのため，自殺企図後は医療機関への搬送は必須である。

受傷機転や原因が自らの意思によるものなのか，例えば縊首などの物理的外力が関係するものなのか，薬剤が関係するのかなど素早く自分の目を使って情報を集める。どの程度致死的な方法で実施されたか，どの程度時間をかけて計

表Ⅱ-8 病院前救護で必要な自殺企図傷病者に対する情報聴取事項

メンタルヘルス領域	
既往歴（精神科・身体科）	精神科受診歴，統合失調症，うつ病，物質依存，摂食障害などは再自殺企図のリスク
自傷・自殺企図の既往	とくに短期間内での再企図は高いリスク
動機・手段	遺書の存在，計画性やその期間，具体的な手段が致死的であるのか，他者による行為の可能性，生活・職業上のトラブル
薬物・アルコール乱用	依存状態は再企図のリスク
ソーシャルワーク領域	
生活・経済的状況	傷病者・関係者からの聴取だけではなく，救急隊員が視認する状況もとらえる
社会的資源の導入状況	福祉などのソーシャルサポートが導入があっても十分な支援が得られているか
家族・同居人状況	傷病者に対して協力的であるか，虐待，DVの徴候，身近な人の自殺
フィジカル領域	
身体所見	器質的（身体的）疾患除外。発熱，意識障害などのバイタルサイン，最近の症状・状態
身体的既往歴	周産期関連，身体関連
処方薬	精神科系の投薬も含めて

『精神科救急医療ガイドライン 2015 年版』および Saitama Suicide Intervention Scale & Guideline（SSISG）を用いて作成（SSISG は，『精神科救急医療ガイドライン 2015 年版』文中に記載されていた内容を使用）

表Ⅱ-9 妊産褥婦への問診・診察事項

年齢
妊娠回数・出産回数
妊娠期間・出産からの経過期間
妊娠前の身体的既往歴・出産後の合併症（糖尿病・腎症・心筋症など）
かかりつけ医院・病院
母子健康手帳の所持，内容確認
妊娠中および出産時の合併症，関連する通院の有無
胎児・乳児の異常・トラブル
出産の切迫度・子宮底と臍との位置関係
腹痛の存在，その周期
会陰部の観察（児頭の存在など）

画されたものなのか、などを知ることができれば、今回の自殺企図がどの程度切迫性のあるものか推定ができる。希死念慮や自殺念慮の確認や切迫度、その危険因子の把握はメンタルヘルスアセスメントの第一歩である。

状況によっては現場からの早期搬送が必要となる場合がある。また、通常は救急隊員と傷病者は初対面であり、相互の理解や信頼を構築してから情報を聴取する時間はない。これらの理由で傷病者や関係者から十分な情報聴取ができない可能性がある。しかし、救急隊員は最初に接触する医療従事者であり、その対応次第でその後の精神科的医療やソーシャルワーク導入が円滑いくかいかないかの鍵を握る場合がある。救急隊員はこのような問診方法に関する教育へ十分な時間が与えられていないため苦手意識があると思うが、「共感的態度」「自身のつらい感情を打ち明けることへのねぎらい」「救急隊員があなたの助けになりたい」という態度が、短時間であっても傷病者から信頼を得られるコツである。

一方で、傷病者や家族が精神科的医療に過剰な期待をもつと、うつ病や統合失調症の治療導入が困難となることがある。そのため、精神科の治療内容や治癒を確約するような言動は行わない[4]。行為に至る経過を確認することは今後の対応において鍵となるので、自殺の話題については避けるべきではなく、「TALK」の原則に則り、聴取を行う（48頁参照）。海外で推奨されている救急隊員の態度については、本項後述のコラムを参照願いたい（151頁参照）。

自殺企図後の時間軸が近い時点で、行為に至る経過を本人、家族など身近な関係者から聴取することは今後の医療機関での診療に有益な情報となる。自殺企図直後に最初に接触する救急隊員にのみ真実を打ちあける傷病者もいる。その情報が周産期うつ病や産褥精神病などの鑑別の鍵となることがある。そのために医療機関でどのような情報が必要とされているかを救急隊員が知ることは有用である。例えば、妊娠中のうつ病のスクリーニングにWhooleyの2項目質問法（102頁参照）[5)6)]やエジンバラ産後うつ病質問票（EPDS）〔付録（254頁）参照〕[7)]が使用されている。

病院前救護という限られた時間での活動を求められる救急隊員は多数項目の聴取を行うことは困難である。しかし、研究対象の文化的背景が異なるため本邦の傷病者にも適応できるか留意が必要であるが、EPDSの限られた3つの項目「物事が悪くいったとき、自分を不必要に責めた」「はっきりした理由もないのに不安になったり、心配した」「はっきりした理由もないのに恐怖に襲われた」の三項目の問診でも産後うつ病のスクリーニングに有用であったとの報告がある[8)]。少ない項目でもよいので、メンタルヘルス領域のアセスメントを救急隊員は実施すべきであり、メンタルヘルスケアを担う一員として重要であることを認識する。

3）ソーシャルアセスメント

ソーシャルワークの意義は，医師，看護師，医療ソーシャルワーカー（MSW），精神保健福祉士（PSW）などを通して，公的社会資源の導入が今後の自殺企図の予防や自立した生活への鍵となる可能性があることである。救急隊員が行政や福祉機関のサポートという社会的資源を直接導入することはまれである。しかし，救急隊員が視認した現場の状況を伝達することが，医療機関による社会的資源の導入の契機となる。例えば，「ゴミ屋敷」などの情報も傷病者の社会的状況をとらえる材料となる。同時に妊産褥婦本人だけではなく，関連した児童虐待，配偶者などによる DV などの状況に対処する契機ともなる。繰り返しになるが，実際の現場を視認しその状況を伝えることができる救急隊員は，病院前から病院後まで続く一連のソーシャルワークにおいて重要な役割を担う。

4）病院選定時の情報提供および病院到着後の引き継ぎ

妊産褥婦と自殺企図というそれぞれの特定科が対応する患者の受け入れ体制が本邦のどの地域も十分とはいいがたく，病院選定に苦慮する状況が出現することがある。日本臨床救急医学会が監修したテキストでは，「患者がどのような治療を望んでいるのか，入院を希望しているのか」「患者の精神状態の落ち着き度，不安やストレスがないか」「付き添いがない場合は帰宅手段の確保ができるか」などの項目から患者のニーズを拾い，受け入れ医療機関の柔軟な対応を求めることが提唱されている[2]。また，現在傷病者の身体的状況か精神的状況のどちらが優先されるのか，救急隊のフィジカルおよびメンタルヘルスアセスメントを正確に伝達できれば，受け入れ病院側もどの診療科が応需するのか判断しやすくなる。

病院到着時は，現場の状況を含めて得た情報，フィジカルアセスメント，メンタルヘルスアセスメント，現場の状況を医療機関に伝える。傷病者や関係者が退院後おかれる状況を改善させるために，ソーシャルワークの導入につながる情報も積極的に医療機関に提供すべきである。確信がもてなければ，救急隊員の印象であるという点を前置きおよび強調したうえで，虐待や DV の可能性を伝えることも，病院前医療従事者に認められたオーバートリアージの一つである。

5）不搬送の場合

自殺企図が発生した時点で精神科救急的赤トリアージであり，医療機関への搬送がなされるべきである。短時間のアセスメントでは再企図の可能性を正確に評価できないため，傷病者や家族が拒否しても搬送を説得する。しかし，メディカルコントロールの承認のもとに，どうしても不搬送とならざるを得ない状況となることもある。そのときは，ソーシャルワーキングへの可能性を最大

限に広げておく。例えば，傷病者，家族関係者へ精神科病院，保健所・精神保健福祉センターなどの行政相談窓口の情報提供を行う。本人の同意が必要とされる場合があるなど条件がある（文献[5]CQ5, CQ6）ため慎重な運用が要求されることがあるが，所属する消防組織やメディカルコントロールが認めていて，児童虐待やDVなどの緊急性がある場合など，救急隊から行政などの当該機関との連携を考慮する。

また，協力が期待できる第三者，近隣住人などがいれば情報提供や行政機関などへのパイプ役を依頼する。病院前救護においてどのようにソーシャルワークのサポートが行えるか，各隊員さまざまな条件や制約が課される可能性があり，所属する組織が事前に検討・確認をする必要がある。

■海外での対応

筆者は一地域に限定したものであるが，約10年前に米国での病院前救急医療を経験した。欧米においても周産期の自殺企図がヘルスケアとして重要な課題となっている[9]。

同僚の個人的意見を聞いたが，米国の救急隊員も周産期と精神科と二つの領域にまたがった患者対応に苦手なイメージをもつとともに，妊産褥婦の自殺という問題の社会的重要性は認識していた。米国でも同様に身体的評価，精神科的評価を行い，搬送先の医療機関を選定することは変わりがない。筆者が経験した当時のピッツバーグ市の救急病院システムでは，ER，産婦人科病院，精神科救急病院が徒歩数分以内であるが別の建物にあり，身体的緊急性が想定されればERや外傷センターへ，出産から時間が経過した女性で身体合併症でなければ精神科救急へ搬送される。現在ピッツバーグ市病院前救急サービスで使用されているペンシルベニア州統一〔advanced life support（statewide ALS）〕プロトコル[10]上は搬送先の明確な判定基準はない。日本の救急隊員と異なるのは，興奮状態や自傷他害の可能性がある患者に対して，必要なら医師の直接的メディカルコントロールのもとでベンゾジアゼピン系鎮静薬の静脈投与が可能であることである。しかし，現在実際の業務や救急隊の指導を行っている現地救急隊員は，当然ながら妊娠している妊婦には使用を躊躇するだろう，との意見が大多数であった。病院に搬送された場合，複数領域の専門家による医療介入が必要な場合，コンサルテーションや転院が行われることは，わが国と変わりがない。

■■ おわりに

　妊産褥婦の自殺企図においては周産期を含む身体的状態，精神的状態を適切に把握することを心がける。それぞれは通常の救急隊員が日常活動のなかで実施しているものとなんら変わりはない。それに加えて，社会的背景を把握し，搬送先医療機関に適切に情報提供をすることが妊産褥婦の身体的予後，社会的背景の改善につながる。妊産褥婦は誰かの母，誰かの妻，誰かの娘や兄弟，誰かの友人や同僚であろう。その点からも自殺企図を起こした妊産褥婦が社会活動に戻れることは社会的意義も大きい。そのために，短時間のかかわりだとしても病院前救急医療は重要な一翼を担っている。

文　献

1）Takeda S：The current status of and measures against maternal suicide in Japan. Hypertens Res Pregnancy 2020：HRP2020-005, 2020.

2）荒木龍起，橋本聡：病院前における精神症状の評価とトリアージ．PEEC ガイドブック改訂第2版編集委員会編，救急現場における精神科的問題の初期対応 PEEC™ ガイドブック，改訂第2版，へるす出版，東京，2018，pp 32-39.

3）大塚耕太郎，河西千秋，杉山直也，他：自殺未遂者対応．平田豊明，杉山直也編，精神科救急医療ガイドライン 2015年版，へるす出版，東京，2015，pp135-184.

4）堤俊仁：妊婦が自殺未遂を起こした精神的ケア．ペリネイタルケア01：287-289, 2009.

5）日本周産期メンタルヘルス学会編：周産期メンタルヘルス コンセンサスガイド，2017，2017．http://pmhguideline.com/consensus_guide/consensus_guide2017.html

6）畠中健吾，上條吉人：希死念慮（自殺未遂）．臨床婦人科産科 74：328-331, 2019.

7）岡野禎，村田真，増地聡，他：日本版エジンバラ産後うつ病自己評価票（EPDS）の信頼性と妥当性．精神科診断 7：525-533, 1996.

8）Birmingham MC, Chou KJ, Crain EF：Screening for postpartum depression in a pediatric emergency department. Pediatr Emerg Care 27：795-800, 2011.

9）Brockington I：Postpartum psychiatric disorders. Lancet 363：303-310, 2004.

10）Pennsylvania department of health, Bureau of emergency medical services：Pennsylvania statewide advanced life support protocols 2019. https://www.health.pa.gov/topics/EMS/Pages/EMS.aspx

COLUMN 4 ペンシルベニア州統一プロトコル

　米国のプロトコル上では，救急隊員が患者とのラポールを得るテクニックとして，「共感的かつ落ち着いた言葉を使用」「できることできないことを明確に提示すること」「パーソナルスペースを尊重すること」「長時間のアイコンタクトを避けること」「否定的態度を避けること」が記載されている[10]。また，ピッツバーグ市 EMS がかつて独自に策定していたプロトコルでは，患者本人の社会的背景を現場で把握し，その背景が患者の死につながる可能性があるのであれば精神科救急の患者として対応するように策定していた。

（金子　仁）

B. 企図後のケアの実際

2 受け入れ救急医療機関における救急医療対応

日本赤十字社医療センター救命救急センター・救急科 **山下 智幸**
日本赤十字社医療センターメンタルヘルス科 **河嶌 譲**

■■ はじめに

　救急医療機関は自殺企図[*1]患者に対応するが，妊産婦[*2]の自殺企図後にも備える必要がある。自殺企図後の妊産婦が受診したとき，何に注意し，どう対応し，患者とその周囲が必要としている医療とケアをどのように提供すべきかを述べる。

[*1]自殺企図：自殺を意図して行った行為

[*2]「妊産婦」という表現は，周産期スタッフと救急分野などのほかの分野スタッフとでは認識が異なっていることが多い。ここでは，妊産婦を母子保健法（昭和40年法律第141号）および児童福祉法（昭和22年法律第164号）と同様に定義し，「妊娠中または出産後1年以内の女性」とする。つまり，医学的には妊婦，産婦，褥婦，授乳婦をすべて包括したいわば母体全般を意味する用語ということができる。産婦人科医はこの定義を用いていることが多い一方で，救急科医は「妊産婦」を妊婦＋産婦とより狭い用語と認識しがちである。同じ言葉を用いていてもお互いに解釈にズレが生じ得るので，臨床現場における会話では留意すべきである。

■■ 救急医療機関の役割

　自殺未遂に伴う身体的および精神的に必要な急性期介入を行いつつ，最終的には周産期ケア，精神科的ケア，地域ケアにつなげていくことが求められる。

　自殺の危険性を回避するために行う，①即時的，②効果的，③具体的，④集中的，⑤短期的な対応は「危機介入」と呼ばれ，社会復帰する（妊産婦の場合は子育ても含まれる）ために必要不可欠な介入である。自殺未遂妊産婦の再企図の危険因子および防御因子を周産期医療・小児医療の視点を加味しつつ評価し，危険因子を減じ，防御因子を強化することにより，自殺企図の再発を減ら

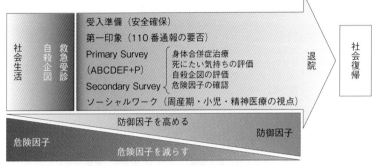

図Ⅱ-20　救急医療における自殺未遂妊産婦ケアの流れ

すように努めていく。妊産婦の自殺未遂者ケアは救急医療，精神医療，周産期医療，小児医療を含む多領域に及ぶため，母児の命を予防的に救うチャンスととらえ，病院と地域の総合力で対応する体制を整えていくきっかけになることが重要である（**図Ⅱ-20**）。

■■ 救急医療現場の対応

　身体疾患を同時に抱える可能性のある自殺未遂者ケアを，日本母体救命システム普及協議会（J-CIMELS）が開発した母体救命 J-MELS アドバンスコースに準じて整理すると，対応フローは**表Ⅱ-10**のようになる。

　妊産婦の自殺未遂者ケアの目標は，①身体的・精神医学的評価および治療，②自殺の再企図防止である。必要に応じて精神医療につなげながら，ソーシャルワーカーを中心としたケースワークが必要になる。

　救急部に受診する一般的な自殺未遂者の場合，社会的・経済的な問題，仕事関連の問題，ライフスタイルなどに配慮した心理社会的支援が必要である。加えて妊産婦の場合は，妊娠そのものの精神的負担，マタニティハラスメント，仕事と育児の両立，妊娠・授乳・子育てに関連した悩みがあれば，精神医療のみならず妊娠や子育て支援が必要になり得る。状況によっては，家族構成や妊娠歴を確認し，同居している子どもが適切に療育されているかを評価し，潜在している児童虐待を見逃さないようにしなければならない。

表Ⅱ-10　妊産婦自殺未遂者対応フロー

ステップ	評価	行動
来院前		
受入判断と事前準備	現場の状況・経緯 身体的問題の把握 （妊娠週数，妊娠歴を含む） 精神症状の把握 警察介入の有無	救急隊に対する助言 危険排除 医療スタッフ複数対応 鎮静薬の準備
来院後		
第一印象	身体的な緊急度・重症度 ABCDEF どこの異常？ **他害（スタッフに及ぶ危険）**	"蘇生・緊急・通常" 宣言 "どの異常か" 宣言 **"110番通報" 宣言**
Primary Survey	Airway	気道確保
	Breathing	呼吸不全の安定化
	Circulation	ショック状態の安定化 子宮胎盤循環への配慮
	Dysfunction of CNS	低血糖の除外 ビタミン B_1 の補充 けいれんへの対応 中毒などへの特異的対応
	Exposure Environmental control	見えない部分の外傷に注意
	Female Fetus Family	破水・出血・子宮収縮など妊娠に関する評価 胎児の well-being 評価 家族アセスメント（家族ケア，ドメスティック・バイオレンス，子どもの虐待なども考慮）
	Psychiatric assessment	**切迫する自傷行為および他害行為への対応**
Secondary Survey	SAMPLE 諸検査	帰宅または入院の判断 精神科コンサルト

■受入判断と事前準備

　身体的問題が存在する状況であれば，早期介入を要することが想定されるため，要領よく MIST に基づき初期情報を収集する（表Ⅱ-11）。情報を求めすぎて現場活動時間を延長させないようにする。初期には必ずしも正確な情報が得

表Ⅱ-11 **MIST**

Mechanism of injury & Nature of illness	発見状況，現場の状況 自殺企図手段，動機・経緯
Infirmity：physical, mental, social	身体的問題（妊娠に関連した情報），精神的問題，社会的問題
Signs & Symptoms	バイタルサイン，症状（精神症状を含む）
Treatment	行った処置，警察介入の有無

られるとは限らないので，来院後に時間をかけて初期情報を確認する。

　精神症状の状態を把握し，不穏や激しい精神症状（幻覚，妄想など）を認める場合には，医療スタッフの安全と患者の安全を確保できるように，初療を行う部屋の危険を排除する。針やメスなどの鋭利物やけがや故障を防ぐために医療機器を部屋の外に出しておくとよい。身につけているボールペンやネームカードなどを外すことも検討する。また，複数のスタッフで対応できるように備える。可能なら精神科医や公認心理師の支援を受けることも検討する。優先すべきは身体疾患の治療であるため，必要に応じて鎮静などをすぐに実施できるように備える。

　他害行為があった場合には警察介入を要するため，搬送する救急隊と連携し消防から警察に情報提供を依頼することも検討する。

■ 第一印象

　身体治療にどの程度の医療資源を投入するかを決定する必要がある。意識がなく呼吸が停止していれば「蘇生」，バイタルサインに異常があれば「緊急」を宣言し，診療に関わる医療スタッフが共通認識をもてるようにする。

　精神症状などにより，他害行為が激しい場合には，警備員や事務職員の協力を得つつ，緊急通報である110番通報により（所轄警察署への電話は緊急性が不明確になるので避けたほうがよい）警察官の援助を求めることも検討する。医療スタッフの安全確保に加え，警察官の制服をみて行動が落ち着いたり，患者が診療を拒否する場合は警察官も説得に協力してくれたりすることがある。

　身体疾患が明らかでなく，どうしても患者の拒否などにより診療が十分に行えない場合，精神保健福祉法に基づく対応（**表Ⅱ-12**）も検討する。身体疾患を除外するための診療は試みるが，やむを得ない場合は警察官に保護を依頼し，緊急措置診察につなげることも一案である。

表Ⅱ-12　精神科医療に関係する警察官と都道府県知事の位置づけ

警察官職務執行法（昭和 23 年法律第 136 号）

第 3 条	保護	警察官は，精神錯乱のため自己または他人の生命，身体または財産に危害を及ぼすおそれのある者を保護しなければならない

精神保健及び精神障害者福祉に関する法律（昭和 25 年法律第 123 号）

第 23 条	警察官の通報	警察官は，精神障害のために自身を傷つけ又は他人に害を及ぼすおそれがあると認められる者を発見したときは，直ちに，その旨を，最寄りの保健所長を経て都道府県知事に通報しなければならない
第 27 条	指定医の診察等	都道府県知事は，警察官から通報があれば，調査の上必要があると認めるとき，指定医診察をさせなければならない
第 29 条	都道府県知事による入院措置（措置入院）	医療及び保護のために入院させなければその精神障害のために自身を傷つけ又は他人に害を及ぼすおそれがあると認めたとき，入院させることができる
第 29 条の 2	都道府県知事による入院措置（緊急措置入院）	急速を要し，直ちに入院させなければその精神障害のために自身を傷つけ又は他人を害するおそれが著しいと認めたとき，入院させることができる

▊▊ Primary Survey

　救急診療に準じて対応する。あくまでも優先されるべきは身体疾患の治療であり，引き続き精神科的評価をする（ABCDEF＋P 評価）。

　自殺企図の手段と関連して生じ得る身体合併症（**表Ⅱ-13**）に留意しつつ，ABCDEF 評価を行う。妊婦であれば，妊娠子宮（Female）に配慮し，胎児（Fetus）の評価と急速遂娩の要否を産婦人科医とも連携して判断する。また，家族（Family）情報として，2 親等以内の親族連絡先や同居人と連絡がとれるように，可能であれば意識のあるうちに患者から確認しておく。

　身体的評価（ABCDEF 評価）の後に，自傷他害について切迫したリスクがあるか精神科的評価（Psychiatric 評価）をするが，ABCDEF が安定していても精神疾患と決めつけず，内分泌疾患や外傷，中毒などによる症状である可能性を常に意識する。Primary Survey で行う精神科的評価は，激しい精神症状が中心である。攻撃性や暴力の徴候（**表Ⅱ-14**）に注意する。

　患者の攻撃性が高いときには，コミュニケーション技法により怒りや攻撃性

表Ⅱ-13　自殺の手段と身体合併症の評価

自殺の手段	身体合併症	特殊治療
過量服薬	呼吸不全	解毒薬
服毒	循環不全	血液透析
刃物・刺物	意識障害	手術
ガス	中毒症状	高圧酸素療法
飛び降り	外傷	
飛び込み	熱傷	
入水	感染症	
縊首		

表Ⅱ-14　攻撃性や暴力の徴候

生理的変化	呼吸促拍，脈拍増加，発汗，瞳孔散大
表情	紅潮，噛みしめ，にらみつけ，凝視
仕草	全身の緊張，握りこぶしを作る，振戦，乱暴，物に当たる
会話	大声，早口，短い発語，怒鳴る，急に沈黙する，脅し
その他	混乱した話，注意集中力の低下，妄想・幻覚

をやわらげつつ（**表Ⅱ-15**），必要に応じて鎮静を行う。引き続く Secondary Survey で，精神医学的評価を詳細に行う。

Secondary Survey

　SAMPLE（**表Ⅱ-16**）をキーワードに，情報を確認する。ゆっくり落ち着いた環境で患者のペースで傾聴することは，精神科的面接の基本である。救急の場では時間的制約や医療資源の関係から必ずしも容易ではないが，Primary Survey で身体的に安定したことを説明しつつ，挨拶と自己紹介を簡潔に行うことも有用である。室内の人数を減らし，大きすぎない声で穏やかに優しく話しかけるなど，可能なかぎり工夫すると効果的である。

1．現在の死にたい気持ちの評価

　まず，①希死念慮*3か自殺念慮*4かを区別する。自殺念慮であれば，②具体的計画性，③出現時期と持続性，④強度，⑤客観的要素を評価し，いずれか1

表Ⅱ-15 ディエスカレーションテクニック

患者との接し方

背を向けない

複数で対応し，戦意を減退させる

可能なかぎり，腕の長さ2本分の距離をとる

斜め45°の位置から接する

部屋の角や壁に追いつめられないようにする

ふるまい方

凝視を避ける（完全に目をそらさず，アイコンタクトは保つ）

淡々とした表情を保つ

両手は身体の前に出し，手掌を向けるか下腹部前で軽く組む（攻撃の意思がないことを示す）

高慢・威圧的な姿勢を避ける（腰に手を当てない，腕を組まない）

動きを最小限にする（手振りや身体を揺らすことは避ける）

ゆっくり移動する（急な動作はしない）

事前に告知してから，接近し，相手に触れる

言語的コミュニケーション

穏やかに，はっきりと，短く，具体的に話す

低い声で静かに話す

相手が発言できるように，注意深く聞く

主張に対し理解を示す（肩入れや安易な約束はしない）

批判せず，感情を話させる（先に「気持ちはよくわかります」などといわない）

つでも存在する場合は，再企図リスクが高いと判断する（**表Ⅱ-17**）。自殺企図により，極限まで高まっていたフラストレーションが一時解消され，精神状態が一見改善したようにみえることがある（カタルシス効果）。本質的に患者の問題点は改善しておらず，元の状態に戻ってしまうため，慎重な判断が必要である。

　殺人念慮についてルーチンで聴取しないが，患者の言動や育児問題などの状況から心中や拡大自殺（人を殺し自殺する）の危険性が疑われるときには聴取する。「子どもがかわいそう」などのふびんさの訴えは要注意である。「家族を殺して，自分も死のうと思うことはありますか？」などと直接的に尋ねることもできる。否定されなければ，「人を殺したり，自殺したりしないですむ方法は必ずあるので，そのような行動は絶対にしないでください」と告げ，精神科入院につなげる。

---

*3希死念慮：漠然と死を願うが，具体的な自殺までは考えていない状態

*4自殺念慮：能動的な行為で人生を終わらせようとする考え

表Ⅱ-16 SAMPLE による病歴聴取

S	Signs Symptoms	不穏, 興奮, 攻撃性, 暴力, 治療拒否, 病識欠如, 幻覚, 妄想, 不安, 焦燥, 抑うつ **1. 死にたい気持ちの評価**
A	Allergy Alcohol	アレルギー アルコール飲酒歴, 最終飲酒日時や量
M	Medication	使用中の薬剤, 処方薬 違法薬物
P	Past history Pregnancy	救急受診歴, 既往歴, かかりつけ医 生活歴, 家族歴, 経済的状況 妊娠・分娩, 子育て
L	Last meal	最終飲食
E	Events Environment	**2. 自殺企図の評価**（経緯, 直前の出来事） **3. 危険因子の確認**

表Ⅱ-17 自殺念慮の評価

いずれか１つを認めるなら再企図リスクが高いと考える

具体的計画性

□時期の設定
□手段の設定・確保
□場所の設定
□予告
□死後の準備

出現時期と持続性

□衝動的に高まる
□変動しコントロール不能
□日常的に持続し消退しない

強度

□確信的で強くなっている
□自制困難

客観的要素

□本人が明言しなくても, 周囲からみて明らか
□客観的に明らかなのに, 否定する

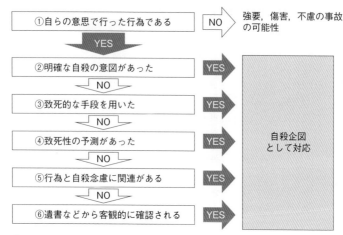

図Ⅱ-21　自殺企図であるかの確認

2．自殺企図の評価

以下の６項目により，自殺企図であったかを判断する（**図Ⅱ-21**）。

①自らの意思で行った行為である

　不慮の事故や，他者による強要や傷害であれば自殺企図ではない。

②明確な自殺の意図があった

　睡眠薬を多めに飲めば眠れるだろうと思って飲んだ，誤って洗剤を混ぜてしまったなど，自殺の意図がなければ自殺企図ではない可能性がある。ただし，長期に存在していた希死念慮には注意する。

③致死的な手段を用いた

　企図行為が致死的であったかを評価する。「電車のこない軌道敷内にホームから降りた」など，致死的でない手段は自殺企図ではない。

④致死性の予測があった

　客観的には致死的ではない手段であっても，本人が死ぬと予測していた場合には自殺企図と判断する。

⑤行為と自殺念慮に関連がある

　「スマホを落としそうになって電車と接触してしまった」場合は自殺念慮との関連はなく，自殺企図とはいえない。酩酊，解離症状などで記憶があいまいなこともあるので注意する。

表Ⅱ-18　自殺再企図の危険因子

□自殺企図歴
□喪失体験（死別）
□苦痛な体験（家庭問題，ドメスティック・バイオレンス）
□職場問題，経済問題，生活問題（リストラ，多重債務，生活苦，不安定な日常生活）
□精神疾患や身体疾患の悩み（うつ病，病苦，妊娠・子育てに関する悩み）
□ソーシャルサポートの欠如（支援者の不在，夫から協力が得られない，協力的両親の不在）
□企図手段にアクセスしやすい（薬のため込み，農薬，ロープ購入後など）
□自殺につながる心理状態（絶望感，衝撃性，孤立感，易怒性，悲嘆など）
□家族歴

⑥遺書などから客観的に確認される

　遺書やメールなどにより家族や知人に伝えたことや，靴を脱いで飛び降りるなどの状況から，自殺の意図があったことが確認できれば，自殺企図と考える。

3．危険因子の確認

　自殺念慮がない場合も，自殺再企図の危険因子（**表Ⅱ-18**）が存在するときには再企図リスクが高まることに留意する。

■ 入院適応の判断と外来帰宅時の注意点

　身体疾患の治療や妊娠管理を優先する。身体疾患として入院が不要であっても，①再企図予防，②精神科につなぐ猶予時間の捻出，③入院自体の精神安定作用を図った入院を検討する。可能なかぎり入院を勧め，拒否している場合にも説得を試みる。

1．帰宅させるとき

　退院後の医療介入に備えつつ，可能な範囲でソーシャルワークを行う（**表Ⅱ-19**）。

2．入院させるとき

　精神科病棟以外への救急入院では，精神症状の対応には限界があることをあらかじめ家族に説明しておく。身体疾患が軽快し退院可能な状況では，意識清

表Ⅱ-19　帰宅させるときの注意点

精神科の受診予定の日時を決定する
受診形態（同伴者など）を決定する
診療情報提供書を作成する（産科宛，精神科宛など）
妊娠経過のフォロー方針を確認する（通院状況の確認）
同居する子どもの状況を確認する（虐待を見逃さない）
キーパーソン付き添いで帰宅する（単独では帰宅させない）
可能な範囲でソーシャルサポート（保健所，精神保健福祉センター，子育て世代包括支援センター，子ども家庭支援センター，児童相談所など）を調整する

表Ⅱ-20　入院後のケア

危険を排除し，患者の安全を確保する（やむを得ないときのみ，拘束や鎮静を行う）
精神科（必要に応じて産婦人科，小児科）にコンサルテーションする
助産師などと連携し，子育て支援を検討する
ソーシャルワーカーと連携し，社会支援を調整する
ソーシャルサポート（保健所，精神保健福祉センター，子育て世代包括支援センター，子ども家庭支援センター，児童相談所など）を調整する

明で判断力が完全に欠如している状況でなければ，患者の意思に反して病院にとどめおくことができない。退院を希望されたときの対応策は家族と事前に検討しておく。

入院後はソーシャルワーカーや産婦人科（助産師）などと連携し患者の問題点に対応するが，状況によっては患者のみならず同居する子どもに対する評価を慎重に行う（**表Ⅱ-20**）。

精神科の専門治療が可能な病棟や転院を要するときの症状を示す（**表Ⅱ-21**）。産科管理と精神科治療を両立する必要があるときに対応可能な医療施設は少なく，事前に地域の特性を確認しておくとよい。

■ 医療面接や治療介入時の留意点

自殺企図患者とのやりとりにおいて，医療スタッフが陰性感情を表出しないようにすることが重要である。希死念慮は真に「死にたい」のではなく，「生きたいが，つらいので死ぬしかない」という二面性があり，「死にたいくらいつらい」という助けを求めるサインと認識する。しかしながら，救命に携わる者は自殺企図に対して陰性感情を抱きやすい。医療スタッフが陰性感情を抱くこと自体は自然なことであるが，①陰性感情が生じていることを認識し，②表出しないように制御することがポイントである。

表Ⅱ-21　精神科入院を検討すべきとき

自殺企図に後悔の念がなく内省がない
不安・焦燥感が強く，不眠が遷延している
統合失調症や気分障害（うつ病，躁うつ病など）で中核症状（幻覚・妄想，精神運動興奮，自責の念，精神運動抑制，絶望感）が活発
希死念慮が強い
キーパーソンが不在，または役割を果たすことが困難
患者と家族が精神的な治療を目的とした治療を望んでいる
患者の抱える問題（妊娠，子育てを含む）に対し，解決方法がまったく示されていない
退院後の生活にめどがまったく立たない（金銭面，居住地がないなど）

表Ⅱ-22　医療スタッフの感じる陰性感情への対応

一呼吸おいて自分を客観視する
（陰性感情の表出は事態を悪化させるだけであることを認識する）
意識的にゆっくりとした口調で話す
声のトーンを意識的に下げる
大きな声を避け　ちょうどよい声で話す
礼儀正しく，穏やかに対応する
患者の話に耳を傾け，真剣にとらえる
批判的にならず，受容する
患者の苦労をねぎらい，共感する

　気づかぬうちに医療スタッフが患者に対して，陰性感情を批判的あるいは威圧的，挑発的な態度で表出してしまうと事態は悪化してしまう。患者とのラポール形成は阻害され，患者の精神症状は悪化し，問題が複雑化し，患者対応への困難性が高まり，自らの業務量が増加してしまう。何らメリットはないので，感情のままに行動することは慎むほうが無難である。

　自分の感情をモニタリングすることで，陰性感情を自覚し，感情表出を抑制することが，円滑な診療に不可欠である。常に，医療を必要とする患者であることを忘れてはならず，思いやりをもって優しく接することに尽きるが，言葉と態度でそれを患者に示していくことは容易ではない。陰性感情を抱いた際にとくに重視すべき具体的な行動を表Ⅱ-22に示す。患者の示す敵意や非協力的な姿勢，繰り返す自傷行為ではとくに陰性感情を抱きやすくなるが，精神病理学的な視点をもち，背景に隠れたその人なりの苦悩・苦痛・問題点に注目する。

　医療スタッフは患者の態度・行動に流されず，自らの感情を客観視し，常に冷静さを失わず，病む者を癒す姿勢を示しつづけることが大切である。

■■ 入院後のソーシャルワーク

　一般の自殺未遂例と同様に，精神科や公認心理師に加えて，ソーシャルワーカー（精神保健福祉士，社会福祉士）にコンサルトする．妊産婦の場合，抱える問題の内容により，妊娠・育児については助産師や産婦人科，虐待の疑いがあれば院内の CAPS（Child Abuse Prevention System）や小児科などとも連携するが，詳細は他項を参照いただきたい．

■■ おわりに

　救急受診をきっかけに，妊産婦自殺未遂者ケアを行う方法について述べた．多職種連携・地域連携を前提として，妊娠・出産不安に対応し，生活支援や育児支援などの具体的なサポートにつなげることが，社会のセーフティーネットである救急医療の役割である．一夜の受診だけで解決できるとはとうてい考えられないが，患者が孤立せず継続的にさまざまな方向から複合的サポートが受けられるようにつないでいくことで，妊産婦や子どもの命を守れる社会を実現していきたい．

文 献

1) PEEC ガイドブック改訂第 2 版編集委員会編：救急現場における精神科的問題の初期対応　PEEC™ ガイドブック，改訂第 2 版，へるす出版，東京，2018.
2) 日本母体救命システム普及協議会 J-CIMELS 総監修：母体救命アドバンスガイドブック J-MELS，へるす出版，東京，2017.
3) 日本産婦人科医会：妊産婦メンタルヘルスケアマニュアル；産後ケアへの切れ目のない支援に向けて，2017.
4) 日本臨床救急医学会：自殺未遂患者への対応；救急外来（ER）・救急科・救命救急センターのスタッフのための手引き，2009.
5) 日本精神神経学会，精神保健に関する委員会：日常臨床における自殺予防の手引き，2013.
6) 日本精神科救急学会監修：精神科救急医療ガイドライン 2015 年版，へるす出版，東京，2015.

B. 企図後のケアの実際

3　院内連携
1）精神科リエゾンチームの取り組み

東京医科歯科大学医学部附属病院精神科　**竹内　崇**

■■精神科リエゾンチームとは

　「リエゾン」とはフランス語で「連携」や「連絡」を意味する言葉である。この言葉が意味するように，精神科リエゾンチーム（以下，リエゾンチーム）とは，身体疾患に伴うさまざまな精神的な問題について，患者への包括的な医療を提供すべく，関係する医療者間の橋渡しをするチームである。実際の活動は，精神的な問題が顕在化してから相談を受けるだけでなく，早期発見と早期介入による予防的な取り組みも含まれ，さらには患者の治療やケアにあたる医療スタッフへの支援も行うことがある。

　診療報酬面では，2012 年の改定において，精神科リエゾンチーム加算が新設された。対象患者に対し，週 1 回 200 点（2016 年度改定で 300 点に変更），1 チーム 30 人以内といったものであるが，加算に求められる職種として，専任の精神科医，精神科経験を有する専任の看護師，そして，専従の精神保健福祉士・作業療法士・薬剤師・公認心理師のいずれか 1 人となっており，多職種による協働が重視されるようになっている。

■■東京医科歯科大学医学部附属病院における
##　　リエゾンチームの活動

　東京医科歯科大学医学部附属病院（以下，当院）においてリエゾンチームが結成されたのは 2015 年である。それまでのリエゾン活動は，精神科もしくは心身医療科に所属する精神科医に対して，精神的な問題が顕在化したのちに身体科医より依頼されることで介入するコンサルテーション業務が中心であった。精神科と心身医療科のすみ分けは，心身医療科が主にがん患者の支援，つまりサイコオンコロジーの領域をカバーしているのに対し，精神科は，せん妄や自殺企図を中心とした救急医療の現場で生じる精神的な問題全般に対応し

ている。当院におけるリエゾンチームは，精神科に所属する専任の精神科医，看護部所属の精神看護専門看護師（以下，リエゾンナース），精神科所属の専従の公認心理師がコアメンバーとなっており，精神科病棟の業務を兼任している精神保健福祉士（以下，PSW）と薬剤師が必要に応じて活動に加わっている。リエゾンチームが結成された2015年からは，身体科医による精神科医への依頼に加えて，病棟スタッフ，主に看護師からのリエゾンナースや公認心理師への直接依頼がなされるようになり，リエゾンの依頼件数の増加に伴い予防的な介入が増えている（図Ⅱ-22，23）。

■ 周産期メンタルケアでのリエゾンチームの活動の実際

▶ 1. 母子支援システム[1]（図Ⅱ-24）

　当院では，社会的ハイリスク，精神疾患合併，周産期精神疾患ハイリスクの妊婦に対し，"母子支援システム"と称した多職種協働による周産期支援を行っている。支援対象は，当院での出産予定のすべての妊娠女性に対して行う社会的ハイリスクの評価とうつ病・不安障害スクリーニングによって特定し，妊娠初期から介入する。さらに，飛び込み出産や緊急の母体搬送，産後の新たな精神的問題などについては，精神科リエゾンチームや医療ソーシャルワーカー（以下，MSW）への個別依頼によって評価している。対象者に関しては，月1回開催される母子支援会議（助産師，育児支援担当看護師，リエゾンナース，PSW，MSW が中心，必要時産科医，精神科医，新生児科医が加わる）で具体的な方針が決定される。他院精神科に通院中もしくは新たに精神科診療を必要とする場合は，当院精神科の周産期メンタルヘルス外来を受診してもらう。同外来は2015年4月に開設され，当院精神科リエゾンチームに所属する精神科医2名が分担して診療にあたるとともに，リエゾンナース，PSW，公認心理師が適宜協働して精神的支援を行っている。かかりつけの他院精神科での診療を継続してもらったうえで，同外来が関係各部署との橋渡しを行う場合と，妊娠期間中は同外来が全面的にフォローする場合があるが，産褥期精神障害が出現しやすいとされる産後1カ月程度の間は同外来での支援を継続し，その後地域に引き継ぐようにしている。

　育児体制に不安があり支援を要すると判断される妊産婦に対しては，PSWや MSW が中心となって妊産婦に対して妊娠中から社会資源に関する情報提供，地域相談機関との連絡・調整を行い，産後も切れ目のない支援を受けられるような体制を整備している。一方，児に関しては，育児支援担当看護師による「すくすく外来」がある。そこでは，退院後の児の発育・発達の観察をする

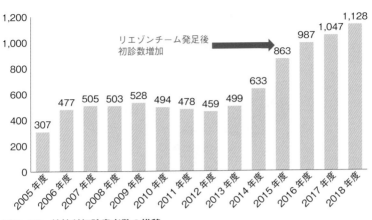

図Ⅱ-22　**精神科初診患者数の推移**

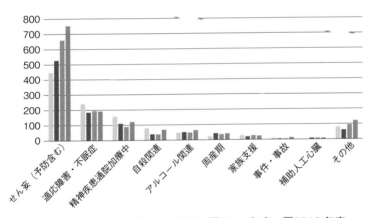

図Ⅱ-23　**リエゾンコンサルテーション依頼内容**

とともに，育児不安を抱える母親への具体的な助言や育児指導を行っており，実際に通院している母親からは感謝の投書がしばしば送られてきている。

　また，周産期に関与する，産科医，新生児科医，精神科医，助産師，看護師，PSW，MSW，認定遺伝カウンセラーを含めた多職種が一堂に会する周産期カンファランスを週1回の頻度で定期的に行い，ここでは産科的な問題を中心と

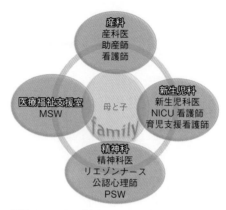

図Ⅱ-24　母子支援システムの概要

した全体的な情報共有に努めている。

2. 当院での活動実績

　2017年度の当院での総分娩数は466件であり，このうち母子支援システムを導入した妊産婦は110名であった。この110名のうち母子支援会議を経て周産期メンタルヘルス外来を受診したのは35名となっている。診断としては神経症圏がもっとも多く，続いて気分障害，統合失調症が多くみられたが，重篤な精神症状を有する妊産婦は少なく，軽いうつ状態が遷延している傾向があった。この傾向は，2018，2019年度もほぼ同様と考えられる（図Ⅱ-25）。向精神薬の継続投与を要さない，精神症状としては比較的軽症レベルの妊産婦は，本人自身の精神科通院のニーズは乏しく，産後受診につながらないことが少なくないが，出産後に育児を始めるにあたり，支援体制の不足から問題が顕在化することが予測される。したがって，これらの妊産婦に対しても，妊娠中から本人の精神症状だけでなく，精神的な負荷への対処能力，家族の支援体制などを多職種で情報共有したうえで評価するよう心がけている。そのうえで，継続した支援が必要と判断された妊産婦に対し，妊娠中もしくは分娩のための入院中に，市町村の担当者に当院に来てもらい，産科医，精神科医，助産師，PSW，MSWを含めた多職種によるカンファランスを開催している。開催のマネージメントはPSWもしくはMSWが担当している。また，ハイリスク妊産婦連携指導料の対象となる妊産婦については，電子カルテ上の掲示板に対象者である

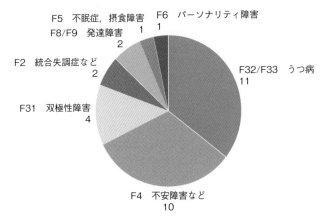

F5　不眠症，摂食障害
1
F6　パーソナリティ障害
1
F8/F9　発達障害
2
F2　統合失調症など
2
F31　双極性障害
4
F32/F33　うつ病
11
F4　不安障害など
10

図Ⅱ-25　**精神科診断　2018年度（31名）**

ことを明記し，院内の関係する多職種間で共有できるようにしている。なお，ハイリスク妊産婦連携指導料1とハイリスク妊産婦連携指導料2を同時に算定することはできないため，当院のように産科と精神科が同一の医療機関で診療を行う場合は，妊娠中と出産後2月以内は産科が優先されることとなる。

3．企図後のケアの実際

　当院でのリエゾンチームの活動は予防的な介入が中心である。よって，前述のように，妊娠期間中から，妊娠中や産後に精神症状の悪化の危険性が高い妊産褥婦に対しては早期に介入し，自殺企図を未然に防ぐ活動を行っているが，十分に予測できない場合もある。また，当院は救命救急センターが精力的に活動しており，自殺企図に及んだ他院精神科や心療内科に通院中，もしくは未治療の妊産褥婦が搬送されてくる場合がある。このような自殺企図に及んだ妊産褥婦に対し，当院ではリエゾンチームが中心となって介入を行っている。情報収集，症状評価，精神科入院の必要性の判断などは，ほかの自殺企図患者への対応とほぼ同様であるが，妊産褥婦に対しては特有の支援が必要となってくる。つまり，妊婦の場合，自殺企図の時点で養育している子どもがいるかどうか。いる場合は，妊婦の対応とともに，養育している子どもの支援について検討しなければならない。家族構成はどうなっているのか，本人と家族との関係はどうか，家族は子どもを支援する力があるかどうか，などの吟味が必要になってくる。家族の支援が期待できない場合は，児童相談所をはじめとした行

政の介入を要することになる。褥婦の場合も，もともと養育している子どもに加え，出産した児の養育をする家族がいるかどうかの評価が重要である。これらは，多職種協働によって，さまざまな角度から支援が検討されるべき内容である。

■■ 今後の課題

　現行の精神科救急システムで対応している状態像は，"幻覚妄想状態"や精神運動興奮であり，それらに基づく妊産褥婦の自殺企図も対象となる。自傷他害の危険性が高く，措置入院の対象となるような精神科治療が優先される状態の場合は，精神科救急を行っている総合病院精神科に搬送され，そのまま同病院の精神科病棟において産科と精神科が協働し加療が開始される。しかし，このような対応が可能な施設，とくに妊婦の受け入れができる施設はきわめて限られている。

　また，妊娠中の自殺企図で，母体の身体面の治療や胎児の状態評価が優先される状態では救命救急センターに搬送されることになるが，この際に産科的に入院継続を要する状態のときに対応に苦慮することがある。つまり，産科的な治療のために産科病棟での加療が望ましいものの，産科スタッフの不安が強く受け入れが困難な場合がある。この点については，産科と精神科スタッフによる日ごろからの顔のみえる関係づくりや，リエゾンチームの活動が期待されるところである。

　最近の産科の活動により顕在化してきている周産期メンタルケアの問題は，医療へのアクセスだけでなく，生活面を含め，地域のネットワーク構築を意識し，状況に応じた柔軟な対応ができる包括的で連携を重視した多職種による支援が期待されるようになってきている。これはまさに自殺予防の取り組みである。したがって，今後さらに妊娠中や産後の健診で精神状態に問題があると疑われた場合，積極的に精神科紹介が行われることが予測される。ただし，スクリーニング検査などで精神的な不調を疑われた妊産褥婦全員が精神科での加療を要する状態とはいえないであろうし，また，多職種による包括的な支援までは要さない場合もあると考えられる。以上から，今後は，健診を実施する産科医療機関により問題を指摘された妊産褥婦を，それぞれに対してどのような支援が必要かどうかを振り分けるシステムの確立が望まれる。当院での取り組みはそのモデルになるものといえよう。

文 献

1) 竹内崇, 武藤仁志, 松岡裕美, 他：周産期医療との協働. 精神医学 60：603-609, 2018.

B. 企図後のケアの実際

3　院内連携

　2）CAPS（child abuse prevention system）

東海大学医学部付属病院患者支援センター総合相談室　**内田　敦子**

東海大学医学部医学科総合診療学系精神科学　**三上　克央**

児童虐待における医療機関の役割とCAPS

　厚生労働省によると，平成30年度の通告件数は159,850件であり，過去最多となった[1]。そのうち医療機関からの通告は，3,542件であり，全体の2％とごくわずかであった[1]。通告件数の頻度としては少ないが，病院内でひとたび虐待事例が発生すると，虐待の疑われる子どもの養育者への危機介入だけでなく，家族支援も行う必要があり，児童相談所やその他関係機関とは，強い連携が必要となる。すなわち，通告に至らないケースであっても，総合病院には，虐待を疑われる児やその家族を支援する道標の役割が期待されている。

　医療機関における児童虐待に対する取り組みについて日本子ども虐待医学研究会は，「医療機関は子ども虐待対応において，医学的な症状や病態を呈する被虐待児・被ネグレクト児を発見する立場にあるだけでなく，子ども虐待の医学的診断を専門機関として関係機関に提供するという極めて重要な職責を担っています。重要な局面における判断を個人による対応で済ませるのではなく，子ども虐待対応院内組織（child protection team：以下CPT）を設置し，組織的に対応することで，個々の職員の責任と負担を軽減し，役割分担を明確にしたうえで，院内での対応方針を統一したり，関係機関との連携を円滑化したりすることができるようになります」[2]と述べており，医療機関は児童虐待において大きな役割を担っている。

　さらに，児童虐待の事例は，根深い困難事例が多く，関わるスタッフの精神的負担はきわめて大きい。ひとりのスタッフが抱え込むことにより追いつめられたり，燃えつきたりしないように，チームで取り組むことが非常に重要である。また，医療機関では，緊急，かつ適切な対応により支援につなげるためにも，院内におけるさまざまな職種からなるチームで対応することが強く求められる。

なお，CAPS は，CPT と呼ばれる場合や，児童虐待防止委員会，権利擁護委員会など，各病院によって名称が異なる。

■ 東海大学医学部付属病院の児童虐待防止委員会について

東海大学医学部付属病院は，2001 年 3 月に児童虐待防止委員会を設置した。設置に至るまでは，個々のケースについて主治医と看護師，医療ソーシャルワーカー（medical social worker, 以下 MSW）が個人レベルで関係機関への連絡や対応を判断していたため，精神的な負担が非常に大きかった。もちろん，委員会発足当時は，各委員の経験値は低く，議論の内容は，虐待対応について児童相談所に通告するか否か，あるいは誰が行ったなどが中心となり，虐待の有無に終始する傾向が強かった。しかし，経験を重ね委員の虐待に対する意識が向上した現在では，主治医や医療スタッフの責任や負担の軽減を図り，病院としての方針を統一し，さらには関係機関とのスムーズな連携をとる方法，という視点での論議が，各委員の間で活発になされるようになっている。

現在の委員会は，医師（小児科，精神科，小児外科，脳神経外科，整形外科，形成外科，法医学）や看護師（救急病棟，小児病棟），MSW で構成され，委員会の主催は，当院の総合相談室が担っている。実際に委員会が開催された場合は，このメンバーに加え，主治医と担当看護師，担当 MSW のほか，子どもに関わっている職種のメンバー全員が参加する。加えて，子どもが関係機関とつながっている場合は，その担当者も参加するなど，多角的に子どもについて検討できる仕組みとなっている。

また，委員会の開催にあたっては，養育者に院内で委員会が開催されることを告知している。この告知により，養育者は対応方針が病院として決定されることを理解するため，主治医との関係もくずれることが少なくなった。また，この告知は，養育者自身が事態の重大性を認識するだけでなく，これまでの養育への気づきにつながる機会となり，養育者への教育的な効果もある。加えて，委員会の審議の結果も養育者に伝えている。この点は議論のあるところだが，当院では，養育者のもつ問題を，児童相談所や関係機関と協力して解決にむけ，子どもの安全を図ることを養育者に理解してもらうことを大切にしている。また，これらの話し合いに，看護師や MSW も同席し，多職種で養育者を支援している。そして，医療機関と関係機関でカンファレンスを重ね，地域でこのような支援が継続する体制を作っている。

近年の特徴として，周産期ケースを委員会で審議されることが増加している。つまり，何らかの問題が発生してからではなく，特定妊婦や未受診出産など，これから育児を行うための支援（妊婦の精神面からの育児支援）について

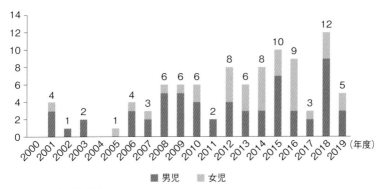

図Ⅱ-26　**年度別件数**

話し合われる。今後委員会は，子どもの身に何かが発生してからだけでなく，予防的な視点においての検討や対応が求められている。

1．委員会の活動状況

1）当院における虐待を疑われた子どもに対する支援の実績

　東海大学医学部付属病院では，2001 年度に第 1 回の委員会を開催してから，2019 年 3 月までに 100 回開かれ，のべ 106，実人数 96 名の子どもについて審議した。男女の内訳は男児 61 名，女児 35 名であり，64％が男児であった（図Ⅱ-26）。

　傷病名としては，頭部外傷が 37 名，乳幼児揺さぶられ症候群の 5 名を含めると 44％でもっとも多く，次いで頭部以外の外傷であった（表Ⅱ-23）。なお，周産期というのは傷病名ではないが，妊娠期，あるいは急産により養育の不安があり，予防的な視点で委員会が開かれたものである（表Ⅱ-23）。

　虐待の種別については，いわゆる児童虐待の 4 つの分類に分けられたのは 42名（44％）であった。理由としては，養育者が意図せず，育児への理解や能力不足，不注意などにより子どもがけがをしてしまった，というケースも多いためである。当院では，そのようなケースを「不適切な養育」としており，51 名（53％）と約半数を占めている。さらに，実際に子どもの身体に問題が発生していないが予防的視点で審議された「養育環境」は，新生児で 7 名（7％）であった（図Ⅱ-27）。

　委員会で審議された子どもの 55 名（57％）が児童相談所へ通告されており，

表Ⅱ-23　傷病名

病名	件数
頭部外傷	37
頭部外傷を除く外傷（骨折を含む）	13
周産期	8
打撲	6
乳幼児揺さぶられ症候群	5
熱傷	4
成長不良	4
溺水	3
内科疾患	3
ストレス・不登校	3
心肺停止・蘇生に成功した心停止	3
誤飲	2
自殺企図	2
無理心中	2
強姦	1
計	96

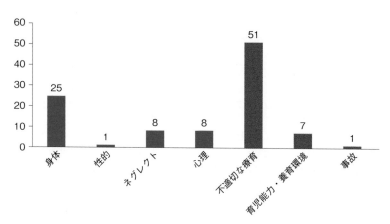

図Ⅱ-27　虐待の種類別件数（重複）

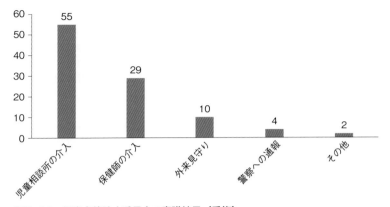

図Ⅱ-28 児童虐待防止委員会の審議結果（重複）

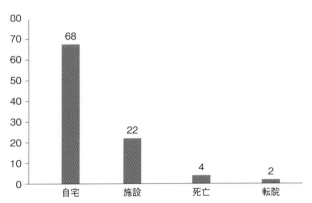

図Ⅱ-29 転帰別件数

保健所などの行政機関へ連絡をした 29 名（30％）を含めると，87％が何らかの形での関係機関との連携が必要と判断された（**図Ⅱ-28**）。

審議された子どもの転帰は，68 名（71％）が帰宅となった。また，22 名（23％）が施設入所（一時保護を含む）となった（**図Ⅱ-29**）。

2）虐待の発見と対応への工夫

委員会では，審議と支援を行うだけではなく，虐待が疑われる子どもの発見や発見後のスムーズな対応，再発の防止の観点から，以下のような仕組みを作っている。

(1) マニュアルの作成

われわれは，虐待疑い症例を発見した場合の急性期の初期対応についてマニュアルを作成した。このマニュアルは，主に診療場面での医師の対処方法や視点が記載されており，電子カルテから確認できる。内容は，虐待を疑った医師の診療の心構え，診察方法や記録の書き方，家族への対応や虐待の告知など，初期対応が網羅されている。

(2) 対応フロー

虐待疑いの症例を発見した後，院内での手続きや委員会の開催について，どこに連絡し，どのように対応すればよいのかがわかるフローを作成した。このフローは，平日の日中時間帯と，夜間休日の時間帯では職員の体制が異なるため，2種類作成した。(図Ⅱ-30, 31)。さらに，大型連休中などに，虐待疑いの子どもを入院させたがほかのきょうだいに心配がある，入院させたが退院要求が強いなど突発的な事態への対応として，3日以上休みが続く場合は，総合相談室の緊急連絡先に連絡し，対応について検討できる体制を作った(図Ⅱ-32)。

(3) MSWによるスクリーニング

当院では，MSWが救急患者の心理・社会的側面から支援するために，緊急入院した患者全員に対してスクリーニングするシステムを導入している。このシステムを利用し，子どもの外傷に関しては，入院と外来を問わず，医師に受傷転帰を確認し，経過観察が必要か否かを協議している。夜間や休日に救急外来に来院した子どもの外傷症例のなかには，虐待を疑わずに帰宅する症例が含まれている。その症例に関しては，外来受診時に家族と会い，状況を確認し，必要に応じて支援している。

(4) アイコンによる注意喚起

委員会で審議された子どもは，電子カルテ上にアイコンでマークしている。これは，退院した子どもが何らかの理由で再び当院を受診した場合，スタッフが，以前の記録を読むまでもなく，委員会で審議された子どもであることを知るためである。

2．今後の課題

1）妊娠期からの虐待予防

2019年度は，当院の委員会で審議した5名中2名は，未受診出産により出生した子どもへの対応であった。また，委員会で審議されないものの，妊娠期から産後の育児支援の必要性からMSWが関わった子どもの件数は，近年増加傾向にある。このような傾向から，われわれは，虐待を受けてからではなく，育

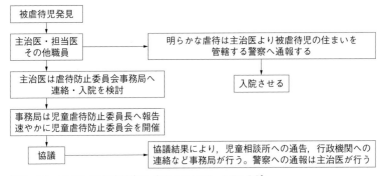

図Ⅱ-30　子どもの虐待対応 1（平日 8：00〜17：00）

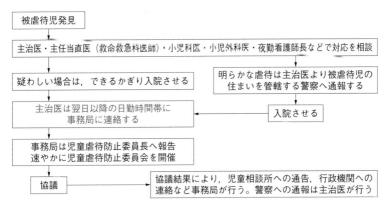

図Ⅱ-31　子どもの虐待対応 2（夜勤帯 17：00〜8：00・休日）

児不安を抱える養育者を出産早期から支援することが，児童虐待の予防につながると考えている。そのためには，産婦人科との連携を深めるなど，委員会の業務の枠を広げていく必要がある。

2）心理的な虐待の増加を踏まえた対応

近年，児童虐待のなかで心理的な虐待の数が急増している。この背景には，2004 年の児童虐待防止法改正時に，面前 DV（ドメスティック・バイオレンス）が心理的な虐待に加わったことがある。さらに，養育者が自殺を図り子どもが救急要請するケースなどを，警察や消防が関係機関に通告する件数が増えてい

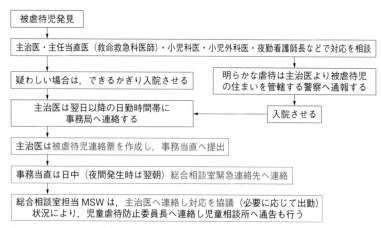

図Ⅱ-32　子どもの虐待対応の流れ（3日以上の休診日が続く場合）

ることも要因の一つである。当院でも，かかる状況で救急搬送される養育者は
少なくない。病院は，その養育者の治療を行い，養育者の自殺再企図防止やDV
の再燃防止を図ることはもちろんであるが，子どもの状況を確認し，関係機関
や家族と連携し，子どもの安全を図らなければならない。この場合，子ども自
身は受診しておらず，現在は関係機関への情報共有にとどめ，委員会を開催し
ていない。しかし，今後このような症例においても，養育者の支援とともに，
子どもへの支援がいきわたるよう，院内だけでなく地域の関係機関との迅速な
連携が必要と考えている。

文　献

1) 厚生労働省：平成30年度児童相談所での児童虐待対応件数（速報値），2019年8月．
   https://www.mhlw.go.jp/stf/houdou/0000190801_00001.html.
2) 日本子ども虐待医学会：子ども虐待対応院内組織運営マニュアル（CPTマニュアル）．
   日本小児科学会こどもの生活環境改善委員会，2014年3月．
   http://jamscan.childfirst.or.jp/manual.html

B. 企図後のケアの実際

4 児童相談所の立場から～子どものいる養育者に希死念慮や自殺企図があった場合の対応

港区児童相談所・精神科医師 田﨑みどり

■■■はじめに：心中による虐待死，育児不安や養育者の精神疾患による虐待死の多さ

　厚生労働省は平成17年より年間の子ども虐待の死亡事例数を報告し，死亡事例検証を行い報告している。虐待による死亡事例は，「心中による虐待死」と「心中以外による虐待死」の両方が報告されている（**表Ⅱ-24**）。心中による虐待死の第3次報告から第14次報告までをみると，最少が平成28年度の28人，最多が平成18年の65人である。一方心中以外による虐待死は最少が平成28年度の49人，最多が平成20年度の67人（平成19年は1年3カ月分の報告のため）である。このように毎年多くの心中による虐待死，心中以外の虐待死が起きている。心中による虐待死が未遂で病院に搬送されたとき，どのような注意が重要であろうか？　また心中以外の虐待死のなかには子どもを殺して自分も

表Ⅱ-24

【参考】死亡事例数および人数（第1次報告から第14次報告）

	第1次報告 （平成17年4月） H15.7.1〜 H15.12.31 （6カ月間）			第2次報告 （平成18年3月） H16.1.1〜 H16.12.31 （1年間）			第3次報告 （平成19年6月） H17.1.1〜 H17.12.31 （1年間）			第4次報告 （平成20年3月） H18.1.1〜 H18.12.31 （1年間）			第5次報告 （平成21年7月） H19.1.1〜 H20.3.31 （1年3カ月間）			第6次報告 （平成22年7月） H20.4.1〜 H21.3.31 （1年間）			第7次報告 （平成23年7月） H21.4.1〜 H22.3.31 （1年間）		
	心中以外	心中	計	心中以外	心中	計	心中以外	心中	計	心中以外	心中	計	心中以外	心中	計	心中以外	心中	計	心中以外	心中	計
例数	24	−	24	48	5	53	51	19	70	52	48	100	73	42	115	64	43	107	47	30	77
人数	25	−	25	50	8	58	56	30	86	61	65	126	78	64	142	67	61	128	49	39	88

死のうと思ったが，子どもだけが亡くなってしまったケースも含まれている。自殺企図をして病院に搬送された患者に子どもがいる場合にはどのようなことを注意すべきであろうか？

　養育者が自殺企図をした場合，その子どもと家族が児童相談所につながることがある。子どもが保育園なども利用しておらず，日中母親のみが養育をしているような場合，再び自殺企図や，心中企図を行った場合に子どもの命に危険が及ぶからである。本項では自殺企図または心中企図を母親などの養育者が行った場合に，自殺企図または心中企図後の患者を治療する医療機関に児童相談所の立場からお願いしたいことを述べる。

■ 子どものいる養育者が自殺企図，心中企図をして医療機関などが関わった場合に行ってほしいこと

1. 自殺企図後早期に関わった医療機関などが希死念慮や，自殺企図，心中企図の理由を聞いてほしい

　自殺企図後早期に関わった医療機関などが希死念慮や，自殺企図，心中企図の理由を聞いてほしい。そして子どもに関する悩みで自殺企図を行ったのか，具体的にどのようなことを悩んでいたのかを尋ねてほしい。

表Ⅱ-24
【参考】死亡事例数および人数（第1次報告から第14次報告）

	第8次報告 (平成24年7月)			第9次報告 (平成25年7月)			第10次報告 (平成26年9月)			第11次報告 (平成27年10月)			第12次報告 (平成28年9月)			第13次報告 (平成29年8月)			第14次報告 (平成30年8月)		
	H22.4.1～H23.3.31 (1年間)			H23.4.1～H24.3.31 (1年間)			H24.4.1～H25.3.31 (1年間)			H25.4.1～H26.3.31 (1年間)			H26.4.1～H27.3.31 (1年間)			H27.4.1～H28.3.31 (1年間)			H28.4.1～H29.3.31 (1年間)		
	心中以外	心中	計	心中以外	心中	計	心中以外	心中	計	心中以外	心中	計	心中以外	心中	計	心中以外	心中	計	心中以外	心中	計
例数	45	37	82	56	29	85	49	29	78	36	27	63	43	21	64	48	24	72	49	18	67
人数	51	47	98	58	41	99	51	39	90	36	33	69	44	27	71	52	32	84	49	28	77

2．自殺企図，心中企図直後の母親の言動についての情報を，関わる児童相談所に伝えてほしい

　児童相談所に情報を提供することができることは，児童虐待の防止等に関する法律第13条の4に定められており，厚生労働省からの通知において守秘義務に優先することが明記されている。

児童虐待の防止等に関する法律：（資料又は情報の提供）第十三条の四・・病院，診療所，・・・その他児童の医療，福祉又は教育に関係する機関，並びに医師，看護師，・・・その他児童の医療，福祉・・に従事する者は，市町村長，都道府県の設置する福祉事務所の長又は児童相談所長から児童虐待に係る児童又はその保護者の心身の状況，これらの者の置かれている環境その他児童虐待の防止等に係る当該児童，その保護者その他の関係者に関する資料又は情報の提供を求められたときは，当該資料又は情報について，・・・・・・児童相談所長が児童虐待の防止等に関する事務又は業務の遂行に必要な限度で利用し，かつ，利用することに相当の理由があるときは，これを提供することができる。

　上記の内容は，平成28年に改正されたものである。児童虐待が疑われるケースについては，児童や保護者の心身の状況，置かれている環境などの情報は，対応方針を迅速に決定するために必要不可欠であるため，改正法においては，地方公共団体の機関に加え，病院，診療所，その他児童の医療，福祉又は教育に関係する機関や医師，看護師その他児童の医療，福祉又は教育に関連する職務に従事する者（以下「関係機関等」という）も，児童相談所長等から資料又は情報の提供を求められたときは，これを提供することができるものとされた。守秘義務との関係については，児童虐待の防止や対応のために児童相談所や市区町村に情報提供することは，学校，病院その他児童の福祉に業務上関係のある団体及び学校の教職員，医師，保健師，弁護士その他児童の福祉に職務上関係のある者には，虐待防止法第5条第2項に基づき児童虐待の防止等に協力する努力義務があり，法第10条又は第11条に基づき児童相談所や市区町村が行う児童及び妊産婦の福祉に関する必要な実情把握等に協力し，必要かつ社会通念上相当と認められる範囲で行われる限り，基本的に守秘義務に係る規定違反とはならないとの通知が厚生労働省より出された。

【実例紹介】母親が自殺企図をし，子どもが児童相談所に一時保護になった。児童相談所の児童福祉司から母親が入院していた医療機関に入院中の母親の言動，精神科主治医の見立てなどの情報提供をお願いしたところ，「個人情報なのでお答えできない」といわれ，断られた。そのため児童相談所常勤医師から，母親の主治医に直接連絡し，母親の情報を知らせてほしい旨と，法律上認められていることを説明したところ，それは必要な情報だとのことで，情報提供してくださった。提供してもらった結果，母親が育児に負担を感じていたことがわかり，支援を開始することができた。

3. 児童相談所が情報を教えてほしい理由

　自殺企図後の患者は，診療した医療機関の医師にはなぜ自殺企図をしたのか，希死念慮がどのくらいあるのかを開示することが多い。親の自殺企図の結果，子どもの安全を守るため，児童相談所に子どもを一時保護することがあるが，一時保護後，自殺企図をした保護者に希死念慮や自殺企図の理由を尋ねても，早く子どもを帰してほしい気持ちから，「もう死にたい気持ちはない」「馬鹿なことをしたと思う」「本当は死にたい気持ちはなかった」などといい，本当の気持ちがいえない可能性がある。したがって，医療機関が自殺企図後の早期に聞きとった面接内容は，子どもを帰して安全かを判断するうえで大変重要な情報となる。厚生労働省の子ども虐待による死亡事例等の検証報告第3次から第15次までの心中による虐待死，心中以外の虐待死の背景要因をみると，心中による虐待死の母親の背景要因では，育児不安27.3%，うつ状態26.7%，精神疾患26.1%，自殺未遂の既往9.4%の順となっている（表Ⅱ-25）。一方，心中以外の虐待死の背景要因をみると，もっとも多いのは養育能力の低さ28.9%，次が育児不安25.7%，うつ状態11.8%の順であり，精神疾患は10.2%，自殺未遂の既往は4.3%と低くなる（表Ⅱ-26）。しかし，心中以外の虐待死のなかに，育児不安や，精神疾患，うつ状態で，悲観して子どもを虐待死させてしまったケースも含まれている。自殺企図早期に，自殺企図の理由を尋ねていて，その理由が育児不安や，うつ状態などである場合には，子どもを家に帰す際に育児不安やうつ状態などが養育可能なまでに改善しているのかを十分検討しなければならない。また，さらなる心中企図を防ぐためにどのような支援が必要なのかを検討することが重要となる。たとえうつ状態が回復傾向にあっても，母親ひとりに育児負担が偏っている場合にはその負担を軽減するために，保育園に入所させる，子どもの養育をほかの家族や関係機関がもっとサポートするなどの具体的な支援策を考え，支援を開始してから一時保護を解除すれば，親と子

表Ⅱ-25　厚生労働省死亡事例検証報告より
養育者（実母）の心理的・精神的問題等（心中による虐待死）（複数回答）

区分		第3次(16例)	第4次(48例)	第5次(42例)	第6次(42例)	第7次(30例)	第8次(34例)	第9次(29例)	第10次(28例)	第11次(27例)	第12次(21例)	第13次(24例)	第14次(18例)	第15次(8例)	総数(341例)
育児不安	例数	4	12	8	12	4	7	8	7	7	8	12 (0)	2 (1)	2 (1)	93
	構成割合	25.0%	25.0%	19.0%	28.6%	13.3%	20.6%	27.6%	25.0%	25.9%	38.1%	50.0%	11.1%	25.0%	27.3%
マタニティーブルーズ	例数	0	0	2	1	1	0	2	2	0	0	2 (0)	0 (0)	0 (0)	10
	構成割合	0.0%	0.0%	4.8%	2.4%	3.3%	0.0%	6.9%	7.1%	0.0%	0.0%	8.3%	0.0%	0.0%	2.9%
産後うつ	例数	−	2	1	1	2	1	2	3	1	2	4 (0)	1 (1)	1 (0)	21
	構成割合	−	4.2%	2.4%	2.4%	6.7%	2.9%	6.9%	10.7%	3.7%	9.5%	16.7%	5.6%	12.5%	6.2%
知的障害	例数	1	2	1	1	0	1	0	0	0	0	1 (0)	0 (0)	0 (0)	7
	構成割合	6.3%	4.2%	2.4%	2.4%	0.0%	2.9%	0.0%	0.0%	0.0%	0.0%	4.2%	0.0%	0.0%	2.1%
精神疾患（医師の診断によるもの）	例数	0	13	5	8	3	14	8	7	8	7	11 (0)	4 (1)	1 (0)	89
	構成割合	0.0%	27.1%	11.9%	19.0%	10.0%	41.2%	27.6%	25.0%	29.6%	33.3%	45.8%	22.2%	12.5%	26.1%
身体障害	例数	0	1	0	0	0	1	1	1	0	0	0 (0)	0 (0)	0	3
	構成割合	0.0%	2.1%	0.0%	0.0%	0.0%	2.9%	3.4%	3.6%	0.0%	0.0%	0.0%	0.0%	0.0%	0.9%
うつ状態	例数	3	9	5	11	1	8	1C	9	5	8	15 (0)	5 (1)	2 (1)	91
	構成割合	18.8%	18.8%	11.9%	26.2%	3.3%	23.5%	34.5%	32.1%	18.5%	38.1%	62.5%	27.8%	25.0%	26.7%
躁状態	例数	0	2	0	1	1	0	1	0	0	1	2 (0)	0	0	6
	構成割合	0.0%	4.2%	0.0%	2.4%	3.3%	0.0%	3.4%	0.0%	0.0%	4.8%	8.3%	0.0%	0.0%	1.8%
感情の起伏が激しい	例数	0	4	0	1	1	0	5	3	1	0	5 (0)	0	0	21
	構成割合	0.0%	8.3%	0.0%	2.4%	3.3%	0.0%	17.2%	10.7%	3.7%	0.0%	20.8%	0.0%	0.0%	6.2%
高い依存性	例数	1	0	0	1	0	1	1	4	0	0	4 (0)	0	0	12
	構成割合	6.3%	0.0%	0.0%	2.4%	0.0%	2.9%	3.4%	14.3%	0.0%	0.0%	16.7%	0.0%	0.0%	3.5%
幻覚	例数	0	0	0	0	0	1	C	0	0	0	1 (0)	1 (0)	0 (0)	3
	構成割合	0.0%	0.0%	0.0%	0.0%	0.0%	2.9%	0.0%	0.0%	0.0%	0.0%	4.2%	5.6%	0.0%	0.9%
妄想	例数	0	0	1	1	0	1	1	0	1	2	0 (0)	2 (0)	0 (0)	9
	構成割合	0.0%	0.0%	2.4%	2.4%	0.0%	2.9%	3.4%	0.0%	3.7%	9.5%	0.0%	11.1%	0.0%	2.6%
DVを受けている	例数	0	1	0	0	1	0	3	1	1	0	1 (0)	1 (1)	0 (0)	9
	構成割合	0.0%	2.1%	0.0%	0.0%	3.3%	0.0%	10.3%	3.6%	3.7%	0.0%	4.2%	5.6%	0.0%	2.6%
自殺未遂の既往	例数	2	1	3	5	2	6	3	3	1	0	6 (0)	0 (0)	0 (0)	32
	構成割合	12.5%	2.1%	7.1%	11.9%	6.7%	17.6%	10.3%	10.7%	3.7%	0.0%	25.0%	0.0%	0.0%	9.4%
養育能力の低さ	例数	0	3	0	4	1	3	3	3	2	1	5 (0)	1 (1)	1 (0)	27
	構成割合	0.0%	6.3%	0.0%	9.5%	3.3%	8.8%	10.3%	10.7%	7.4%	4.8%	20.8%	5.6%	12.5%	7.9%

Ⅱ

183

表Ⅱ-26　厚生労働省死亡事例検証報告より

養育者（実母）の心理的・精神的問題等（心中以外の虐待死）（複数回答）

区　分		第3次 (41例)	第4次 (52例)	第5次 (73例)	第6次 (63例)	第7次 (44例)	第8次 (44例)	第9次 (56例)	第10次 (48例)	第11次 (36例)	第12次 (42例)	第13次 (48例)	第14次 (49例)	第15次 (50例)	総数 (646例)
育児不安	例数	12	14	19	16	11	14	11	15	8	12	12 (3)	14 (2)	8 (3)	166
	構成割合	29.3%	26.9%	26.0%	25.4%	25.0%	31.8%	19.3%	31.3%	22.2%	28.6%	25.0%	28.6%	16.0%	25.7%
マタニティー ブルーズ	例数	2	—	4	1	0	1	1	3	0	2	1 (1)	3	2 (1)	21
	構成割合	4.9%	0.0%	5.5%	1.6%	0.0%	2.3%	1.8%	6.3%	0.0%	7.1%	2.1%	6.1%	4.0%	3.3%
産後うつ	例数	—	1	3	2	2	1	4	5	5	2	4 (1)	8 (1)	0	34
	構成割合		1.9%	4.1%	3.2%	4.5%	2.3%	7.1%	10.4%	13.9%	4.8%	8.3%	16.3%	0.0%	5.3%
知的障害	例数	2	0	3	2	2	1	4	0	5	0	5 (1)	2 (1)	1 (0)	27
	構成割合	4.9%	0.0%	4.1%	3.2%	4.5%	2.3%	7.1%	0.0%	13.9%	0.0%	10.4%	4.1%	2.0%	4.2%
精神疾患（医師の 診断によるもの）	例数	3	7	8	2	2	7	9	7	4	5	5 (2)	6 (1)	1 (0)	66
	構成割合	7.3%	13.5%	11.0%	3.2%	4.5%	15.9%	16.1%	14.6%	11.1%	11.9%	10.4%	12.2%	2.0%	(10.2%)
身体障害	例数	1	0	0	2	0	0	2	0	0	0	0 (0)	0 (0)	0 (0)	5
	構成割合	2.4%	0.0%	0.0%	3.2%	0.0%	0.0%	3.6%	0.0%	0.0%	0.0%	0.0%	0.0%	0.0%	0.8%
衝動性	例数	5	5	8	8	6	6	10	8	5	5	4 (2)	5 (2)	3 (0)	78
	構成割合	12.2%	9.6%	11.0%	12.7%	13.6%	13.6%	17.9%	16.7%	13.9%	11.9%	8.3%	10.2%	6.0%	(12.1%)
攻撃性	例数	2	5	7	6	6	3	9	7	3	6	5 (3)	4 (1)	2 (0)	65
	構成割合	4.9%	9.6%	9.6%	9.5%	13.6%	6.8%	16.1%	14.6%	8.3%	14.3%	10.4%	8.2%	4.0%	(10.1%)
怒りのコントロー ル不全	例数	7	4	8	7	6	5	7	6	4	3	3 (2)	4 (1)	3 (0)	67
	構成割合	17.1%	7.7%	11.0%	11.1%	13.6%	11.4%	12.5%	12.5%	11.1%	7.1%	6.3%	8.2%	6.0%	(10.4%)
うつ状態	例数	6	9	8	3	4	6	7	4	6	6	6 (0)	9 (1)	2 (1)	76
	構成割合	14.6%	17.3%	11.0%	4.8%	9.1%	13.6%	12.5%	8.3%	16.7%	14.3%	12.5%	18.4%	4.0%	(11.8%)
躁状態	例数	1	0	2	0	0	0	0	0	2	0	2 (1)	0 (0)	1 (0)	8
	構成割合	2.4%	0.0%	2.7%	0.0%	0.0%	0.0%	0.0%	0.0%	5.6%	0.0%	4.2%	0.0%	2.0%	1.2%
感情の起伏が 激しい	例数	4	4	9	5	4	6	8	6	4	3	6 (5)	4 (2)	3 (0)	66
	構成割合	9.8%	7.7%	12.3%	7.9%	9.1%	13.6%	14.3%	12.5%	11.1%	7.1%	12.5%	8.2%	6.0%	(10.2%)
高い依存性	例数	6	6	3	2	3	2	8	1	6	4	5 (3)	2 (0)	4 (0)	52
	構成割合	14.6%	11.5%	4.1%	3.2%	6.8%	4.5%	14.3%	2.1%	16.7%	9.5%	10.4%	4.1%	8.0%	8.0%
DVを受けている	例数	2	4	4	6	6	1	8	6	1	5	6 (1)	3 (2)	4 (1)	56
	構成割合	4.9%	7.7%	5.5%	9.5%	13.6%	2.3%	14.3%	12.5%	2.8%	11.9%	12.5%	6.1%	8.0%	8.7%
DVを行っている	例数	0	0	1	0	0	1	0	2	0	1	1 (0)	1 (0)	0 (0)	7
	構成割合	0.0%	0.0%	1.4%	0.0%	0.0%	2.3%	0.0%	4.2%	0.0%	2.4%	2.1%	2.0%	0.0%	1.1%
自殺未遂の既往	例数	3	1	1	1	3	1	3	0	2	2	5 (1)	5 (0)	1 (0)	28
	構成割合	7.3%	1.9%	1.4%	1.6%	6.8%	2.3%	5.4%	0.0%	5.6%	4.8%	10.4%	10.2%	2.0%	(4.3%)
養育能力の低さ	例数	9	20	18	10	13	11	23	14	12	14	20 (3)	10 (5)	13 (4)	187
	構成割合	22.0%	38.5%	24.7%	15.9%	29.5%	25.0%	41.1%	29.2%	33.3%	33.3%	41.7%	20.4%	26.0%	(28.9%)

どもの安全が守られる可能性が高くなる。

■ 子どものいる患者に希死念慮がある場合の注意点

▶ 1. 外出，外泊時の情報共有の大切さ

うつ状態などの養育者が子どもの養育に悩んでいた場合に，心中するおそれや，「子どもを殺して自分も死のう」とするリスクを考える必要がある。これまでの事例でも，病院の医師には語っていなかったが，関係機関には「子どもを養育できる自信がない，死にたい」と語っていたケースもあった。医療機関と関係機関が情報を共有することが必須である。精神科入院中の養育者が外出や外泊をする場合には，たとえ病院内ではうつ状態などが改善していても，外出や外泊で子どもに会うと，不安が再燃することがある。外出や外泊前に外出や外泊をするという情報を病院と，児童相談所，市区町村などの子どもの支援機関とが共有し，家族，関係機関で，養育者の状態，希死念慮や心中念慮を語っていなかったかなどを十分に共有し，子どもと養育者を二人きりにすることのリスクについて十分に評価し，外出や外泊の可否を決めることが重要である。また外出や外泊中に子どもの安全を守るために家族や関係機関がどのような体制を組んで支援をするかを十分に話し合い，安全を守る体制を組む必要がある。

▶ 2. 児童相談所や関係機関から医療機関などの関係機関への連絡

さらに，児童相談所や関係機関からも，母親が外泊中に家庭訪問をした際などに，母親が不安を訴えていた，不安定だったなどの情報があれば，積極的に入院中の医療機関に情報提供を行うべきである。これまでの死亡事例でも，関係機関から主治医などに直接情報提供がなされず，子どもが亡くなったケースがある。

▶ 3. 子どもの一時保護を解除する場合の児童相談所から関係機関への連絡

養育者の自殺企図などで子どもが一時保護されている場合，一時保護を解除するときには，児童相談所から養育者の主治医である医療機関や区役所などの支援機関に，一時保護を解除することの情報提供をすべきである。医療機関や市区町村などの関係機関に子どもが家に帰ることを知らされないまま，養育者が外泊したり，退院することは，心中や虐待死のリスクとなるおそれがある。

■ おわりに

　子どものいる養育者に希死念慮があったり，自殺企図をした場合の連携の注意点を述べた。また，自殺企図後早期に関わった医療機関からの情報提供の大切さ，それらの情報提供は，守秘義務に優先することも述べた。子どものいる患者に希死念慮があり，外出や外泊する際の注意点なども述べた。養育者の負担を減らし，子どもの虐待死をなくすには，関係機関同士の連携が必須である。これからも連携や情報共有をお願いしたい。

参考文献

1) 厚生労働省雇用均等・児童家庭局総務課長：児童虐待の防止等に係る児童等に関する資料又は情報の提供について．雇児総発 1216 第 1 号平成 28 年 12 月 16 日.
https://www.mhlw.go.jp/file/06-Seisakujouhou-11900000-Koyoukintoujidoukatei
kyoku/h28jyouhouteikyou.pdf
2) 子ども虐待による死亡事例等の検証結果等について：社会保障審議会児童部会児童虐待等要保護事例の検証に関する専門委員会 第 9 次報告，平成 25 年 7 月.
https://www.mhlw.go.jp/bunya/kodomo/dv37/dl/9-2.pdf
3) 子ども虐待による死亡事例等の検証結果等について：社会保障審議会児童部会児童虐待等要保護事例の検証に関する専門委員会 第 15 次報告，令和元年 8 月.
https://www.mhlw.go.jp/content/11900000/000533868.pdf

B. 企図後のケアの実際

5 弁護士の視点から

ベイアヴェニュー法律事務所/NPO 法人神奈川子ども支援センターつなっぐ代表理事 **飛田 桂**

■Q1 行政への通告や情報提供等は，個人情報保護の面で どのように考えればよいか

▶ 1．妊産褥婦の自殺企図についての法律上の位置づけ

1）児童虐待の防止等に関する法律と児童福祉法について

　妊産褥婦[*1]の自殺企図（自殺未遂）については，現在児童を監護する妊婦の場合と現在児童を監護しない妊婦および産褥婦の場合とで適用される法令が異なる。また，行政への通告には，児童虐待の防止等に関する法律（以下「児虐法」と記す）による場合と，児童福祉法（以下「児福法」と記す）による場合があり得る。そのため，以下ではまず，場合分けをし，各場合において適用される法令を確認する。そして，いずれの場合でも利用ができる要保護児童対策地域協議会（以下，「要対協」と記す）についても確認する。

2）現在児童を監護しない妊婦について（児福法）

　妊婦の自殺企図について，児童[*2]虐待との関係ではどのようにとらえられるのか。諸外国では胎児への虐待も刑事罰の対象となる場合もあるようだが，日本の刑法では，胎児が母体から一部でも露出するまでは，胎児への加害はあくまでも母体への加害として評価され（判例や通説），妊婦の自殺企図については直接的には児童への虐待があるとはいえない。

　しかし，妊婦の自殺企図の背景には，望まない妊娠，若年（10 代）妊娠，経済的不安，パートナーとの関係性や養育についての不安，妊婦自身の成育過程における傷つきなど，複雑な原因があることが多く，出産前からとくに支援が

[*1] 児福法第 5 条「この法律で，妊産婦とは，妊娠中又は出産後 1 年以内の女子をいう」。本稿では，他項にならって「産褥婦」と記す。
[*2] 児童とは，満 18 歳に満たない者をいう（児福法第 4 条第 1 項，児虐法第 2 条）。

必要といえる。

そのため，自殺企図した妊婦は，出産後に虐待をするおそれがあり，出産前でもとくに支援が必要な状態であると認められ，児福法第6条の3第5項の「出産後の養育について出産前において支援を行うことが特に必要と認められる妊婦」として，「特定妊婦」に該当することとなる。

3) 現在児童を監護する妊婦および産褥婦の児童について（児福法の場合と児虐法の場合がある）

ア　被虐待児（児虐法）・要保護児童（児福法）

現在児童を監護する妊婦および産褥婦の自殺企図については，Q3で詳述するように，児虐法第2条の心理的虐待やネグレクト（児童虐待[*3]）に該当する可能性がある[*4]。この場合，当該児童は，虐待を受けた児童として，いわゆる被虐待児に該当する。また，監護を主に行っていた妊産褥婦が自殺企図をした場合には，保護者の疾病などのため必要な監護を受けることができないとして，児福法第6条の3第8項にいう「保護者に監護させることが不適当であると認められる児童」として「要保護児童」に該当する可能性がある。

イ　要支援児童（児福法第6条の3第5項）

加えて，被虐待児・要保護児童とまで該当しないと考えた場合であっても，保護者の養育を支援することがとくに必要と認められる児童として，児福法上の要支援児童[*5]に該当することもある。

4) 通告と情報提供

以上で整理したことを前提に，妊産褥婦が自殺企図をした場合については，医療機関としては次の手順で，通告や情報提供について検討することが考えられる。

自殺企図した妊産褥婦が，子どもを現在監護している場合には，監護している子どもについて，①被虐待児・要保護児童として通告すべきかを検討し，該

[*3] 通告対象となる児童虐待とは，保護者（親権を行う者，未成年後見人その他の者で，児童を現に監護する者）がその監護する子ども（18歳未満）について行う，身体的虐待，性的虐待，ネグレクト，心理的虐待という（児虐法第2条）。なお，保護者以外の者が子どもに児童虐待を行った場合においても，保護者が対応せず放置すれば保護者によるネグレクトとなる。

[*4] 「子ども虐待対応の手引き」p 3，平成11年3月29日児企第11号厚生省児童家庭局企画課長通知（平成25年8月23日雇児発0823第1号）」（以下，「虐待対応の手引き」と記す）。

[*5] 児福法第6条の3第5項「保護者の養育を支援することが特に必要と認められる児童」（要保護児童を除く）。

当しない場合にも②要支援児童として情報提供するかを検討することとなる。なお，妊婦が特定妊婦に該当する場合には，③特定妊婦として情報提供することとなる。

　現在子どもを監護していない妊婦が自殺企図した場合には，③特定妊婦としての情報提供を検討することとなる。

　そして，いずれの妊産褥婦にも共通する情報共有の方法として，すでに「特定妊婦」または「要支援児童または要保護児童」として登録されている場合には，④要対協を活用して情報共有をする場合がある。

　以下に，各場合に分けて説明する。

2．被虐待児（児虐法）・要保護児童（児福法）の通告（①）について

1）「通告」について

　前述したように，妊産褥婦の自殺企図のうち，自殺企図した妊産褥婦が，生まれたばかりの子やきょうだいを現在監護している場合には，医療機関は，児虐法上の虐待通告を含む，児福法上の要保護児童を発見した際の「通告」（いわゆる「25条通告」）をすべきかを検討することとなる。

2）被虐待児（児虐法第6条第1項）発見者の通告義務

ア　通告

　児童虐待を受けたと思われる児童を発見した全ての者は，児童相談所その他に通告しなければならない（児虐法第6条第1項）。この通告は，児福法第25条第1項の規定による通告とみなされる（同条第2項）。

　通告義務は，児童虐待を「受けた」児童ではなく，「受けたと思われる」児童の発見で発生する。そのため，通告の検討時には，客観的な証拠や蓋然性を検討する必要性はなく，主観的に児童虐待があったと「思われる」か否かを検討すれば足りる。なお，法律上の「虐待」に該当するか否かの検討は不要である。「個別事例において虐待であるかどうかの判断は」，操作的に該当性を判断するのではなく，「子どもの状況，保護者の状況，生活環境等から総合的に判断するべき」[6]とされているためである。

イ　早期発見努力義務

　病院などの児童の福祉に業務上の関係のある団体や，医師，保健師，助産師，看護師その他の児童の福祉に職務上関係のある者には，児虐法第5条第1項により，児童虐待の早期発見努力義務が課されている。

　一方で，早期発見努力義務を負う者が，国および地方公共団体の施策に協力

---

[6] 前脚注4　p 4。

する際に，守秘義務を理由とした萎縮効果が生じないよう，協力することが守秘義務に違反しないことが明文化されている（児虐法第5条第4項）。

　ウ　守秘義務や個人情報保護との関係性

　児虐法第6条第3項が「刑法の秘密漏示罪の規定その他の守秘義務に関する法律の規定は」通告「義務の遵守を妨げるものと解釈してはならない」と規定していることから，法令による正当な行為として違法性が阻却され（刑法第35条）秘密漏示罪や守秘義務違反とはならない。

　個人情報保護に係る規定ではどうか。本人の同意がない目的外利用や第三者提供については原則として禁止されている[*7]ものの，個人情報取扱事業者に該当する民間医療機関においては，法令に基づく場合[*8]および児童の健全な育成の推進のためにとくに必要である場合[*9]には除外規定がおかれている。なお，該当しない民間医療機関においても同様に解される[*10]。また，独立行政法人においても，法令に基づく場合[*11]および提供先の行政機関が法令に基づく業務を行うに必要かつ相当な場合[*12]について除外規定がおかれている。地方公共団体が運営する医療機関についても，個人情報保護条例において法令に基づく場合等には除外規定が設けられているのが通常である。このように，通告において，必要かつ相当な範囲で情報を提供することは，個人情報保護に係る規定についても違反とはならない（同趣旨の規定として，児虐法第13条の4がある）。

　エ　通告者情報の秘匿

　児虐法に基づく通告に関しては，法律上，通告先機関に，通告者特定情報の秘匿が義務づけられている（同法第7条）。

　オ　通告者への報告

　通告者（病院等）へのフィードバックについては，「守秘義務の許す範囲で，対応方針について報告することが望ましい」とされている[*13]。

[*7] 個人情報の保護に関する法律第16条及び第23条。

[*8] 同法第16条第3項第1号及び同法第23条第1項第1号。

[*9] 同法17条第2項第3号。

[*10] 個人情報保護委員会・厚生労働省「医療・介護関係事業者における個人情報の適切な取扱いのためのガイダンス」p 33，平成29年4月14日（令和2年10月一部改正）。

[*11] 独立行政法人等の保有する個人情報の保護に関する法律第9条第2項第2号。

[*12] 同項第3号。

[*13] 「虐待通告のあった児童の安全確認の手引き」p 6，平成22年9月30日雇児総発0930第2号厚生労働省雇用均等・児童家庭局総務課長通知。

3）要保護児童発見者の通告義務（児福法第 25 条第 1 項）について

ア　要保護児童の定義

18 歳未満の「保護者のない児童又は保護者に監護させることが不適当であると認められる児童」は，「要保護児童」に該当する（児虐法第 6 条の 3 第 8 項）。

「保護者に監護させることが不適当と認められる児童」には，被虐待児（DV 家庭で養育されている児童も含む），保護者の著しい無理解・無関心のために放任されている児童，保護者の労働または疾病などのため必要な監護を受けることができない児童などがあるとされる[14]。

保護者の自殺企図により，児童が必要な監護を受けることができないとすると，まさに保護者に監護させることが不適当と認められることとなり，「要保護児童」に該当する。

イ　通告義務

要保護児童を発見した場合，全国民に対して，児童相談所等に通告する義務が課されている（児福法第 25 条第 1 項）。

ウ　守秘義務や個人情報保護との関係性

児福法第 25 条第 2 項が「刑法の秘密漏示罪の規定その他の守秘義務に関する法律の規定は」「通告をすることを妨げるものと解釈してはならない」と規定していることから，法令による正当な行為として違法性が阻却され（刑法第 35 条），秘密漏示罪や守秘義務違反とはならない。個人情報保護に係る規定についても，前述したように法令に基づく場合等の除外規定に該当し，原則として違反とはならない。

エ　通告者情報の秘匿

児福法第 25 条上の通告については，児虐法と異なり，明文上は，通告受理者に対して，通告者特定情報の秘匿が義務づけられていない。しかし，通告を受けた者としては当然に及ぶものとしてとらえるべきものであるとされている[15]。

▶ 3．要支援児童（②），特定妊婦（③）の情報提供について

1）要支援児童，特定妊婦

ここでは，自殺企図した妊産褥婦が，子どもを現在監護している場合で，被虐待児・要保護児童として通告すべき場合（①）には該当しなかったが，要支

---

[14] 磯谷文明，他編集代表：実務コンメンタール児童福祉法・児童虐待防止法，有斐閣，東京，2020，p268〔相本美和〕。

[15] 前脚注 14　磯谷，他編集代表，p270〔相本美和〕。

援児童等として情報提供すべき場合（②）と，子どもを現在監護していない妊婦の場合で，③特定妊婦として情報提供すべき場合（③）について検討する。

2）要支援児童等（②及び③）の情報提供努力義務

児福法第6条の3第5項に規定される「要支援児童等」とは，要支援児童（②）と特定妊婦（③）が含まれる。病院，医師，保健師，助産師，看護師等は，要支援児童等と思われるものを把握したときは，当該者の情報をその現在地の市町村に提供するよう努めなければならないとされている（児福法第21条の10の5第1項）。

3）要支援児童，特定妊婦か否かの判断

前述した虐待通告の場合と同様に，要支援児童や特定妊婦と「思われる」者と規定されており，判断は主観的で足り，客観的な証拠や蓋然性は不要である。

4）努力義務の意義

このように医療機関等に努力義務が課されていることは，単に医療機関等に対して義務を課しているだけではなく，①医療機関が情報提供をしたことが，法令に基づいて情報提供をしたことと評価され，同意を得ないで情報提供することが違法とならないことを意味する。また，②医療機関が情報提供をする際に患者に情報提供の必要性等を説明する根拠ともなることを意味している。患者に対して，「私たちは児童福祉法によって市区町村に情報を提供することになっている。だから，情報を提供させてもらいたい」と説明し，同意を得るにあたって患者の理解を得ることも考えられる。

5）守秘義務や個人情報保護との関係性

児福法第21条の10の5第2項は，「刑法の秘密漏示罪の規定その他の守秘義務に関する法律の規定は」要支援児童や特定妊婦の「情報の提供をすることを妨げるものと解釈してはならない」としている。そのため，要支援児童や特定妊婦の情報提供は，法令による正当な行為として違法性が阻却され（刑法第35条），守秘義務違反とはならない[16]。

個人情報保護に係る規定については，虐待通告の場合と同様に必要かつ相当な範囲であれば，個人情報保護に係る規定についても違反とはならない。

---

[16]「要支援児童等（特定妊婦を含む）の情報提供に係る保健・医療・福祉・教育等の連携の一層の推進について」〔平成28年12月16日雇児総発1216第2号 雇児母発1216第2号（平成30年7月20日子家発0720第4号・子母発0720第4号）〕。

▶ 4．妊産褥婦についての要保護児童対策地域協議会の活用（④）

ア　妊産褥婦の自殺企図

以上のほかに，妊婦および産褥婦の自殺企図があった場合に共通して活用できる制度として要対協がある。

児福法第25条の2第1項は，「地方公共団体は，…要保護児童（①筆者註）…の適切な保護又は要支援児童（②筆者註）もしくは特定妊婦（③筆者註）への適切な支援を図るため，関係機関，関係団体及び児童の福祉に関連する職務に従事する者その他の関係者（以下「関係機関等」と記す）により構成される要保護児童対策地域協議会…を置くように努めなければならない」と規定しており，妊産褥婦の自殺企図は要対協の支援対象となる。すでに要対協への登録があれば，そこを活用した情報提供ができる。また，通告や情報提供後に要対協へ登録されれば，さらに情報共有をすることができる。

イ　要対協への情報提供と守秘義務

要対協は，子どもを守るために，機動的に支援者たちが集まり，密に情報共有をしてスクラムを組むことが可能となっている。要対協構成員に守秘義務を課すこと（児福法第25条の5）で，官民問わずにチームを組めるところも特徴である。

要対協での情報共有も，児福法第25条の2第2項に基づき，法令に規定するものとして行われるため，必要かつ相当な範囲で行われれば正当な行為として，守秘義務違反や個人情報保護に係る規定に違反しない。加えて，上述したように構成員に守秘義務が課されて子どもやその家族への人権に配慮がされたことにより，病院関係者が守秘義務違反や個人情報保護に係る規定に違反することは基本的には考えられない。

なお，要対協については，会議は取り扱う内容によって，「代表者会議」「実務者会議」「個別ケース検討会議」に分かれている。事案発生時に機動的に「個別ケース検討会議」として集まることもできるが，緊急時に迅速かつ実効性をもって動くために，平時から，「代表者会議」や「実務者会議」などが開催され，最低限でも連絡先窓口や事案発生時のフローを確認することは必要と思われる。管理職，実務者といった各レベルで顔の見える関係性で連携の準備をすることが肝要である。

▶ 5．同意を得ること

上述してきたように，通告や情報提供をする際には，守秘義務違反や個人情報保護に係る規定で違反になることを心配する必要はない。しかし，実際の現

場では，患者との信頼関係を維持していくなかでの苦悩も多いものと思われる。とくに，妊婦や産褥婦自身の自殺企図には，被虐待歴による解離性症状やトラウマによる症状がある場合も少なくはないと考えられる。患者自身の傷つきを考えると，患者の人権や個人情報を患者本人と共に大切に取り扱い，患者との信頼関係を維持することが必要であり，なるべく患者の同意を得ることは重要である。患者本人に寄り添い，「あなたのことを心配している」「適切な支援を受けてあなたの負担を軽くするためにも，行政と協力しながらやっていきたい」と伝えるなどして，同意を得られればそれが最善といえる。

　もっとも，同意が得られないことにより，妊産褥婦自身はもちろん，胎児や子どもの命が危険にさらされることはあってはならない。同意を得ずに通告や情報共有することにも，医療機関として慣れていただく必要性ある＊17。それでもなお通告に踏み切れない場合には，Q2にも関係するが，要対協を利用した情報提供の後，行政側で話し合ってもらい，患者への接触に際して，病院からの情報提供等がきっかけであることを秘匿して，支援を開始してもらうことも手段としてある。

■Q2　患者の同意なく行政の保健師等訪問を依頼してよいのか？

　保健師等訪問の依頼自体は，上述したような通告・情報提供のなかで行うのであれば，患者の同意がなくとも，違法になるものではない。また，乳児家庭全戸訪問事業（児福法第6条の3第4項）については，同意を得られなかった際にも対応を検討することが予定されており（「乳児家庭全戸訪問事業ガイドライン」第2項），同意が得られない状態であっても保健師等の訪問につながるよう，情報提供や通告がされることが望ましいともいえる。

　しかし一方で，児童虐待の予防を目的とした新生児訪問指導事業や養育支援訪問事業として行われる保健師等の訪問は，新生児や乳児がいる家庭のサポートを行うものであり，患者である産褥婦が保健師等の訪問に前向きであるほうが，その後の訪問や支援につながりやすい側面がある。ただし，この際にも，死亡虐待事例に占める1歳児未満の割合が高いことからは，ある程度のスピード感をもって支援者主導で動くことも要請される。時には児童相談所など家庭に強制的に介入することのできる機関が関与したうえで支援につなげていくことが必要な場合も少なくはない。仮に行政に情報提供する前に同意を得ながら

＊17「児童虐待の防止等のための医療機関との連携強化に関する留意事項について」（平成24
　　年11月30日雇児総発1130第2号　雇児母発1130第2号）

寄り添っていく場合には，いたずらに時間が経過して子どもの命が危険にさらされることのないよう，常に一歩早めの情報提供をお願いしたい。

　行政への通告や情報提供の手段としては，これまで整理してきたように，被虐待児・要保護児童の通告（①），要支援児童や特定妊婦の発見としての情報提供（②③），要対協への情報提供（④）がある。自治体による差異はあると思われるが，通告，情報提供，いずれの場合にも，要対協の支援対象として支援方針を決定するか，支援対象としない場合であっても事実上行政機関側が同行訪問をするなどして，当該家庭に対して役割分担をしながら接触していくこととなる。事例によっては，児童相談所が強く助言や指導をする役割を担い，市区町村の保健師が寄り添い役を担うなどして，当該家庭と関係性を構築し，当該家庭の方からむしろ相談をいただけるような関係性を築けるように動くこともある。

■■Q3　児童がいる人が自殺未遂あるいは自殺念慮が強い場合，巿区町村や児童相談所への通告義務があるのか？

　児虐法第2条は，身体的虐待，性的虐待，ネグレクト，心理的虐待の4類型を児童虐待として定義する。

　子どもを養育する保護者が幼子の面前で自殺未遂をしたり，自殺念慮に伴って幼子の精神を不安定にさせるような言動をしたりする場合，心理的虐待に該当する。一緒に死のうと包丁を子どもの首に当てたり，首をしめようとしたりするなどした場合には，さらに幼子に対する身体的虐待に該当する。乳幼児*18を放置するような態様であれば，ネグレクトにも該当する。いずれにしても，上述したように，被虐待児または要保護児童と思われる者を発見したこととなり，通告義務が発生する（児虐法第6条第1項，児福法第25条第1項）。また，保護者の状態によっては，要支援児童として情報提供する場合もあろう。いずれにしても，日ごろから要対協を活用して情報支援や情報共有を行いつつ，通告や情報提供を適時に行う必要がある。

　児童虐待については，生命や身体の危機に着目されがちではあるが，閉ざされた家庭環境のなかで，不安定な保護者の傍らにいつづける児童への影響ははかりしれない側面がある。扉が閉まったなかで，子どもたちは不安定な親の言動から自分を防御できないまま何年も生活しつづけ，過剰適応を起こし，知的

---

*18乳幼児とは，「満1歳に満たない者」及び「満1歳から，小学校就学の始期に達するまでの者」をいう（児福法第4条第1項）。

発達，愛着形成や対人関係においてもっている力を十分に成長させられないまま，社会から大人とされる年齢に到達してしまう。低い自己評価により，今度は子ども自身が自殺念慮をもつようになることもある。

　通告義務であるといいきることは法律家としては簡単なことではあるが，このような保護者をみつけられた場合におかれては，扉が閉じて不安定な親とともに取り残されてしまう子どもたちの孤独，悲しみ，無力感を考えて，いちはやく，通告をしていただきたいと切に願う。

Ⅲ

事例紹介

予定外の妊娠をきっかけに心理的に追い込まれるようになった症例

東京医科歯科大学医学部附属病院看護部精神看護専門看護師　**松岡　裕美**

【患　者】Aさん，36歳，妊娠22週。

【妊娠経過】仕事で重要な企画のリーダーに抜擢され，意欲的になっていた矢先に妊娠が発覚したAさん。仕事が充実している時期であり，未婚だったこともあって中絶を検討したが，相手との入籍が決まり，上司の理解も得られたことが後押しとなって妊娠継続を決意した。ところが，つわりで出勤できない日が続き，後輩たちが「迷惑をかけられている」「このような時期に妊娠するのは非常識」と上司に苦情をいっていることを知り，いまでは決意がぐらついている。

　妊婦健診にはいつもひとりで来ており，硬い表情をしていることが多い。診察での言葉数は少ないが，助産師には「妊娠したくなかった」と涙をこぼすこともあった。

【心理面接経過】助産師からの依頼によって，リエゾンナースが面接を担当した。Aさんは大学時代，友人関係のトラブルから不眠や抑うつ気分に悩まされるようになり，うつ病の治療を受けたことがあった。一年間ほど通院していたが，精神的に落ち着いたので大学卒業とともに治療は終了した。就職してからも精神的に不安定になることはなく，仕事も生活も充実して過ごしていた。ところが，妊娠が判明して事態は一変した。仕事を続けることが条件の結婚であったが，そもそもつわりで仕事が立ちゆかない。仕事も職場の人間関係も思うようにいかない苛立ちを，夫にぶつけるようになった。しだいに眠れなくなり，食事量も減り，体力も意欲も落ち，つわりがおさまった後も職場に向かうことができない日々を送るなかで，いっそのこと胎児がいなくなればいいのに…と思い，そう思うことへの罪悪感にさいなまれるようになっていった。「自分は生きている価値がない」「このような自分に育てられる子どもは不幸だ」という考えが頭から離れず，「飛び降りると楽になるかもしれない」と思いつめてベランダに出て，われにかえって恐怖で立ちつくすこともあった。夫の帰りが遅い夜は，つらさに耐えられず飲酒をするように

もなっている。

　Aさんはしつけの厳しい両親のもとに育っており，うつ病発症時に「なまけている」と批判されて以降，疎遠になっている。夫方の両親は遠方に住んでおり，挨拶を交わした程度の関係。多忙な夫には悩みを話せず，精神的な問題についても知られたくないという。一方で，精神科の治療を受けることに抵抗は示さなかった。

Q1 妊娠初期に何ができるでしょうか

A1 への誘導

├ どのような情報を得る必要があるか？
└ 面接の方法は？

A1　周産期は，身体的な変化だけではなく，社会的役割も変化する。予定外の妊娠では変化への心構えとともに，出産・育児にむけた環境調整への準備が十分でないことが少なからずあり，その場合，変化の過程で大きなストレスを受けることになりかねない。ストレスが強すぎたり，ストレスにうまく対処できなかったりすると，精神的な問題が引き起こされることもある。それだけに，妊娠経過，妊娠の受け止め，育児支援環境など周産期にまつわる情報以外に，家族歴や生育歴など，ストレスへの脆弱性や対処能力の評価につながる情報を得る必要がある。ただ，つらい体験によって自責感や被害感情が刺激されやすくなっている場合があり，不意に個人的な問題に踏み込まれると，責められていると思い違いをしかねない。したがって支援者は，「あなたに困っていることがあれば，教えてほしい。お力になれることがないか考えていきたい」など，その情報を得る意図を伝えたうえで，相手の反応を確認しつつ話を聞く必要がある。妊婦にとっては，自分の悩みを受け流されず，指導もされずに，ありのままに受け入れられることが重要な心理的支援となる。また，話すことで自分がどのような状況に置かれていて何に悩んでいるのか，そしてどのような支援が必要か理解する助けともなり得る。初回の面接では，あらゆる問題を予測して予防的な手立てを講じるというより，今後の支援関係を構築する基盤づくりを意識するとよいだろう。

　面接にあたっては，エジンバラ産後うつ病質問票（EPDS）などのスクリーニングツールを活用すると，妊婦の気がかりをもとに聞き取りができて効果的である（表Ⅲ-1）。

表Ⅲ-1　スクリーニング例：東京医科歯科大学医学部附属病院でのスクリーニング

①いままでに精神科や心療内科で継続的な外来通院や入院治療を受けたことがありますか？

②親，兄弟，姉妹に統合失調症，躁うつ病，産後のうつ病になった方がおられますか？

③アルコールやギャンブルを止めたくても止められずに悩んでおられますか？　または，夫のアルコールやギャンブルの問題で悩んでおられますか？

④現在，家庭内の暴力的な問題に悩んでいますか？　また，子ども時代にそのような悩みがありましたか？

⑤過去１カ月の間，下記のうち一つでもあてはまるものがありましたか？
　・気分の落ち込みや元気のなさ，または絶望的になることがしばしばあった
　・物事への興味をなくしたり，物事を楽しめなくなったりすることがしばしばあった

Whooley 二項目質問票

⑥過去２週間の間，下記のうち一つでもあてはまるものがありましたか？
　・緊張や不安または神経が過敏な状態だった
　・心配することを止めようと思っても止められず，次々と心配事が湧いてくるような状態だった。GAD-2 項目

＊⑤⑥：周産期メンタルヘルスコンセンサスガイド（日本周産期メンタルヘルス学会）

Q2　どのようなかかわり方が求められるのか

A2 への誘導
├ 妊婦への否定的発言への対応は？
└ かかわり方での注意点は？

A2　かかわりが浅い段階では，注意深く妊婦のこころの状態を理解することが重要である。「妊娠したくなかった」という発言には「そういう気持ちがあっても大丈夫」と保証したくなるし，「自分に育てられる子どもは不幸だ」という発言には「そんなことはない」と否定したくもなる。しかし，症例のように「自分に生きる価値がない」と思い込んでいる人にとって，自分を励ます言葉を受け入れるのは容易ではない。安心してもらおうと選んだ言葉の意図はうまく伝わらず，理解されなかったという印象だけが残ることにもなりかねない。

　言葉をかける前に，まずはよく話を聞くことが大切である。「妊娠したくなかった」といった気持ちに対して「妊娠したくない気持ちがあったのですね」と受けとり，「いまも妊娠したくない気持ちはあるのですか」と確かめる。さらに，その返答に対して「そうですか。それはあなたにとってつらいことですか？

ちょっと安心する感じがありますか？」など、一つひとつ確かめることを積み重ね、相手への理解を深めていけるとよい。性急な言葉かけではなく、丁寧に目の前の人を理解しようとする姿勢こそが安心につながり、ひいては信頼になり得るのである。

Q3 自殺リスクをどのように評価するか

A3 への誘導
- BPSAS とは？
- どのような情報が必要か？

A3 症例は、うつ病の治療を受けて寛解状態にあった。しかし妊娠後、再び不眠や食欲低下、抑うつ気分、希死念慮などの精神症状が出現していることから、うつ病を再発している可能性が高い。しかも、予定外の妊娠・結婚、仕事のプレッシャー、人間関係などのストレスが複雑に絡み合って対処しきれない状況にあり、ひとりで問題を抱え込んでしまっている。症例は自殺企図には至っていないものの、自分への無価値感や子どもの将来への悲観的認知および確信めいた考え、「飛び降りて楽になる」のような極端な考えなど「自殺企図直前の徴候〔behavioral and psychological signs of attempting suicide；BPSAS 表III-2〕」がみられており、心理的に追いつめられた状態といえる。また、不眠、疲労、飲酒という感情鈍麻や衝動コントロール不能を引き起こす状況下でもあり（表III-3）、つらさが強まったときに助けを求められず、自殺行動をとって完遂に至るリスクは高い状態だと考えられる。

表III-2　よくある BPSAS

混乱した過活動：うろたえ・混乱、焦燥感・追いつめられ感、視野狭窄、衝動性
　　　　　　　　抑うつ感や苦悶感、すぐ自殺しようとする
混乱した活動低下：曖昧、呆然、心ここにあらず、いつもと違う
奇妙な言動：奇妙さや不自然さ、疎通不良・まとまりのなさ・反応の鈍さ

BPSAS に至るルート
　1．悪循環・発展（生活と精神状態の）
　2．精神状態の揺らぎ
　3．精神病性の症状

表Ⅲ-3　BPSAS から自殺企図の行動に結びつける因子

1. 飲酒や薬物の影響（衝動性をコントロールできなくなる）
2. 自殺や死ぬことへのリアリティの欠如（自殺への美化）
3. 自傷・自殺企図歴
4. 心身の状態（疲労の蓄積，不眠など）
5. 踏み出しが容易な場面（駅のホーム，ビルの屋上）
6. 自殺の名所に立つなど

〔メンタルケア協議会：JAM 自殺リスクアセスメントシート．より引用・改変〕

Q4　医療機関は誰とどのように連携することが求められるか

A4 への誘導
├ どのような対応が必要か？
└ 連携機関の種類は？

A4　症例はうつ病の既往があり，かつ現在，明らかに精神症状に苦しんでいる。しかも自殺リスクが高い。したがって，優先されるべきは精神科への受診誘導である。とくに自殺リスクが高い状態では精神科への入院が検討される場合もあるため，受診には配偶者である夫が同行することが望ましい。入院に至らなくても，夫には妻の病状を理解し，BPSAS のような危機的状況に気づいてもらう必要がある。病状がわからなければ妻の変化に気づけないかもしれないし，それどころか，不用意な言葉や態度で妻を追い込んでしまいかねない。このさき，出産，育児，職場復帰など妊婦をとりまく環境が刻々と変化し，その都度新たな負担がかかることを考慮すれば，自殺行動をとめる保護因子となり得る夫との連携は不可欠である。

　次に，地域保健領域との連携である。こころの準備が整わないまま母となり育児を始めることになるだろうことから，虐待予防の観点からも児童福祉支援を整えることが重要である。症例では早期から保健所やこども家庭支援センターと対応を協議し，育児サービスと訪問相談を導入した。周産期メンタルヘルスケアは，母子保健-精神保健-児童福祉と領域が多岐にわたる。さらに，里帰り分娩など地域的な移動もあり，支援のベースキャンプが定まりにくいという状況がある。それだけに，医療機関はできるだけ早い段階から円滑な地域への支援移行を意識しつつ，出産時には生活の場を中心に妊婦や夫を支え，子どもを助ける支援が形づくられるように，医療・地域支援者と連携する必要がある。

繰り返される DV のなか，離婚せず
生活しつづける症例

大和市立病院看護部 **木村 千晶**

【患　者】A さん，20 代，女性。

【生活歴】被虐待歴あり，過呼吸になったり自分の首を絞めたりしていた。夫と出会い，妊娠し結婚。夫と揉めて過呼吸が出現し，過量服薬を繰り返した。第 2 子を妊娠し，母親を頼ると「夫と別れて中絶しろ。いうことを聞かないと殺す」といわれ，転居した。

【初診 . X 年】抑うつ症状なく，夫と協力して育児していると話した。子どもの誕生日に家族で出かけたときの写真をみせた。数回受診し，その後来院しなくなった。

【経過：X＋1 年】治療中断の期間，夫と口論した際に自殺企図や過量服薬を繰り返した。ある日，夫に家事をしないことを指摘すると，夫から殴る，蹴る，首を絞めるなどされて近隣から警察に通報された。子どもの面前 DV として警察から児童相談所に通告されたが一時保護は免れた。同時期，第 3 子の妊娠が判明。A さんは出産を希望，夫は経済的に無理だといい，最終的には人工妊娠中絶手術を受けることで合意，手術を受けたという報告もあったが，命を大事にしたかったという理由で A さんは秘かに妊娠を継続，出産に至った。

【経過：X＋2 年】金融業者を名乗る人物が自宅を訪問し金を払うよう迫り，混乱して自殺企図した。警察から児童相談所へ通告され，子ども 3 人は即日一時保護となった。一時保護解除後，一家での生活が再開されたが，夫からの身体的・精神的・経済的 DV は継続した。

【経過：X＋3 年】A さんと夫は自己破産手続きに入った。A さんは解離症状が頻発し路上で保護されるようになり，夫は仕事をせず家に帰らなくなった。

Q1 DV（ドメスティック・バイオレンス）とは何ですか？

A1 への誘導
├─ DV 防止法とは？
└─ DV の問題とは？

A1　DV には明確な定義はなく，「配偶者や恋人など親密な関係にある，又は
あった者から振るわれる暴力」[1]とされる。「配偶者からの暴力の防止及
び被害者の保護等に関する法律」（以下，DV 防止法）[2]では，配偶者からの暴力
について，「犯罪となる行為をも含む重大な人権侵害の問題」とし，配偶者から
の暴力に係る通報，相談，保護，自立支援などの体制の整備が謳われている。
事実婚や同居している恋人関係などにも適用される。医師その他の医療関係者
は，DV 被害者を発見した場合，被害者の意思を尊重したうえで配偶者暴力相
談支援センターまたは警察官に通報できると規定している[2]。したがって，医
療者は，法に則って対応することは，人間の尊厳や人権擁護に通じると理解し
対応することが必要であり，"パートナー間のことであり，どっちもどっち"だ
と評価的になり必要な介入を逃すことがないようにしたい。本症例では，「コ
ミュニケーションが下手な私が夫を怒らせてしまう」と A さんに自責の念や暴
力に対する無力感がみられた。事態の緊急性や対象（A さん，第 1 子，胎児の
第 2 子）の安全性が脅かされる状況ではないと判断し経過観察とした。

Q2 受診時，どのように対応しますか？

A2 への誘導
├─ DV が疑われる症状とは？
└─ DV 被害者にどのように接するか？

A2　来院時に配偶者が付き添ってきた場合，患者の状態について伺いたいと
配偶者に伝え，患者とは別の場所に案内し受傷機転を確認する。配偶者
が付き添っていると，情報収集や相談機関の案内が困難になるため，患者は単
独で診察に案内する。配偶者が患者の診察に付き添いを希望する場合，「診察室
には患者さんのみご入室いただきます。診察終了後に付き添いの方をお呼びい
たしますのでお待ちください」と説明し，待機してもらうようにする。

　情報収集の際，患者が話してくれたことは，配偶者からの求めであっても，本人の同意なくカルテ開示されないことを保証し，患者や情報の安全が守られることを示す。医療者は，暴力の形態と症状（**表Ⅲ-4**）を把握しておき，身体と精神状態を観察する。時間がかかると待機している配偶者にあせりやイライラが生じる場合があるので手際よく行う。患者に「こういった症状は暴力によって起こりやすいのですが，そういうことはありませんか？」とDVの有無を尋ね，付き添っている配偶者による受傷機転の説明と矛盾しないか確認する。「夫に首を絞められました」などの患者が述べた内容はそのまま記録する。保護命令申し立てや裁判に発展した場合，診療録や看護記録は証拠となる。患者がDVを受けていることを認めた場合，同意のもとで配偶者暴力相談支援センターや警察に通報できる。生命危機に及ぶような重傷を負っていたり，殺害をほのめかすような脅迫を受けている場合は本人の同意がなくても警察に通報できる。患者がDVによる受傷だと認めない場合，本人の意思を尊重し話すことを無理強いせず，身の安全を心配していることを伝え，配偶者暴力相談支援センターや警察などで相談できることを情報提供し，患者が自ら行動できるよう支援する[2]。

　本症例では，受傷後時間が経ってから来院し，Aさんの自殺企図や過量服薬についてすべて夫が説明した。Aさんの外傷が治癒するのを待ち，夫が来院を遅らせた可能性があった。Aさんと病院のつながりが維持できるよう，夫に対して来院したことを承認し，困りごとの相談に対応した。

Q3 DVによる，妊産褥婦や胎児，子どもへの影響はありますか？

A3 への誘導
　┗ 妊娠期，産褥期のメンタルヘルスのスクリーニング方法とは？

A3 　配偶者からの暴力は，母体にとって強いストレスとなり，早産や低出生体重のリスクが高まるといわれている[4]。また，妊産褥婦自身の生命危機や自殺のリスクも生じる。したがって，妊婦健診時に配偶者との関係を確認しておくことは，母体，胎児双方の安全にとって重要である。また，DVを目撃した子どもの脳は器質的変化が起こるという報告があり，脳の器質的変化が子どもの心身の発育に影響することが示唆されている[5]。厚生労働省による『子ども虐待対応の手引き』[6]によれば，DVがある生活環境は子どもに対する虐待

表Ⅲ-4 暴力の形態と症状

暴力の形態	暴力による症状
身体的なもの ・殴る ・蹴る ・物を投げつける ・髪を引っぱる ・首を絞める ・ひきずり回す ・刃物などの凶器を身体に突きつける	創傷（刺傷，咬傷） 皮下出血 骨折 熱傷 鼓膜損傷 歯牙破折 歯の脱臼・動揺 口唇裂傷 眼部の内出血
精神的なもの ・大声でどなる ・「誰のおかげで生活できるんだ」「甲斐性なし」などという ・実家や友人とつきあうのを制限したり，電話や手紙を細かくチェックしたりする ・何をいっても無視して口をきかない ・人の前でバカにしたり，命令するような口調でものをいったりする ・大切にしているものを壊したり，捨てたりする ・子どもに危害を加えるといっておどす ・殴る素振りや，物を投げつける振りをして，脅かす	抑うつ状態 急性ストレス障害 PTSD 物質関連障害（アルコール・薬物依存） 睡眠障害 不安障害 過換気症候群 パニック障害
性的なもの ・みたくないのにポルノビデオやポルノ雑誌をみせる ・いやがっているのに性行為を強要する ・中絶を強要する ・避妊に協力しない	望まない妊娠 切迫早産 流産 反復中絶 性交痛・性交障害 性感染症 尿路感染症
経済的なもの ・生活費を渡さない，使わせない ・外で働くなといったり，仕事を辞めさせたりする ・働かない，貢がせる ・借金を負わせる	

発生のリスク要因とされている。妊娠期，産褥期は精神疾患の発症，再発，増悪のリスクが高まる時期であり，背景にDVがある場合は精神状態が悪化しやすく，DVの被害者が子どもを虐待してしまうおそれも生じる。

　妊産褥婦が，配偶者から暴力を振るわれるのは自分にも原因があると認識していると，DVのことを話すのに羞恥心を伴い，伝えるのを控え発見が遅れる。妊婦健診において，『支援を要する妊婦等のスクリーニング』を用いると，スクリーニング対象者全員に一とおり確認しているという観点でDVの有無を確認でき，発見しやすいだろう。エジンバラ産後うつ病質問票（EPDS）[7]は，産後うつ病のスクリーニングツールとして用いられるが，妊娠中にも使用可能である。産後は，育児支援チェックリスト[8]や赤ちゃんへの気持ち質問票[9]は平易な言葉が用いられており，これらを活用して母親としての役割形成，生活状況を把握し支援につなげていけるとよい。妊産褥婦にとって身近な存在である看護職が対象者の気持ちや生活上の困りごとに寄り添いながら対応することでDVの発覚につながっていくことを期待したい。

　本症例では，子どもの健康相談にのり，発達状況を観察して院内の関連部署や関係機関につなぎ，A氏は徐々に援助希求行動がとれるようになっていった。

Q4 支援のためにどのような連携体制が考えられますか？

A4 への誘導
- どのような支援が必要となるか？
- 関係機関とどのように連携していくのか？

A4 　DVと児童虐待は同時に行われている場合があるといわれ，DV加害者や被害者，あるいは双方が子どもに虐待行為を行う。子どもの前でDVを行うことは，子どもに対する心理的虐待に相当する[10]。このようなことを防止するため，平成28年の児童福祉法改正では，特定妊婦の市町村への情報提供が努力義務化され，要支援児童の家庭に対する支援を強化し，児童虐待防止につなげていくことが目指されている[11]。したがって，DV被害者である妊産褥婦の支援を検討していく際には，DV防止と子育て支援，児童虐待防止の観点から多領域での支援体制を考え連携していく必要がある。その際には，当事者に多領域介入の必要性を説明し同意を得る必要があるが，同意取得のためには当事者との信頼関係がとても重要である。

　本症例での多領域連携は，過量服薬や自殺企図リスクを抱え子育てしている

Aさんについて，精神保健福祉士を通じて行政の母子保健担当課，障害福祉課と連携することから開始し，経済問題，子育て支援を検討し，要保護児童対策地域協議会への情報提供を行った。第3子は妊娠届出書が未提出のまま出産に至ったことからAさんは特定妊婦となり，産科，小児科が加入，子どもの一時保護により児童相談所が加入，と問題状況により連携規模を拡大，縮小させた。Aさんはコミュニケーション上の課題があり，面談はすべて逐語録で記録し保存していたため，警察や弁護士に情報提供を行った。

文　献

1) 内閣府男女共同参画局：配偶者からの暴力被害者支援情報.
   http://www.gender.go.jp/policy/no_violence/e-vaw/index.html
2) 配偶者からの暴力の防止及び被害者の保護等に関する法律（配偶者暴力防止法）.
   http://www.gender.go.jp/policy/no_violence/e-vaw/law/index2.html
3) 内閣府男女共同参画局：配偶者からの暴力被害者支援情報　パンフレット・刊行物等
   STOP THE 暴力（日本語）全体版.
   http://www.gender.go.jp/policy/no_violence/e-vaw/book/pdf/stoptheboryoku.pdf
4) 日本周産期メンタルヘルス学会編：周産期メンタルヘルス コンセンサスガイド 2017.
5) 友田明美：第Ⅲ章 虐待によって生じる脳の変化. 新版いやされない傷　児童虐待と傷
   ついていく脳, 診断と治療社, 東京, 2012, pp48-93.
6) 厚生労働省：子ども虐待対応の手引き.
   https://www.mhlw.go.jp/bunya/kodomo/dv12/00.html
7) 日本産婦人科医会：エジンバラ産後うつ病質問票（EPDS）. 妊産婦メンタルヘルスケ
   アマニュアル；産後ケアへの切れ目のない支援に向けて, 2017, p93.
8) 日本産婦人科医会：育児支援チェックリスト. 妊産婦メンタルヘルスケアマニュア
   ル；産後ケアへの切れ目のない支援に向けて, 2017, pp91-92.
9) 日本産婦人科医会：赤ちゃんへの気持ち質問票. 妊産婦メンタルヘルスケアマニュア
   ル；産後ケアへの切れ目のない支援に向けて, 2017, p94.
10) 内閣府男女共同参画局：特集DV（ドメスティック・バイオレンス）と児童虐待.
    http://www.gender.go.jp/policy/no_violence/dv-child_abuse/index.
    html#aboutgyakutai
11) 要支援児童等（特定妊婦を含む）の情報提供に係る保健・医療・福祉・教育等の連携
    の一層の推進について：平成29年3月31日付け雇児総発0331第9号　雇児母発0331
    第2号　厚生労働省雇用均等・児童家庭局総務課長　母子保健課長通知.
    https://www.mhlw.go.jp/file/05-Shingikai-10901000-Kenkoukyoku-Soumuka/
    0000174295.pdf

Ⅲ 事例紹介

 死産後の1カ月健診で悲哀を表出した症例

日本医科大学武蔵小杉病院看護部精神看護専門看護師 **二宮 美香**

【患　者】33歳，女性。

【妊娠歴】2経妊2経産。

【現病歴】第1子は問題なく出産，2年後に第2子を妊娠し妊娠経過は順調といわれていた。37週2日の妊婦健診のときに，子宮内胎児死亡が確認された。突然の告知で頭が真っ白になったが，早期に胎児を娩出する必要があるといわれ，急遽3日後に入院となり，誘発分娩で男児を出産した。退院後に子どもを火葬したが，告知から火葬に至るまでの記憶は曖昧であった。火葬の際，夫は涙を流していたが，本人は感情が麻痺したように涙も出てこなかった。しかし，気持ちの変化はゆっくりとやってきて，誰とも会いたくなくなり，胎児の異常に気づけなかった自身を責め，何も手につかず，気がつくと涙を流しているという日々を送っていた。心配した夫から気晴らしに外出に誘われ出かけてはみたものの，子ども連れの親子をみると苦しくなり外出することが怖くなった。

【来院後経過】健診の際に患者は戸惑いながら，これまでのことを話し始めた。

　死産といわれる直前まで，まさかそんなことが自分の身に起こるとは思っていなかった。病院に入院していたときのことは，ほとんど覚えていない。ただ，分娩が苦しかったこと，生まれてきた赤ちゃんをみて，可愛いとは思ったが，同時に元気に産んであげられなくて申し訳ない気持ちだった。出産後，赤ちゃんともっと一緒に過ごしたい，何かを残したいと思ったが，入院中の医師や看護師の態度が事務的で，いうことができなかった。赤ちゃんの臍の緒がもらえなかったことが心残りだ。

　出産から火葬までの時間は夢のなかにいるようで現実感がなかった。夫とは時々亡くなった赤ちゃんのことを話したが，夫も思い出すのがつらい様子だったので，あえて話題にはしないようにしていた。

　直前まで問題ないといわれていたのに，急にあんなことになってやっぱり

納得できない。健診のとき，もっと早く先生が異常に気づいてくれていれば，赤ちゃんは死なずにすんだのではないかと，考えても仕方ないとわかっているけどやめられない。外で赤ちゃんを連れた人をみると，何で私には赤ちゃんがいないのかと嫉妬のような感情がこみ上げてくる。人に会いたくなくて相談できる人もいない。

　両親は体調の確認はしてくるが，死産のことには触れてこない。義母からは，また次がんばればよいといわれ，赤ちゃんの存在自体を否定されたようで怒りを感じた。自分を励ましてくれている，悪気はないのだとは思うのだが，当分会いたくないと思った。こんな気持ちが続いているのが本当につらい。

Q1 患者はどのような精神状態なのでしょか？

A1 への誘導
- 子どもの喪失後に起こる心理状態とは？
- 喪失悲嘆のプロセスとは？

A1 死産後の喪失悲嘆のなかにいる状況と考えられる。

　子どもを亡くしたという喪失体験は精神的な反応だけでなく，身体の不調や行動の異常まで引き起こすことがある。グリーフケアにたずさわるスタッフは，最低限，悲嘆のプロセス（**表Ⅲ-5**）の概ねを理解しておく必要がある。ただこのプロセスには，個別性があり，時間経過や程度も人それぞれで異なる。感情の波が，この順番でやって来て徐々に回復していくのではなく，前後したり，反復したり，交錯したりして現れてくる。母親は子どもを亡くした悲しみとともに，出産できなかったことで女性としての自信，生きる自信もゆらいでしまうため次の子を切望したり，前向きに生きようとしたり，無理に自己を立て直そうとすることで，逆に強い抑うつ状態に陥ることがある。自己の喪失に対しては，必死に埋めようと努力するのではなく，喪の仕事が必要である。

　患者がありのままの感情を表出できるよう傾聴しながら，患者が感じている悲しみ，怒り，否認の感情は当然であり，異常ではないことを保証していく。

表Ⅲ-5　愛するものを喪ったときの心理的プロセス（喪の作業）

第1段階 感情麻痺・情緒危機の段階	文字どおり感情が麻痺して、"頭が真っ白になる時期"。一般的に数時間から1週間連続する無感覚の段階
第2段階 喪失した人物に対する思慕と探索・怒りと否認の段階	この段階の特徴は怒りである。喪った人物に対する強烈な思慕に悩まされ、悲嘆に暮れる時期。冷静さを失い、不眠になる。喪った人物を捜し求める行為が数カ月から時には数年続く
第3段階 混乱と絶望の段階	本当に起こってしまった現実に直面し、情緒的に混乱し絶望する時期である
第4段階 再建の段階	諦めのなかで現実を認めることができるようになり、取り返しのつかない事実として喪失を受け入れていく時期

〔文献3）より引用・一部改変〕

Q2 精神科受診の必要性については どのように判断しますか？

A2 への誘導

- どのような症状があるときに、精神科受診が必要と判断するか？
- どのように精神科受診を勧めるか？

A2 　悲しみを癒すには、悲しみと向き合うことが必要である。しかし、悲しみが圧倒的な場合や早く立ち直り前向きに生きることを強いられる（自らに強いる）場合には、悲しみを抑圧し、向き合うことを避けてしまう。そのようなとき、悲しみは形を変えて表出される。例えば、次のようなことがあげられる。

- 抑うつ状態が遷延する。抑うつ状態とは、感情機能をはじめとして生きる力が低下している状態である。悲しみに向き合うことが危険なために、すべての機能を低下させてやり過ごそうとする無意識の防衛と思われる。
- 精神症状の代償として、身体症状を呈する。身体症状が現れることによって、ともかくも「前向きに生きる」ことを一時保留して、留まることができる。
- はっきりとした理由もなくイライラし、夫や周囲の人々、亡くなった児の兄妹に怒りを向ける。
- 数カ月は問題なく日常生活を送る、またはむしろ過活動になる場合もある。しかし、その後抑うつ状態に陥ったり、身体症状を呈したりする。

・新たな喪失体験あるいは次の子の妊娠がきっかけとなり，悲嘆が再燃する。

　子どもを亡くしたほとんどの母親は，病的抑うつの診断基準を満たす状態であるといわれている。父親やその他の家族にも，重い抑うつ状態がみられる場合もある。抑うつが遷延した母親は，希死念慮がうかがわれることも少なくなく，死んだ子どものところにいきたい，消えてしまいたいというような言葉で表現されることもある。その他，不眠や食欲低下の持続，意欲の低下で日常生活・社会機能に障害があると思われるときは精神科受診を勧める。患者が精神科受診に抵抗を感じている場合は，いまの状況を放置することによるうつ症状重症化のリスクや薬物療法の意義などについて心理教育を行い，患者が納得して精神科受診できるように支援していく。

Q3 医療従事者に対する不満や周囲の人への怒りが表出されていますが，どのように話を聞いていきますか？

A3 への誘導
┗不満や怒りの感情にはどう対応するか？

A3 現状を十分納得・理解できないままに分娩・処置が進み，死産という事実を分娩後に突きつけられる入院中の母親は，程度の差はあるが感情麻痺の状態にあり，ほとんどの母親はその状態のまま退院となる。否認や，本格的な哀しみや怒りは表出されるとしても，退院後に湧いてくることのほうが多い。混乱状態にある母親は過敏になっており，医療従事者の何気ない態度・言葉に傷ついたという体験をもつことがあり，その傷つきが要因で自責感や抑うつ症状にさいなまれていることもある。

　また，患者が死産のプロセスを納得できない場合，怒りが医療従事者へ向かうことも多い。怒りに正当な理由があった場合は，当然誠実に対処することが必要であるが，そうでない場合も，医療従事者は両親の怒りを受けとめ「どうしようもなかった」事実を繰り返し明瞭に説明することが必要である。

　患者が語り出したら，その気持ちを否定せずに，患者のつらい気持ちに寄り添って話を聞くことは重要である。患者は自身の語りのなかで，自分が何に苦しんでいるのかを発見していく。過去に起こったことは修正できないが，過去の事象といまの自分の気持ちの折り合いをつけることは可能である。それについやす時間は人それぞれであるが，支援者がその苦悩に寄り添い伴走することがグリーフケアとなる。

Q4 退院後の患者・その他の家族へは どのようにフォローしていけばよいでしょうか？

A4 への誘導
└ 利用できる地域の社会資源にはどのようなものがあるか？

A4 退院後から1カ月健診までの間は，何か問題がある場合は病院へ連絡をするように伝える。身体不調の相談にはさほど躊躇はないが，精神的不調は「こんなことを相談してもいいのか」とその相談基準は患者本人にもわかりにくい。加えて，子どもを亡くした病院に行くこと自体が，死産の状況を想起させるため抵抗を感じている患者も少なくない。そのような患者の心理を理解したうえで，相談内容や方法については具体的に伝えることが重要である。患者が相談してきたときには，真摯に対応し，患者の心理的な痛みに沿った対応ができるよう医療従事者間で情報共有しておくことが重要である。

　1カ月健診で体調に問題がなかった場合，病院への受診はそこで終了するが，患者の喪の作業はその後も持続する。「1カ月健診後に本当につらい時期がくる」「死産後のこころのケアを継続して欲しい」という声も聞かれる。急にできてしまった空っぽの時間に，深い悲しみ，無気力，孤独感などが押し寄せ，病的悲嘆*に陥りかねない。本人・家族が必要なとき，いつでも子どもの思い出を語れるような，病院の受診枠があるとよいだろう。それが困難なときはカウンセラーを紹介することも有用であるため，紹介先の情報提供を行う。また，死産などで子どもを亡くした家族の会に参加し，語り合いのなかで癒され，進む方向を見い出せることもある。子どもについて安心して語れる場所があるとよい。

*病的悲嘆とは，"喪の作業"が進まなくなり，母親が気持ちのうえで悲しみを乗り越える作業が続けられなくなった状態をいう。病的悲嘆になると，うつ病などの精神的な問題に移行する場合があり，専門家の介入が必要になる。

Q5 母親以外の家族（亡くなった児の父親である夫，児の きょうだい，祖父母である実父母・義父母）の対応に ついてはどのように考えますか？

Q5への誘導

├ 父親へはどうするか？
├ 児のきょうだいへはどうするか？
└ 祖父母へはどうするか？

A5 最初の一時期を過ぎると，母親と父親が面と向かって互いの悲しみを述べ合う機会が減ってしまう家族も多い。自身のおなかを痛めた母親と，そうでない父親との違いを，例えば，母親は「だから父親は平気なのだ」と感じ，父親は「母親のほうが悲しいはずだから，自分は母親以上に悲しんではいけない」と思うなど，少しずつ距離ができてしまうこともある。夫婦間にズレが生じコミュニケーションが減少している場合には，夫婦カウンセリングを紹介することも有用である。

　小さなきょうだいも，こころを痛めていることが多い。自分がわがままをいったのが悪かったのだろうかなどと，自責の念を抱えていることもある。ふさぎ込んだり，赤ちゃんの話題をさける両親の様子から，赤ちゃんの死には触れてはいけないことのように感じて育つこともある。事実は知らされないが，明らかに何かが起こったことは感じている。母親自身が赤ちゃんの兄・姉にどう伝えていいのか困惑していることも多い。基本的には，きょうだいの年齢に応じて，赤ちゃんの死を理解できるように話して聞かせることが大切である。

　亡くなった赤ちゃんの祖父母は，赤ちゃんの死を悲しみつつも，わが子である両親を心配する想いが強い。身近で両親の悲しみを支えることは非常に大変なことであり，なんとか早く立ち直って欲しいという思いから，叱咤激励してしまう例が少なくない。場合によっては，祖父母にも心理面接に同席してもらい，両者の思いを翻訳するように，橋を架ける試みを行うことも必要である。

Q6 死産に関わる医療従事者の心理状態で知っておくべきことは?

A6 への誘導
- 死産・流産を体験した両親に対応する医療従事者自身はどのような気持ちになるだろう?
- 両親にどのように声をかけていくか?

A6 死産・流産という悲しい状況下では,医療従事者自身も傷つきの体験をしている。この世に生を受ける前に,もしくは生まれてまもなく息をひきとった子どもの死は理不尽な思いを抱かせる。そのような感情を抱きながらも,専門職として自分がなすべきことも考えなければならない。深い悲しみのなかにいる両親に何と言葉をかければいいのだろうかと戸惑う一方で,誕生を喜ぶ別の家族にも関わらなければならないこともあるだろう。そのような状況下で,医療従事者は無意識に自分の感情を麻痺させることで,こころのバランスをとろうとする。家族からみると,事務的な態度にうつるかもしれない。そういう自身のこころの状態を医療従事者は自覚し,自分の無力さを認めつつ,それでも「あなたのことを心配している」という気持ちを伝えるような関わりが大切である。

参考・引用文献
1) 竹内正人編著,井上文子,井上修一,長谷川充子著:赤ちゃんの死へのまなざし;両親の体験談から学ぶ周産期のグリーフケア,中央法規出版,東京,2010,pp237-240.
2) 岡野禎治他編:クロストークから読み解く周産期メンタルヘルス,南山堂,東京,2016,pp193-201.
3) 竹内正人編著:赤ちゃんの死を前にして:流産・死産・新生児死亡への関わり方とこころのケア,中央法規出版,東京,2004,p9,pp14-36.
4) 武用百子編著:リエゾンナースと考える「困りごと」にどうかかわるか,ナースツールズ,東京,2011,pp79-83.

産後2週間健診で気持ちのつらさを訴えている症例

慶應義塾大学SFC研究所 **佐藤 寧子**

【患　者】38歳，女性。産後2週間健診で来院。

【現病歴】ほかの母親らと言葉を交わすこともなく，暗い表情であった。助産師が児の体重から，母乳が十分足りておらず，ミルクを追加することを勧めると泣き出してしまった。患者は両親とは死別しており，夫の両親との折り合いが悪く，夫は多忙であるという事情があり，入院中すでにソーシャルワーカーが介入して，地域の保健師に連絡をしていた症例であった。

エジンバラ産後うつ病質問票（EPDS）は20点，EPDSのQ10（自分自身を傷つけるという考えが浮かんできた）に1点をつけていた。育児支援チェックリストでは，いままでに精神科や心療内科への相談を受けたことがあるという項目にチェックがつけられていた。

Q1 まずは何を，誰が，どのように実施していくのがよいでしょうか？

A1への誘導
- どのような情報が必要か？
- 何に注意するか？

A1
本症例は，EPDS得点が20点と区分点（国内推奨は産後4週で8/9）[1]を大きく上回っており，感情失禁があり，自責的な感情も認められている。自傷の考えへのチェックや，精神科の既往もあり，精神科領域が関わり精神状態の評価を詳細に行うことが必要と判断される。夫や家族の支援体制も不十分と思われ，自治体と連携した社会的支援が必要である。また，児の発育がやや不良であるため，患者の身体状態，育児の実態と精神症状の影響など，介入の緊急性を積極的にアセスメントする必要がある。多職種が多方面から評価する

ことが必要であるが，まずは担当した助産師が要となって，患者が安心して話
せるよう心がけ，時間をとって話を聴くことから始める。

　産後 2 週間は誰にとっても眠れず不安が高まりやすい時期であることを伝え
るなどノーマライゼーションを心がけ，支援がない状態で孤軍奮闘しているこ
との労いと敬意を忘れず声をかけていく。それから体調や退院後の生活，何を
つらいと感じているかを丁寧に傾聴していく。そのうえで，精神科や地域機関
との連携へつなげていく。

　本症例では，助産師が時間をとって話を聴くと，患者は以下のことを語った。

- 夜はほとんど眠れないので母乳が出ないのだと思う。ミルクを使いたいが，
  毎日義母から電話が入り，母乳をがんばるようにいわれ，何とかやってきた。
  母乳が出ていないのか，ずっと泣いている児にどうしたらよいかわからず不
  安で，育児がとてもつらい。
- 患者は両親を亡くしており，夫の両親は母乳以外で育てることを許さず，患
  者の育児に厳しいので，連絡をとらないようにしている。
- 食欲はある。料理は好きで，これまでどおりにできている。
- 夫は仕事を休めず，時々泊まり込みの仕事もあって，ひとりで児といる時間
  が長く，退院してからは不安と孤独な気持ちが高まっていた。
- 児が泣きやまないとイライラし，昨日つい大きな声で児を叱り叩いてしま
  い，母親失格だと思い，自分が嫌になってしまった。とても望んでいた妊
  娠・出産なのにこんなことをするなんてと涙を流した。
- 夫はいい人だが，助けてはくれないので，帰ってくるとついイライラをぶつ
  けてしまう。
- 助産師からみて，人工乳を加えていくことが必要と話すと，専門家の指示で
  あれば義母は納得すると思うと笑顔をみせた。
- 児のことはとても可愛いと感じており，イライラしている自分への怒りから
  自分を傷つけたい気持ちになったので，Q10 には 1 点をつけた。
- 退院後は毎日イライラして落ち着かず不安だったこと，仕事を休まない夫へ
  の不満が強かった。
- 精神科には数年前，適応障害で数回受診したことがある。

Q2 精神科領域への橋渡しをどう勧めるのが よいでしょうか？

A2 への誘導
└ 精神科へのつなぎはどのようにするか？

A2 患者のつらさ，不安に共感しつつ，精神科領域の医療者や，ソーシャルワーカー，自治体の専門窓口や保健師が力になれることがあることを真摯に伝えていく。精神科への偏見がある場合も少なくないが，多方面からの支援の一つとして，あるいは身体的にも育児のためにも，精神科関連の医療者からのアドバイスは役に立つということなど，経験に即して伝える。精神科リエゾンチームなど，メンタルヘルス専門職との連携が組織内にある場合，精神科医の診療ではなく，精神看護専門看護師やソーシャルワーカーへの相談を勧めると，抵抗が少ない場合もある。

本症例では，リエゾン精神看護専門看護師（以下，リエゾンナースとする）との面談を勧めたところ，「ほかのママたちが実家で楽しそうに育児をしているのをみてうらやましい。私は精神科だなんて恥ずかしい」と話したが，精神科受診ではなくまずは相談できる看護師であると伝え，了承された。入院中からすでにソーシャルワーカーとは面識があり，地域の保健師との連携がどうなっているかの確認についても了承された。

Q3 精神科領域ではどのような内容を確認し治療， ケアしていくのでしょうか？

A3 への誘導
├ 精神状態，治療や介入の必要性をどのように判断するか？
└ 何に注意するか？

A3 現在の精神状態，日常生活や育児の機能，ストレス対処のセルフケア能力，サポート体制，妊娠前の精神状態や既往を確認し，自殺や自傷のリスクに加え，生活や育児が可能かを中心に精神科介入の緊急性を見極めていく。自殺念慮や，急に出現，悪化した精神病症状がある，自他を傷つけるリスクがあるなどの緊急性があると判断されれば，速やかに治療導入となる。精神

症状はあるが，育児や日常生活への悪影響がない場合には，時間経過での悪化がないか，フォローしていくこととなる[2]。アセスメントは重要ではあるが，同時に患者の体験していることを理解して，支える治療的支持的関わり，努力していることやできていることへのねぎらいや支持，本来もち合わせているセルフケアの力を引き出す支援を忘れてはならない。

　本症例では，すでに助産師に語ったことを情報共有したうえで，リエゾンナースが面談したところ，以下のことを話された。

- 2年前に実父の死亡事故を目撃してしまい，不安で会社に行けなくなって，自殺企図に至ったことがある。適応障害と診断され精神科に通院していた。服薬はしなかった。当時のことはあまり記憶になく，葬儀の直後にぼんやりとひとりになった際に，首を吊ろうとしていたところを家族に止められた。1回のみの行為で，その後は会社にも通って問題なかった。
- この翌年結婚したが，実母を末期癌で亡くした。実の両親との死別，とくに母親の介護疲れもあって，非常に気分が落ち込みつらかった。2，3カ月で落ち着き，今回の妊娠に至った。
- 上記以外の精神科通院歴はなく，家族の精神科既往歴はない。弟がいるが独身で相談はできない。
- 育児や母乳で不眠だが，家事はでき，食事もとれている。
- 昨日児に厳しくあたってしまい，自分を責める気持ちがあったが，死にたい気持ちではない。
- 友人と会って話すことがストレス解消だったのだが，あまりに忙しくて忘れていた。様子をみて，友人と連絡をとってみたい。
- 母方の仲のよい叔母が近くにおり，時々来てくれていたので，しばらく来てもらえないか頼んでみたい。叔母にみてもらって，散歩や買い物をひとりで楽しむと気持ちも楽かもしれない。
- 仕事をやめ専業主婦だが，夫の収入で経済的な問題はなく，ヘルパーなどの活用をしたい。地域の保健師から連絡があったが，ちょうど不在で，その後連絡をするのを忘れていた。
- 実父の事故の話や，実母の介護や死別などは，涙を流しながらではあるが，起こった出来事とこころの動きを冷静に語ることができ，「まだ乗り越えられていないんだなとわかりました。話したことで整理が少しできた」と笑顔をみせた。

　本症例では現在，初めての育児の不安と母乳がうまくいかないこと，支援の少なさから孤独感やイライラがみられるが，希死念慮はなく，生活や育児の機能は保たれている。専門家や友人などと話し合うことで，ストレス対処をしていこうと意欲も認められている。実父の死は衝撃的であったため気持ちの麻痺

があったのか，自殺未遂の既往があり，両親を亡くして1年ほどで，気持ちを整理して受け入れる喪の仕事の途上ともいえる。精神科治療が早急に必要となる緊急度は高くはないが，今後精神状態が不安定になるリスクは十分考えられるので，継続した観察を行っていく必要があると判断した。そのためには，地域も含めた多職種連携を密にして支援していくことが必要である。可能であれば夫と面談，あるいは電話で話を聴くなど実施し，情報を得ると同時に夫とも支援を検討・確認することも計画していく。育児をひとりで担う不安や支援の乏しさに対しては，地域の保健師，ソーシャルワーカーと相談し，サービス導入も必要である。

　リエゾンナースは，衝撃的な出来事が立て続けに起こり，一方で育児の負担も増え，気持ちの整理をする余裕も時間もなかったことを患者とともに確認した。育児には実際の支援も必要なこと，気持ちが不安定になるリスクを減らすためにも，相談できる人や場を複数もっていくことがよいのではないかと話し合った。1週間後に，母乳外来の再診が予定されており，再度リエゾンナースと気持ちの変化についての面談と，ソーシャルワーカーとの面談を提案し了承された。地域の保健師とはまだ直接話せていないので，リエゾンナースから本日語ったことを伝え，自宅訪問を早急にお願いすることとし了承された。

Q4　多職種連携はどのように行い，継続支援につなげていけばよいでしょうか？

A4への誘導
└ 多職種でどのように連携するか？

A4　周産期のメンタルヘルスに関しては，母親の精神状態や児の発育，経済状況や家族の問題も含まれるため，病院外の相談機関も含め多職種での連携が必要である。定期的な多職種でのカンファレンスを，可能な範囲で自治体支援者らもともに実施できることが理想的である。患者自らがセルフケアでき，支援を求めることができるよう，多方面から話し合う場があるとよい。

　本症例では，2週間健診当日，助産師とリエゾンナースが面談したうえで，患者は帰宅したが，当日のうちに担当ソーシャルワーカーと，周産期メンタルヘルスを担当している精神科医も含めてカンファレンスを行い，次週の精神状態によって，精神科医の診察を勧めることとした。リエゾンナースから地域担当保健師へは翌日電話で情報を共有し，早速訪問することとなった。毎週行っ

ている，産科医，小児科医，助産師，ソーシャルワーカー，リエゾンナースによるカンファレンスで情報共有を行った。

翌週の母乳外来の前に，地域担当保健師から連絡があり，保健師が訪問し話を聴くことが嬉しいと述べ，育児や生活はきちんとなされていたこと，宿泊で産後ケアが可能な有料ケアセンターを利用して休息したこと，しばらくは毎週定期的に連絡をとっていく約束ができたことが報告された。母乳外来，産後1カ月健診において，リエゾンナースの面談を再度実施して，精神状態のフォローと気持ちの支援を行った。夫も仕事を休んで来院し，患者をいたわり，育児への協力が増していることがわかった。EPDSの得点では，Q8悲しくなる，Q7不幸せであると感じるなどに2点のチェックをつけ，両親のことが乗り越えられていないせいだと思うと述べた。しかし夫や叔母の実質的な支援が得られたこと，有料のヘルパーを頼んで楽になったことから，気持ちが安定してきた実感がもてていると語った。地域の保健師の定期的な訪問があることも助かると述べた。精神科受診については，楽になっているので様子をみたいこと，いつでも相談できると思うと安心できるので，気持ちが不安定になった場合にはすぐに連絡したいと語った。

文　献

1) 日本精神神経学会・日本産科婦人科学会：精神疾患を合併した，或いは合併の可能性のある妊産婦の診療ガイド　総論編，2020年5月
   https://www.jspn.or.jp/uploads/uploads/files/activity/Clinical_guide_for_women_with_mental_health_problems_during_perinatal_period_r.pdf
2) 日本周産期メンタルヘルス学会編：周産期メンタルヘルス　コンセンサスガイド2017.

事例 5　家族の協力が得られない症例

独立行政法人労働者健康安全機構関東労災病院看護部　**ベンジャミン藍**

【患　者】40歳，女性。

【現病歴】38歳のときに妊娠を機に付き合っていた同僚と結婚し，同年に第1子を出産した。仕事は産前休養に入るときに辞め，現在は専業主婦である。第1子出産時は里帰り出産し，3カ月後自宅に戻った。夫は仕事で毎晩遅くに帰宅し，週末は接待で外出したり，1日中寝て過ごしている。子どもと遊んだりすることはあるが，仕事優先の生活は変わらない。以前，夫に家事を依頼したが，自分の思う形でやってもらえず，自分でやったほうが早いと思った。実家は遠方かつ祖父の介護があり気軽に支援してもらえる状況ではなく，また，夫の実家は1時間程度の距離ではあるが，義父母は共働きで協力は得られにくい。第1子がいわゆるいやいや期となり子育てが困難に感じているときに，第2子の妊娠に気づいた。夫に妊娠したことを報告すると夫は喜んだ。それをみて人工妊娠中絶手術について夫に相談できなかった。第2子の妊娠の経過は順調であるが，本人は常に体調の悪さを感じていた。

【来院後の経過】38週2日で破水し入院となった。その後なかなか陣痛が来ないため，陣痛促進剤を使用するが，2日経過しても本陣痛に至らず帝王切開へ切り替え第2子を出産した。産後の回復は順調ではあるが，助産師が訪床時ぼーっとしていることが多く，声をかけると，「すみません。授乳の時間ですね。準備します」とあまり話したがらない様子であった。第2子であるため，授乳やおむつ交換など児に対するケアは問題なく行えているが，母児同室をしている際に，児がしばらく泣いていることがしばしばみられた。お見舞いに来た実母は「あの子，赤ちゃんのお世話ちゃんとできていますか？疲れているんだったら預かってもらったら？っていっても大丈夫って。何だか心配です。私も年寄りを家でみているので長くこちらにはいられないんですよ」とナースステーションまで来て少し強い口調で助産師に話していった。本人や実母の様子が少し気になるが，本人が接触を控えるような様子があり，どのように対応したらよいか悩んでいた。

Q1 本人の精神を含め状態について どのようにアセスメントしたらよいでしょうか？

A1 への誘導
├ どのようなことを考慮すべきか？
└ どのようなケアが必要か？

A1 ぼーっとし育児行動がスムーズでないことなどから，産後直後に起こるマタニティーブルーズや抑うつ状態の可能性を考慮していく必要がある。本症例のように緊急帝王切開による出産をした場合など，母親によってはトラウマ体験として認知していることも少なくない。このような産科的要因や妊娠糖尿病や妊娠高血圧症候群などの身体的合併症の出現によって，産後うつ病の発症リスクが高まるとされている。産後は，非高齢褥婦と比較し高齢褥婦においては主睡眠時間（一日のうちで一番長く眠った時間）が短い傾向にあり，体力の回復が不十分なうえ，食事もゆっくりとれず，授乳時間も長くなる傾向にあるため心身への負担が大きい。啼泣している児への対応が遅れることもあり，入院中に体力回復を意識的に図るとともに情緒的サポートを行い，抑うつ状態を悪化させないようにしていくことが望ましい。また，退院後のサポート体制の確認を行い，本人と相談しながら必要なサポートについて検討していく。

Q2 本人があまり話したがらない場合， どのように接したらよいでしょうか？

A2 への誘導
├ どのようなことに注意して接するとよいか？
└ ほかに気にしなければならない様子はどのようなものか？

A2 身体的な症状についての質問のほうがしやすいため，疲労感や睡眠状況，後陣痛や帝王切開の創痛などの確認をしながら話を広げていけるとよい。また，自然な態度で「ぼーっとされているようにみえますが，何かありましたか？」と質問し，医療者が心配していることを伝える。話したがらない以外にも，何でもないことで涙ぐむ，目を合わせない，おざなりな返答などの態度に注意する。さらに，何となく気になるなどといった漠然とした印象も軽

視せず，スタッフ間で情報共有し対応について検討していく。

....

Q3 退院後の生活について質問すると「大丈夫」としか答えないが，どのようにアプローチをしたらよいでしょうか？

A3 への誘導
└ どのように声をかけるとよいか？

A3 育児支援チェックリスト，エジンバラ産後うつ病質問票（EPDS），赤ちゃんへの気持ち質問票を活用するとよい。左記3種の質問票などを用いることで，本人が抱えている問題を総合的に把握することができる。記入後に「もう少し○○について，話を聞かせてください」と踏み込んだ質問をしながら，返答時の言動を観察していく。質問時に抽象的な返答しか返ってこない場合は，「△△のような場合は具体的にどのように対応しようと現時点で考えていますか？」などと質問すると，本人の思考を導きやすくてよい。一つひとつ丁寧に聞き取りをすることで，本人も自身のこころや置かれている状況の整理ができることでより具体的な支援について検討することができ，支援に結びつきやすい。気をつけなければならない点として，質問の仕方次第では尋問のように感じる可能性もあるため注意が必要である。また，面談や質問用紙の記載をする際は，集中でき，プライバシーが守られる環境で実施することが望ましく，面会前や面会時，授乳前などは実施を避けるとよいだろう。

Ⅲ

Q4 褥婦へのサポートはどのようなものがありますか？

A4 への誘導
└ どのようなサポートの種類がありまか？

A4 サポートには育児や家事を手伝うという手段的サポート，育児に必要な情報の提供としての情報的サポート，愚痴や悩みを聴くという情緒的サポート，がんばっていることを認める，褒めるなどの評価的サポートがある。褥婦は対象によって求めているサポートが異なり，実父母に対しては手段的サポートと情報的サポートであり，夫やパートナーに対しては手段的サポートのほか，情緒的サポートや評価的サポートであることが多い。これらのサポートは，褥婦がサポートに対して満足感が得られることが重要である。関係性がよいとはいえない家族からサポートを受けることは，手段的サポートとなり得てもネガティブサポートとなる可能性もあり，とくに実父母による過干渉は注意が必要である。サポートを考えるうえで褥婦のニーズとサポートに対する満足度をアセスメントし，個別性のあるサポート体制の構築が必要である。

Q5 両親からの支援がないなか，夫に家事・育児の協力を求めることを必要と感じていないという言動がみられたが，その際はどのようにしたらよいでしょうか？

A5 への誘導
├ 家族以外でサポートとなり得る人は？
└ 具体的なサポートはどのようなものがありますか？

A5 産後うつを多く発症する１カ月時の主要なサポートは実父母，夫・パートナーが多いなか，それ以外の義父母や兄弟，友人，助産師，保健師，ヘルパーなどからサポートを得ている褥婦もおり，実家以外からのサポートの需要が高まっている。筆者の所属先の川崎市のサポートについてまとめた（**表Ⅲ-6**）。サポートが必要だと認識している産婦は，出産前に自身で各自治体のホームページなどから情報を得ていることが多い。しかし，サポートの必要性を感じていない人ほど情報にアクセスをしていない傾向があるため，自治体で受けられるサポートについて具体的に伝えておくとよいと考える。

表Ⅲ-6 川崎市で受けられる子育てサポート

事業種類	赤ちゃん訪問	栄養食品の支給	産前産後家庭支援ヘルパー	産後ケア事業			ふれあい子育てサポート事業
				宿泊型	訪問型	日帰り型	
				助産所に宿泊	助産師が自宅に訪問	助産所に通所	
対象者	生後4カ月未満の乳児がいる家庭	経済的に困難な母子（所得制限あり）	産前から産後6カ月以内の妊産婦で，体調不良などにより日中，育児や家事を行うことが困難で，ほかに育児や家事を行う人がいない人	生後4カ月未満の乳児とその母親			生後4カ月～小学6年生までの親が登録できる
内容	●新生児訪問 訪問指導員による乳児の体重測定，母子の健康状態の確認や育児についての相談 ●こんにちは赤ちゃん訪問 研修を受けた地域の訪問員が身近な子育て支援情報などを提供	粉ミルクの配給	●育児 生まれてきた子のケア，兄姉の保育園などへの送迎 ●家事 食事の準備，買い物，掃除，洗濯など	授乳・育児相談，乳房ケア，母親の体調管理　など			会員同士で育児援助活動
利用期間			1回2時間以内，1日2回までのべ20回まで（双胎児は40回）	1家庭につき，通算して7日以内			

地域子育て支援センター	子育てサロン・赤ちゃん広場	子育てのための教室	子育て短期利用事業（ショートステイ・デイステイ）	日常生活支援制度（エンゼルパートナー）	児童家庭支援センター	そのほか
0～未就学児とその保護者	0～未就学児とその保護者	同年代の子どもをもつ保護者	施設により利用できる年齢が異なるが0～中学生未満	母子・父子家庭・寡婦家庭	0～18歳	
●子育てに関する悩みなどの相談や講座の開催 ●地域の子育てに関する情報の提供 ●親子の触れ合いの場の提供	ほかの保護者の方たちとの交流の場	●子育てセミナー 育児に関する講演会や同年代の子どもをもつ保護者の交流・体験学習 ●食と健康教室 離乳食・幼児食の進め方と家族のよりよい食生活についての学習	家庭で一時的に子供の育児が困難な場合に，子どもを預かり養育する	一時的な事由などで日常生活が困難な場合に，家庭生活支援員を派遣し，生活援助，子育て支援のサービスを提供する	子育て・養育に関する相談	●子育てサークル ●地域子育て自助グループなどがある
			ショートステイは原則6～7日まで	原則月10日 1年度240時間		

〔川崎市ホームページ；かわさきし子育てガイドブックより抜粋〕

Q6 実母に対してどのように接するとよいでしょうか?

A6 への誘導
├ どのような対応がよいか?
└ どのような対応がよくないか?

A6

本症例は,実母がわざわざナースステーションまで来て,助産師に心配していることを強い口調で伝えており感情表出が豊かだといえる。母親(実母)が娘(本人)を心配するが故の行動ではあるが,過干渉の可能性も否定できない。実母に対しては,娘のことを心配する気持ちに対しては理解できるという態度で接するが,不用意に「そうですよね」「私たちも心配しています」などと相槌を打つことは控えたほうがよい。相槌を打つことで実母の思いや意見に同意をしたと受けとめられてしまう可能性があり,相槌を打つ際には十分注意が必要である。また,本人にとってネガティブサポートとなる可能性もあるが,すぐに実母との距離をとるということはせず,本人をとりまく家族全体をケアするという意識で接することが望ましい。

引用・参考文献

1) 日本産婦人科医会:妊産婦メンタルヘルスケアマニュアル:産後ケアへの切れ目のない支援に向けて,2017.
2) 川崎市ホームページ:かわさきし子育てガイドブック.
http://www.city.kawasaki.jp/kurashi/category/17-2-26-0-0-0-0-0-0-0.html
3) 小林由希子:出産前後の里が得るにおける実母の支援と母子関係・母性性の発達.日本助産学会誌 24:28-39,2010.
4) 藤岡奈美,伊藤由香里,間倉千明,他:初産婦の出産後1か月間における睡眠が産後打つ傾向に及ぼす影響;適応年齢褥婦と高齢褥婦を比較し,高齢褥婦の特性を検証する.母性衛生 57:385-392,2016.
5) 岩田裕子,森恵美,坂上明子,他:産後1か月時に褥婦が認識するソーシャルサポートとうつ症状.母性衛生 57:138-146,2016.
6) 森恵美,前原邦江,岩田裕子,他:分娩施設退院前の高齢初産婦の身体的心理社会的健康状態;年齢・初経産婦別4群比較から.母性衛生 56:558-566,2016.

経済的不安を抱えながらシングルマザーとして
出産を迎えた症例

国家公務員共済組合連合会立川病院看護部 **小林いつか**

【患　者】25歳，女性。

【妊娠中の経過】妊娠に気づかず，周囲の人から身体変化を指摘され産科施設を受診，妊娠22週であることが判明した。思いがけない妊娠であり人工妊娠中絶も考えたが，堕胎不可能な時期のため，出産することを決心した。

　未婚，一人暮らし。職業は飲食業の正社員。パートナーは30歳代後半，妊娠が判明する前に別れており，入籍の予定なし。妊娠判明後に連絡したが，養育費について協力は得られず，その後の連絡は絶たれた。実母（50歳代，介護職で主に夜勤）からサポートを得るため，同居することにした。ほかに協力を得られる親族はいない。

　妊娠28週，助産師との面接にて，必要物品の購入など出産準備が進んでいることを確認したが，「何がどうなるかわからなくて不安」と話していた。妊娠30週には地域の保健師，行政職員と面接をしたが，実母から「一番心配なのは経済的な問題，受けられるサービスは全部知りたい，母子家庭の申請もしたい，新生児の物品ですでにかなりのお金を使っている」と話があった。その後，地域の保健師から，本人と連絡がとれないこと，妊産婦保健指導に来なかったことの報告があった。

【出産〜産後】帝王切開にて出産した。実母から「本人に夫がいないからと夜勤ばかりの私がすべて手伝うことはできない，お金もかかるし」と話された。本人は「赤ちゃんが産まれて嬉しかった」と児に愛着をもっており，育児手技の獲得は問題なく行えていた。退院直後の電話訪問にて，実母の協力は期待できず，本人のみでの育児となっている状況を確認した。今後，産後健診，1カ月健診の予定である。

Q1 要支援妊婦の把握のために、まず何をすべきでしょうか？

┌ なぜ要支援妊婦を把握する必要があるのか？
└ どのように情報収集し、アセスメントするか？

A1　要支援妊婦（特定妊婦）とは妊娠の継続や養育において支援を行うことが必要とされる妊婦のことである。近年、妊産婦の自殺や児童虐待が問題視されており、これらの予防が課題である。母児が心身的健康を獲得できるよう、妊産婦への切れ目ない支援が求められ、医療・保健・福祉の連携が重要である。

　要支援妊婦を把握し、必要な支援へ確実につなげるためには、妊婦健診時の情報収集とアセスメントが必要となる。受診をきっかけに、妊婦に関する情報収集を行う。医師の診察だけでなく、助産師面接を設定し、妊婦の生活歴や身体的・精神的な健康状況、支援者の状況を含めた社会的背景、経済的状況、妊娠に対する思いを確認する。構造化されたスクリーニングからアセスメントを実施（図Ⅲ-1）[1] し、要支援妊婦の抽出、問題の明確化を図るとよい。母子健康手帳発行時の行政窓口での聞き取りなどで把握することも可能である。

　支援が必要と考えられる妊婦の背景はさまざまであるが、妊娠中から支援が必要な妊婦を抽出することが早期支援につながり、重要となる。

Q2 シングルマザーになることの問題点は何でしょうか？

└ シングルマザーの心理社会的特徴、問題点を知っておく

A2　近年、結婚に対する価値観が時代とともに変化しており、未婚率が年々増加している。シングルマザーは社会的ハイリスクとされ、要支援妊婦となる。シングルマザーは複雑な背景から、妊娠判明時に妊娠継続か妊娠中絶かの選択肢をもち、出産することへの葛藤に直面する[2]。出産を決意した後も孤独感を抱き、精神的に追い込まれるケースもある。シングルマザーの心理的

図Ⅲ-1　アセスメントシート；支援を要する妊婦のスクリーニング

出産後の養育について出産前から支援が必要と認められる妊婦（特定妊婦）の様子や状況例

○このシートは、特定妊婦かどうか判定するものではなく、あくまでも目安の一つとしてご利用ください。
○様子や状況が複数該当し、その状況が継続する場合には「特定妊婦」に該当する可能性があります。
○支援の必要性や心配なことがある場合には、妊婦の居住地である市町村に連絡をしてください。

		☑欄	様子や状況例
妊娠・出産	妊婦等の年齢		18歳未満
			18歳以上～20歳未満かつ夫（パートナー）が20歳未満
			夫（パートナー）が20歳未満
	婚姻状況		ひとり親
			未婚（パートナーがいない）
			ステップファミリー（連れ子がある再婚）
	母子健康手帳の交付		未交付
	妊婦健診の受診状況		初回健診が妊娠中期以降
			定期的に妊婦健診を受けていない（里帰り、転院等の理由を除く）
	妊娠状況		産みたくない。
			産みたいが、育てる自信がない。
			妊娠を継続することへの悩みがある。
			妊娠・中絶を繰り返している。
	胎児の状況		疾病
			障害（疑いを含む）
			多胎
	出産への準備状況		妊娠の自覚がない・知識がない。
			出産の準備をしていない。（妊娠36週以降）
			出産後の育児への不安が強い。
妊婦の行動・態度等	心身の状態（健康状態）		精神科への受診歴、相談歴がある。（精神障害者保健福祉手帳の有無は問わない）
			自殺企図、自傷行為の既往が最近ある。
			アルコール依存（過去も含む）がある。
			薬物の使用歴がある。
			飲酒・喫煙をやめることができない。
			身体障害がある。（身体障害者手帳の有無は問わない）
	セルフケア		妊婦本人に何らかの疾患があっても、適切な治療を受けない。
			妊婦の衣類等が不衛生な状態
	虐待歴等		被虐待歴・虐待歴がある。
			過去に心中の未遂がある。
	気になる行動		同じ質問を何度も繰り返す、理解力の不足がある。（療育手帳の有無は問わない）
			突発的な出来事に適切な対処ができない。（パニックをおこす）
			周囲とのコミュニケーションに課題がある。
家族・家庭の状況	夫（パートナー）との関係		DVを受けている。
			夫（パートナー）の協力が得られない。
			夫婦の不和、対立がある。
	出産予定児のきょうだいの状況		きょうだいに対する虐待行為がある。（過去または現在、おそれも含む）
			過去にきょうだいの不審死があった。
			きょうだいに重度の疾患・障害等がある。
	社会・経済的背景		住所が不確定（住民票がない）、転居を繰り返している。
			経済的困窮、妊娠・出産・育児に関する経済的不安
			夫婦ともに不安定就労・無職など
			健康保険の未加入（無保険な状態）
			医療費の未払い
			生活保護を受給中
			助産制度の利用（予定も含む）
	家族の介護等		妊婦または夫（パートナー）の親など親族の介護を行っている。
	サポート等の状況		妊婦自身の家族に頼ることができない。（死別、遠方などの場合を除く）
			周囲からの支援に対して拒否的
			近隣や地域から孤立している家庭（言葉や習慣の違いなど）

【その他　気になること、心配なこと】

〔文献1）より抜粋〕

特徴として，妊娠に対する困惑，児の健康に対する不安，子育てに対する不安，未婚出産に対する無理解のつらさなどが明らかにされており[2]，サポート不足と孤独感は比例する[3]。また，生活の変化に対する戸惑いを抱え，自身の健康に関心が向かず，経済的不安を抱える傾向にある[2]。シングルマザーは就労意欲があっても，周産期の労働不能や子育てをしながらの労働制限により経済的困難が生じる場合が少なくない。

症例により問題の程度は異なるが，多角的にリスク要因をアセスメントし，個別的な問題点を早急に検討する必要がある。

Q3 地域の行政機関との連携は どのように進めればよいでしょうか？

A3への誘導
┗ 利用可能な地域の社会資源は何か？

A3 要支援妊婦を把握した産科施設は，情報発信源となり行政へ情報提供を行い，連携を構築していく。具体的には，妊娠初期より地域の保健師と連絡を取り合い，妊婦の問題点を共有する。保健師は電話連絡や面接，家庭訪問を行い，妊娠期から養育環境の調整を行う。状況に応じて，子育て支援機関（子ども家庭センター，健康推進課，母子保健担当課，児童福祉担当課，福祉事務所，児童相談所など）の介入も検討し，連携を図る。とくに分娩後は1カ月健診を経過するとほとんどが産科医の手を離れるため，地域の保健師や行政，小児科の乳幼児健診を通しての見守りが重要となる。退院後スムーズに行政が介入できるよう，妊娠中から妊婦と保健師の顔合わせをし，調整を進めておくことが望ましい。

本症例では，産科施設のソーシャルワーカーから地域の保健師へ情報提供がなされ，本人の育児不安を解消するために育児手技獲得のサポートを実施した。また，経済的不安については，ソーシャルワーカーとともに，母子家庭申請の方法，入院における限度額申請や金銭的手当に関する具体的な情報提供を行った。復職にむけての調整などのアドバイスもした。連絡がとれない時期もあったが，支援の継続を第一に考え，本人のペースに合わせるなど配慮した。

Q4 妊娠期の「何がどうなるかわからなくて不安」という訴えに対し，どう対応すべきでしょうか？

A4 への誘導
└ 社会的ハイリスクを抱えた妊婦の不安にどう対応するか？

A4

本症例では，シングルマザーであること以外に，妊娠22週まで未受診，予期せぬ妊娠，支援者は実母のみと，さまざまな問題を抱えている。「初めての妊娠，育児で不安」と漠然とした表出はあるものの，具体的内容が把握できていない。妊婦健診は受診できており，必要物品を購入するなど，出産にむけて行動できていることから深刻な状態ではないと考えられる。しかし，不安が持続することで深刻化する可能性もあるため，注意が必要である。先に述べた心理社会的特徴や問題点を念頭に，助産師面接などで情報収集，状況確認をする。妊娠中から活用できる育児支援チェックリスト，エジンバラ産後うつ病質問票（EPDS）を用いて，声にならない訴えを把握する方法もある。面接では傾聴の姿勢で丁寧に聴き，スクリーニングされた内容も活用しながら包括的に判断する。その結果，心配な状況があれば，精神科医や精神看護専門看護師，臨床心理士（公認心理師）と連携し，対応を検討する。ソーシャルワーカーや地域の保健師，行政などの介入が有効な場合もある。

また，多職種カンファレンスを有効活用し，産科医と助産師以外に小児科医や精神科医，看護師，ソーシャルワーカー，臨床心理士（公認心理師）など多職種連携のもとで見守る必要がある。妊婦の置かれている状況を理解してもらえることで信頼関係の構築につながり，妊婦が継続的な支援を受けることの動機づけにつながるため，妊婦の不安は見過ごさずに対応する。

Q5 産後，退院するまでにすべきことは何でしょうか？

A5 への誘導
├ 入院中の介入のポイントは？
└ 行政への対応は？

A5

産褥婦に対し出産を乗り越えたことをねぎらいつつ，児が産まれたときの率直な感想を聴き，育児不安の内容を確認する。産褥婦の休息を図り

ながら，児に対する愛着はあるか，児の世話ができているかアセスメントすることがポイントとなる。

　地域の保健師への出産の連絡は早期に行い，状況と今後の予定を報告する。また，退院前には，入院中の愛着形成の状況，育児状況を詳細に報告し，問題点の共有，必要な育児支援の再確認を行う。

Q6 産後健診，1カ月健診で留意すべきことは？

A6 への誘導
└ 母親が育児をしながら生活していくことを支援するために
　必要なことは？

A6 　退院時には今後の支援を念頭に，小児科医に連絡しておく必要がある。話を傾聴する態度で接し，母親の言動に注意を払いながら身体的・心理的状況をアセスメントする。EPDSの活用も有効な手段である。育児状況の確認も欠かさずに行う必要があるが，そのなかで不安や困り事の有無も確認する。行政の支援介入の進捗について聴き，親族などのサポート状況や仕事に対する思いなども確認できるとよい。また，児の成長について確認し，問題がないかみていく。必要に応じてソーシャルワーカーが介入し，地域の保健師や行政と常に連携を図り，母親が安心して育児ができるよう対応を行う。

文　献

1) 要支援児童等（特定妊婦を含む）の情報提供に係る保健・医療・福祉・教育等の連携の一層の推進について（平成28年12月16日付雇児総発1216第2号）別表.
2) 比良静代，三瓶まり：初産シングルマザーにおける妊娠期の看護；シングルマザーと婚姻初産婦の心理を比較して.母性衛生56：643-651，2016.
3) 堀内成子，片岡弥重子：妊娠期シングルマザーの心身社会的特徴；非シングルマザーとの比較から.母性衛生58：108-118，2017.
4) 日本産婦人科医会：妊産婦メンタルヘルスケアマニュアル；産後ケアへの切れ目のない支援に向けて，2017.
5) 平岡友良：シングルマザーの周産期における医学的および社会的要因の検討.母性衛生46：500-506，2006.
6) 川口晴奈，松田義雄：要支援妊婦に対する妊娠初期からの対応.周産期医学47：619-622，2017.
7) 竹田省：妊産婦の自殺防止.周産期医学47：623-627，2017.

事例7 養父の子を妊娠し，家族の関係性が崩れたことから自殺念慮を抱くようになった症例

大阪医科薬科大学病院看護部精神看護専門看護師（リエゾン）**宮田　郁**

【患　者】Aさん，14歳，女児。

【現病歴】Aさんが，10歳（小学校4年生）のときに両親が離婚し，生活保護を受けて母親と二人で暮らしていた。母親はうつ病の診断を受けており，Aさん自身も不登校で出かけることもほとんどない状況であった。12歳時に，母親の交際相手（以降，養父）が訪れるようになり，入籍することなく同居し，3人で暮らすことになった。13歳時に母親と養父の間に女児（妹）が誕生し，母親は自身の精神状態を理由に妹を保育園に預け，不登校であったAさんは，妹の送り迎えをしていた。13歳8カ月ごろに，妹の保育士より母親にAさんが妊娠しているのではないかと連絡があったが，母親は強く否定した。14歳2カ月時，激しい腹痛で夜間救急診療所を受診したところ，陣痛が発来しており，当院（大学病院）へ搬送となった。

【来院後経過】来院時，Aさんはすでに子宮口が全開大していたため，分娩室に入室し，1時間ほどで男児を出産した。母親と養父ともに来院していたが，母親は動揺して分娩室に入ることができず，養父が分娩室でAさんの分娩に立ち会った。養父は生まれた児の写真を撮るなど落ち着いた様子であり，分娩を担当した助産師はその様子に違和感を抱いた。分娩後にその助産師は，産科の支援を日常的に行っており，かつ病院の虐待防止委員であるソーシャルワーカー（MSW）およびリエゾン精神看護専門看護師（リエゾンナース）にその様子を報告した。Aさんと児の産後経過は順調であったため，MSWとリエゾンナースは，Aさんと母親・養父に今回の妊娠に関する情報収集を個別に行った。Aさんは，今回の妊娠の相手については話したくないと一貫して答えず，一緒に暮らしていた母親は妊娠に気づかなかったと話していた。また，Aさんの初潮から月経周期などの確認を行ったところ，母親ではなく養父が積極的に答えており，分娩後の行動からもAさんの妊娠の相手は養父の可能性があった。母親と養父には，14歳での飛び込み出産であることから，子ども家庭センター（児童相談所：以降，センター）への報告は必須に

なることを伝えた。MSW とリエゾンナースはセンターにこの件について，養父が児の父親の可能性があることも含めて報告した。さらに，産科医・助産師と協力し，A さんに今回の妊娠について，心身の状態に注意しながら確認した。

産後 2 日目になって，A さんは養父と性行為に至ったこと，そのことを母親に伝えたところ嘘つきだといわれ，今回の出産で母親と養父が喧嘩になり，A さんの行動を厳しく責めたことから，いなくなってしまいたい，死んでしまいたいと思っていることを話してくれた。

Q1 情報開示後は何をすべきでしょうか？

A1 への誘導
- さらなる情報収集はどのように行うか？
- どのような点に注意して経過観察をすべきか？

A1　産後は身体面だけでなく，女性ホルモンの変動が大きく，マタニティブルーズなど精神面も不安定になる。このような状況に注意を払いながら，A さんに妊娠に至るまでの経過を確認していく。センターにすでに通報しており，センター職員による A さんへの面接も行われることになることから，事前に MSW とリエゾンナースはセンターと連携し，情報共有するとともにセンターとの面接が A さんを脅かして二次的なトラウマ体験から自殺念慮を増強することにならないように配慮する。また，出産した児とともに A さんも自宅に帰ることは困難になることが予測されるため，少しでも安全・安心な人間関係を構築しておくことが重要である。

Q2 本人に対しては，「死にたい」という言葉に関する話題を避けたほうがよいでしょうか？

A2 への誘導
- 希死念慮の有無について確認するか？
- 確認するとしたら，どのように行うか？

A2 　Aさんは，「いなくなってしまいたい，死んでしまいたい」という思いを表出している。母子家庭で育ったAさんにとって，母親は唯一の養育者であり愛着対象である。しかし，養父と性行為に至り妊娠したということは，母親に対する裏切り行為であり，母親との関係性が崩れ，Aさん自身の存在を脅かすことになる。また，養父は監護者という位置づけであると考えると，2017年の刑法改正により新設された「監護者性交等罪」での処罰対象であるため，Aさんに対する憎しみも深まる。今回の妊娠・出産によって，家族の関係性は大きく崩れており，このことと直面するほど，Aさんは自責感が増強する可能性がある。「死にたい」という気持ちは当たり前であるということを伝えつつ，しっかりと聴く必要がある。その際は，「TALKの原則」（48頁参照）に基づいて接することが推奨される。未成年であり，監護者が必要な年齢であるAさんはとくに，「Keep Safe：安全を確保する」を基盤にすることが重要である。また，自身の思いを言語化することも難しい可能性があるため，表情などのnonverbal communicationにも重点をおき，しっかりと向き合うことがAさんにとっての安全基地にもなり得る。そして，つらい思いを話してもらえたことをねぎらい，得られた情報は共有し，それぞれの職種での役割分担が必要となる。

- -

Q3 　患者はどのような精神状態なのでしょうか？

A3 への誘導
- どのような精神科診断が考えられるのか？
- 自殺企図の危険性が高い状態かどうか？

A3 　Aさんは，過去に何らかの精神疾患の診断を受けているわけではないが，今回の妊娠・出産に至った経緯を確認する会話から，知的障害の有無とレベルのアセスメントは必要である。状況の伝え方や自身の思いを言語化する力を把握し，Aさんが自身の思いが伝わらないことで二次的に生じるうつ状態などを把握する。また，精神疾患の既往がなかったとしても，今回の体験が養父からの性被害，また，母親からの心理的虐待といったトラウマティックな体験となる可能性があり，今後，PTSDなどの診断を受けることも視野に入れておく必要がある。すぐに自殺企図に至るわけではなく，長期にわたってその可能性を考慮し，継続的な心理的なケアが重要となることを理解しておく。

Q4 今後，どのような精神科治療が必要でしょうか？

A4 への誘導
- 精神科薬物療法は行うべきか？
- 外来治療と入院治療のどちらが適切か？

A4 本症例において精神科治療がすぐに必要な状況ではない。ただ，妊娠・出産という女性にとってのホルモンバランスを含む大きな心身の変化に加え，前項でも示したようなトラウマティックな体験となっていることを考慮して経過を精神科で診ることが必要である。不眠やストレスコントロール不良，あるいはセルフケアレベル低下などが出現すれば，精神面のアセスメントを行い，適宜薬物療法を提供するなど，日常生活（生活の場については次項）を送るなかで経過をみることが適切である。

Q5 精神科との連携はどのように進めればよいでしょうか？

A5 への誘導
- 精神科に紹介する際のポイントは？
- どのような精神科医療機関と連携するのがよいか？

A5 本症例の場合は，精神科病床，および精神科リエゾンチームも設置されている大学病院に運ばれた。また，リエゾンナースが直接Aさんと関わっていることから，Aさんが今後，この妊娠・出産の体験によって将来的に精神的な不調をきたす可能性があること（自殺企図の可能性も含めて）を精神科医に報告し，経過を追うことになった。ただ，Aさんは出産した児とともに，センターによって職権保護が確定していたことから，センターもしくは児童養護施設内の精神科医にも情報提供をすることになった。さらに，精神状態が悪化するようなことがあれば，大学病院での受診や入院加療ができるように調整を行った。本症例のような若年の飛び込み出産は，基本的には高次医療施設で受けることになるが，必ずしも精神科が設置されているとは限らない。また，分娩した時点で精神疾患を有しているわけではないので，その後の状況を予測してセンター（児童相談所）との情報共有をしておくことが適切である。

Q6 すぐに連携すべき機関はありますか?

A6 への誘導
└ 来院後すぐに関わることが望ましい関係機関は?

A6 若年妊娠とは,日本産婦人科医会によると「20歳未満の妊娠・出産」と定義し,厚生労働省も10代の妊娠・出産と定義していることから,年齢によって関わる機関を検討する必要がある。本症例の場合は,分娩までに一度も妊婦健診を受けておらず,18歳未満であったことから,母子健康手帳の交付と今後の保健指導という視点から保健センターまたは保健所,妊婦への対応と分娩した児の養育先の相談という視点から児童相談所(地域によって呼び方はさまざまであり,当院の管轄は子ども家庭センター),役所などの子ども支援を担当する課との連携が重要となる。また,本症例のような若年妊娠は,子ども虐待(状況によっては犯罪)となり,最近は児童相談所と同時に警察にも連絡することになっている。しかし,本症例は,まずセンターと連携し,ある程度の情報共有を行い,養父が生まれた児の父親である可能性をかためて警察に連絡した。前述しているが,養父は監護者という立場でAさんと性交為に至っており,犯罪として扱われる。警察の事情聴取を受ける可能性が高く,養父が犯罪者となることで自責感が高まり,自殺企図につながることも視野に入れておく必要がある。また,Aさんも生まれた児も退院後は自宅に帰ることは難しく,当面は乳児院,児童養護施設での保護となるため,センター職員とは退院後も連携することが重要である。

Q7 家族への対応で留意すべきことは何でしょうか?

A7 への誘導
├ 突然子どもの出産を目の当たりにすることになった家族にはどのような
│ 対応が必要か?
└ 家族はどのようなことに不安を感じているか?

A7 本症例においては,母親はAさんの妊娠には気づかなかったと話しており,分娩時にはかなりの動揺がみられていた。このような若年妊娠のケースでは,同居している親が子どもの身体的変化に気づいていないことが多

くみられるが，親としての自責感を強めないように経過を確認する必要がある。
　一方で，気づけていない家庭環境にも留意しておく必要がある。とくに，Ａさんのように養父が同居していたり，ステップファミリーの場合は，子ども自身が妊娠しているかもしれないということを話せないこともある。同級生や交際相手など，性行為の相手が明確になっている場合は，双方で話し合う必要があるが，そうでない場合は，性的虐待の視点も視野に入れておく必要がある。親の苦悩に配慮しながらも，家庭環境に関する情報収集は必要であるといえる。18歳以下の場合は，児童相談所への連絡が必須となるため，そのときに要保護児童としての登録されていることもある。若年妊娠は，家族背景など妊婦自身の養育環境にも配慮しなければ，Ａさんのように母親から罵倒され，生活の場を失い，生きることへの絶望感につながる。そして，このような体験は，一時的な体験ではなくその後の人生に影を落とす可能性があるため，親子関係の再構築を含めた長期的な支援を関係機関と構築することが重要である。

事例 8 妊娠判明後にうつ病の治療を中断し，自殺企図に至った症例

沼津中央病院　**日野　耕介**

【患　者】34 歳，女性。

【現病歴】30 歳時にうつ病を発症し，2 カ月間の精神科入院治療を受けた。退院後は自宅療養を経て仕事に復帰し，月 1 回の外来通院を継続していた。33 歳時に結婚し，翌年に第 1 子を妊娠した。以降，精神科通院と内服を中断し，かかりつけ産婦人科にはうつ病の既往について伝えていなかった。内服中断から 3 カ月経過したころより，不眠，意欲低下，抑うつ気分が出現。家族が精神科への受診を勧めたが「妊娠しているから薬は飲みたくない」と主張し受診しなかった。その後，希死念慮を訴えるようになったため，近所にある実家で家族の見守りのもと様子をみていたが，家族の目が離れた隙に，柱に衣類を引っかけて縊首を試みた。すぐに母親が気づき，患者を床に下ろし，救急要請した。前週かかりつけ産婦人科で健診を受けており，妊娠 24 週といわれている。

【来院後経過】来院時の意識レベルは JCS 20 であったが，その他のバイタルサインは安定していた。産婦人科医も診察を行い，胎児に明らかな問題がなさそうであることを確認した。救急病棟に入院し経過観察を行ったところ，徐々に意識レベルは改善した。入院翌日には意識清明となったが，不安そうな表情を浮かべ，ソワソワと落ち着かない様子で「なぜ死ねなかったのか」「子どもを産む資格なんてない」と泣いている。家族は突然の出来事に驚き，今後本人をどう支えていけばよいか戸惑っている。

Q1 救急搬送後は何をすべきでしょうか？

A1 への誘導

- 情報収集はどのように行うか？
- どのような点に注意をして経過観察をすべきか？

A1 　身体面への初期対応を開始しつつ，患者に関する情報収集を行う。まずは救急隊から，現場の状況，自殺企図手段，バイタルサイン，活動内容，現場での患者の言動などを確認する。次に，患者の病歴と最近の状況を家族などから確認する。かかりつけ産婦人科および精神科医療機関がわかりしだい，診療情報提供を依頼する。本症例のように精神科の通院を中断している場合も，直近の通院先に情報提供を依頼すればよい。家族がいない場合，本人に関わっている機関（役所など）の有無も確認する。

　また，自殺企図による身体的な問題のため入院が必要な場合，入院中の自殺再企図に注意が必要である。危険物となり得るものは可能なかぎり病室から撤去し，ナースステーションから近い病室にするなど，可能な範囲で細やかな見守りができるよう状況を整える。

....

Q2 本人に対しては，自殺に関する話題を避けたほうが
よいでしょうか？

A2 への誘導
├ 自殺企図であったかどうか，希死念慮の有無，などを確認するか？
└ 確認するとしたら，どのように行うか？

A2 　意識レベルが改善したら，今回起こったエピソードについて本人に確認する。覚えているようであれば，自殺の意図があったのかを確認し，そのような行動に至った背景や，現在の希死念慮を確認する。その際には，「TALK」の原則（48 頁参照）に基づいて患者に接することが推奨されている。精神科医療従事者ではない職種にとっては，「Ask：自殺についてはっきりと尋ねる」という点に関して抵抗感を感じることもあるかもしれない。しかし，これらの情報を確認することが自殺再企図の危険性の評価につながり，精神科に紹介する際の重要な情報となるため，無理のない範囲で話を聴けるとよい。もちろん，唐突に「いまも死にたい気持ちがありますか？」とは聴きにくいものであるため，まずはそれぞれの立場として自然な声がけをするところから会話を始める。例えば，現在の体調などについて確認をしたのちに，今回のエピソードについて心配している旨を伝えつつ，重要な点について確認していく，といった流れである。また，話を聴きっぱなしにしないことも重要であり，話しにくいことを打ち明けてくれたことをねぎらい，今後のことを相談できるさまざまな職種がいることを伝えるとよい。また，得られた情報は，スタッフ間

でしっかり共有することも重要である。

Q3 患者はどのような精神状態なのでしょうか？

A3 への誘導
┠ どのような精神科診断が考えられるか？
┗ 自殺再企図の危険性が高い状態かどうか？

A3 うつ病の診断で入院加療歴もある患者である。現在は内服を中断しており，比較的典型的な抑うつ症状がみられていることから，うつ病の再発であると考えるのが妥当である。うつ病は再発率が比較的高い精神疾患であるうえ，妊娠・産褥期は精神症状が不安定となりやすい。また，入院後も情緒が不安定で，かつ焦燥感が強い状態と考えられる。さらに，救命されたことを後悔しているような言動もみられることから，自殺の危険性が高い状態が持続していると判断すべきである。入院中も注意深い経過観察を行うとともに，今後の精神科治療の方針について早急に検討する必要がある。

Q4 「子どもを産む資格なんてない」という訴えに対してどう答えるべきでしょうか？

A4 への誘導
┠ どのような声がけがよいか？
┗ どのような声がけはすべきではないか？

A4 うつ状態が悪化すると，自己肯定感が著しく低下し，何事にも自信がもてず悲観的となりやすい。このような状態の患者に対し，根拠もなく励ますこと，「そんなことをいうべきではない」などと批判することは避けるべきである。悲観的・自責的な訴えに対しても，誠実な態度で傾聴することが重要で，あれこれとアドバイスをするよりは患者の不安や自信のなさを受け止めるとよい。つらい気持ちを抱えつつ，ここまで妊娠を継続してきたことを支持したうえで，気持ちのつらさをやわらげることが患者と胎児双方にとって重要であることを伝え，精神科治療を再開してみてはどうかと提案する。

Q5 今後，どのような精神科治療が必要でしょうか？

A5 への誘導
├ 精神科薬物療法は行うべきか？
└ 外来治療と入院治療のどちらが適切か？

A5 うつ病に対する治療が必要であることは明らかである。うつ病治療の大きな柱は精神療法と薬物療法であるが，提示した症例のように，妊娠を契機に薬物療法を自己中断してしまうことは少なくない。その後に深刻なうつ症状が再燃しており，自殺の危険性が高い状態であることを考えると，薬物療法を再開することは治療上の有益性が高いと考えられる。具体的な妊娠中の精神科薬物療法については，各論を参照していただきたい（107頁参照）。また，薬物療法が奏効しない場合や自殺の危険性が切迫している場合などは，電気けいれん療法が治療の選択肢となることもある。いずれにしても，家族による見守りがあったにもかかわらず自殺企図に至ったことを考慮すると，本症例は精神科での入院加療を検討すべき状態であると考えられる。深刻な精神症状のため本人の同意能力が十分保たれているとはいいがたい場合，家族などの同意による医療保護入院が適切である。

Q6 精神科との連携はどのように
進めればよいでしょうか？

A6 への誘導
├ 精神科に紹介する際のポイントは？
└ どのような精神科医療機関と連携するのがよいか？

A6 精神科診療機能を有する医療機関であれば，精神科医や精神科リエゾンチームなどに診療を依頼することができるが，そのような医療機関ばかりではない。その場合は，本人や家族に説明したうえで，医師が診療情報提供書を作成し，医療ソーシャルワーカーなどが窓口となって，近隣の精神科医療機関に診療（あるいは入院）依頼を行うのが一般的であろう。ポイントとしては，①身体的な問題がどこまで解決しているか，②現在どのような精神状態にみえるか（再企図の危険性が高いようにみえる場合はその理由も），③本人や家

族の受け止め方はどうか，といったあたりに焦点をあてて相談を試みるとよい。精神科入院が必要な場合，産婦人科も対応可能な総合病院精神科病棟での入院加療が理想的であるが，それが難しい場合は，必要時に相談に応じることができる産婦人科医療機関を決めたうえで，精神科病院への入院を検討する。精神症状が不安定な状態では，妊娠出産に関連する不安や身体症状の訴えも多くなりがちである。これらの不安をやわらげるには，産婦人科の協力は欠かせないため，産婦人科と精神科が協力して精神症状に対応していくという認識をもつことが重要である。

Q7 すぐに連携すべき機関はありますか？

A7 への誘導
└ 自殺企図直後から関わることが望ましい関係機関は？

A7 　自殺再企図を防ぐためには，多職種の関わりと連携が不可欠である。自殺企図後に精神科での入院治療を行う場合は，入院期間中にその体制を整えることができるが，患者や家族との相談の結果，外来フォローとせざるを得ない場合は，早急に精神科外来以外の連携先も確保すべきである。その患者が抱える問題に応じて連携すべき機関はさまざまであるが，多くの症例で頼ることができると考えられるのは，患者が居住する地域の役所である。子育て支援を担当する部署の保健師や助産師などが窓口となることが多いが，精神障害を合併している場合は，精神障害を担当する部署にも関わってもらい，必要に応じて訪問相談や，サービス利用などについて検討するとよい。可能であれば，退院前に関係者によるカンファレンスを行い，患者や家族と顔合わせを行うなどして，顔のみえる関係を構築しておくのが望ましい。

Q8 家族への対応で留意すべきことは何でしょうか？

A8 への誘導
├ 自殺企図現場を目撃した家族にどのような対応が必要か？
└ 家族はどのようなことに不安を感じているか？

A8 本症例では，母親が患者の自殺企図現場を目撃している。そのため，強い衝撃を受け，混乱している可能性があることに留意する。A1で述べたとおり，家族から詳細な情報を聴取することは重要であるが，そのことに集中するがあまり，強く問いただすような態度にはならないよう注意が必要である。また，その他の家族も，患者が自殺企図に至ったことに驚き，動揺しているはずである。場合によっては「自分の接し方が悪かったのでは」と責任を感じていたり，家族間で互いを非難し合ったりという状況にもなり得る。自身を責めないこと，誰の責任であるのかを追及しても仕方ないことを伝えるようにする。

　家族に対する態度についても，患者に対する態度と同様，まずはしっかり話を聴くことが重要である。また，状況を正確に把握できず，混乱状態に陥っている場合もあるため，その時点における正確な情報提供を行うことも重要である。まずは，患者の身体状況および胎児の状態についてわかりやすく説明をし，そのうえで精神症状が深刻な状態であり精神科治療が必要であることを伝える。また，家族の困りごとはそれぞれ異なり，経済問題，家族関係上の問題，介護や養育の問題，などさまざまである。さしあたり困っていることはないかを確認し，必要に応じて医療ソーシャルワーカーが介入する，適切な相談機関を紹介するなどの対応を行う。

事例 9　ハイリスク妊婦のサポートにおける地域での多職種連携の工夫

日本赤十字社伊勢赤十字病院看護部　**奥野　史子**

【患　者】25歳，女性。

【現病歴】小児期に被虐待歴あり，リストカットを繰り返しており，高校在学時に教師より勧められ精神科初診，適応障害，PTSDと診断され，18歳のころより精神科クリニックを転々としている。今回初回妊娠，数カ月前に結婚した夫は職にはつくものの，長続きせず現在も無職である。本人が，産科で精神科歴を申告しなかったが，助産師がリストカット痕をみる機会があり，事情を聞いてみると，これまでの通院歴と，最近は通院中断しており，紹介元の産科でベンゾジアゼピン系薬剤などを処方されていた経緯が判明した。

【来院後経過】居住地区の母子保健担当の保健師との事前の面接は母子健康手帳給付の際のみ，その後臨月となり不安が高まり，母子保健担当保健師へも相談が頻回となって精神科通院歴が判明し，保健師からも産科クリニックへ連絡があり，産科・精神科のあるA病院へ紹介され，受診した。これまでの被虐待歴と精神科通院歴，過量服薬による自殺企図歴など詳細に話し，精神科の入院病床はないが，どうしてもA病院での出産を希望。予定日を超過しており，この時点での転院は困難な状況で，不安焦燥が強いため，A病院産科病棟へ入院。出産後の子育てに必要な物品は強迫的に準備できているものの，自身が母親として対応できるイメージがつかめず，「自分は虐待を受けていたため，必ず虐待をしてしまう」と訴え，落ち着かない状況であった。原家族には支援してもらえないと現状を連絡していない。

Q1　医療機関ではどのような対応が必要なのでしょうか？

A1への誘導

- どのような情報を収集していくか？
- どのような機関と情報共有しておくか？

A1 本人が安心できるような個室などの環境を整え，①これまでの精神科歴，②直近の内服歴，③日常生活での困難な状況，について聞いていく。精神科標榜の病院であれば，精神科併診の依頼とするが，精神科の有無にかかわらず，本人の同意を得てかかりつけ精神科へ症状照会を行い，精神科現病歴についてできるだけ情報収集する必要がある。精神科診断名は一つの目安であるが，これまでの病歴については，不安焦燥が強くなった場合の反応を推測する材料となる。また，内服薬によっては，児の出生時の呼吸抑制を惹起するため，小児科のサポートが必ず受けられること，精神科の標榜のない産科での出産時には，現病歴だけでなく，出産直前や産褥期の投薬，精神症状悪化時の対応についてアドバイスを求めておくと，万が一の際の相談先となる。とくに，出産場面での精神運動興奮や，産褥期の精神状態を考慮し，必要な投薬についても相談しておく。客観的な情報も含めて，今後起こり得る反応を想定する。

　精神科医が常駐しておらず，かかりつけ精神科からも有力なサポートが得られない場合には，居住地区の母子保健担当の職員を通じて，保健所に相談しておくと精神科救急対応が必要になった場合の相談先にもなり，出産後の精神症状悪化時の児への虐待リスクなども考慮すると，ぜひつないでおきたい支援先である。すでに精神症状の悪化が著しい場合は，やはり特定妊婦対応のできる周産期センターへの相談を行い，母体搬送の手続きをとることが望ましい。周産期のメンタルヘルスを考えるうえで，精神科と産科を併設する医療機関は大きな役割をもつが，双方をもつ総合病院でも精神科標榜はあるが入院体制にない場合では，結局妊娠中は対応できるが，分娩後は対応不可能という医療機関もあることに注意する。

　現時点の希死念慮の有無は必ず確認し，本症例でも，自殺企図歴や，初回面接場面での不安焦燥，現状衝動的に自殺企図へ移行するリスクが高い可能性があるため留意する。妊娠後期までは，自分なりにも自制内の精神症状であったと考えられるが，出産が近づき不安が高まっている。家族サポートも脆弱であり，今後児の養育環境や母親自身の精神面の影響を考慮し，家族の機能についても，地域保健師と協力して情報収集しておく必要がある。

　また，精神症状は，生活機能にも影響する。日常生活や，セルフケアがままならない状況にある場合には，今後の悪化の予測の材料となるため，精神面だけでなく日常生活での困難感を本人と家族から聞いておく。また，この時点で，今後の支援につなげるためにも，関わっている機関，本人のサポートを主に行っている担当者などを確認し，整理しておく（精神科的評価については，他事例があるため，詳細は割愛）。

Q2 どのようなサポートが必要でしょうか？

A2 への誘導
├ どのような点を考慮して妊娠期のサポートを検討すべきか？
└ 危機介入である場合に優先すべきことは？

A2 特定妊婦の場合は，既知の精神科通院歴であれば，妊娠期からの準備ができ，支援体制を整える余裕があるが，本症例のように支援の必要性が妊娠後期に判明したり，妊娠期間の経緯が不明瞭である場合は，危機介入として取り扱う。これまでもちこたえてきたぎりぎりの心理状態から悪化し，急にさまざまな機関が一度に介入する場合，本人にとってもストレスは大きい。支援者側が必要あるいは重要と考えるサポートであっても，本人が望まないサポートは，産後うつの危険因子になる可能性もある[1]。本症例では，本人のセルフケア能力（＝自ら対応しようとする力）を考慮し，SOS を出しやすい環境を作りながら，どのような支援を受けたいか，困ったときに誰に支援を求めるかなどニーズを聴取していく。また，身近な支援者として家族のリポートのアセスメントも重要である。本症例では夫との関係性が重要なポイントであり，無職であることで生活不安も大きい。また，本人が自分で決めて対応しようとするセルフケア能力はあるものの，被虐待歴から原家族への支援が得られず，夫への支援希求も希薄であり，あらためて夫との関係についてはアセスメントが必要といえる。夫との関係性を強固にするためには，支援者側は，夫婦の関係が維持されることを優先するが，もし破綻しているような状況であれば，医療・行政側の支援を手厚くする必要もある。実際に受けたかどうかよりも，その人が必要なときに利用できるサポートがあると思えたかが重要である。妊娠中から多くのサポートをもつことが有効といわれているが，そのような評価については，精神的な問題を抱えている，あるいは家族関係が希薄で，本人にコミュニケーション上の困難がある場合はそもそも難しいこともあるため，慎重に関係性を考慮すべきである。

Q3 どのような職種で包括的評価・連携を行うと よいでしょうか？

A3への誘導
- 医療機関と行政関係機関の連携で工夫・注意すべきことは？
- どのような連携方法を行うと効果的か？

A3 　基本的にはセルフケア能力，夫婦関係の維持を優先するが，急激に精神症状が悪化したり，ほかの家族関係が希薄な場合は，医療・行政関係機関での連携がますます重要である。具体的には，これまで本人と関わりがある担当者を中心とした調整が重要であるが，行政関係機関のキーパーソン，居住地区の母子保健担当の保健師の場合が多い。今回は初産であるが，第2子以降である場合は，子育て支援事業の担当者，児童相談所などの関係機関の担当者の可能性もある。大切なことはキーパーソンがすべての支援を担うわけではなく，窓口となって本人へ支援をつなぐイメージである。一方，医療機関側では，院内の産科・精神科・小児科の医師，助産師，病棟スタッフ，場合によっては手術室看護師などさまざまな職種との院内での調整，地域とも調整が求められるため，どの医療機関でも医療ソーシャルワーカーの対応が主であろうが，病院によっては，助産師や看護師が同役割を担っている病院もある。また，精神科リエゾンチームが対応できる場合は，精神科医師とのつなぎや助産師・病棟スタッフとの連携を含め，精神看護専門看護師が補佐役として対応できる。地域での暮らしに戻るための対応を検討するとき，これまでに連携経験があまりない地域での困難感や，とくに精神科と産科にまたがるために，母子保健担当が精神医療に精通していないこともあり，精神科的評価が今後の支援検討に必要な材料となる。支援に結びつけることだけでなく，それぞれのフィールドでの価値は異なるため，それぞれの立場で重要と考えるものは異なる可能性があり，時に支援者同士で葛藤が生まれる場合もある。それぞれの職種が専門性を発揮できるようなマネジメントが重要であり，全体を俯瞰してアセスメントできる能力が求められ，高度な調整が求められる。出産を無事に終えるという目標が達成できれば，退院後の精神科的支援，小児科との連携に関しても合わせて共有しておくことが重要である。そのためにも，余裕がある場合は，先だって本人の了承を得たうえで，関係者会議を行っておく必要がある。地域の全体像がわかるキーパーソン，医療機関のキーパーソンを中心に，実際の顔合わせを行っておくことで，調整役のキーパーソン同士だけでなく，それぞれの機関での連携もとりやすい。また，危機的な状況での介入の場合には，本人・児が

退院する前に，顔合わせの機会をもつことが望ましい。

　本症例では，母子保健事業の保健師，子育て支援事業の保健師，児童相談所担当者，院内関係者として，精神科医，産科医，小児科医，産科病棟師長や担当助産師，精神看護専門看護師，医療ソーシャルワーカーでカンファレンスをもち，情報と支援の目標の共有を行った。もっとも重要なことは，万が一の事態（母親の精神症状が病的レベルに悪化，児への虐待，夫婦間の暴力など）の危機場面を想定した対応の相談をしておくことである。また，その危機を見逃さないためのモニタリング体制の構築が必要であり，訪問の頻度，本人からのSOSの際の窓口，夜間休日の対応，定期的に共有する機会について，本人が望む支援内容を考慮しながら，具体的に話し合った。とくに虐待のリスクの査定については，妊産婦ハイリスクの時期を乗り越えても，その時期に支援が必要であった家庭はハイリスクである可能性も高く，子どもの支援へつながるような共有とした。

　実際には，社会的ハイリスク妊婦は症例のように，後追いで，あるいは妊娠後期まで行政関係機関がハイリスク妊婦となる背景や潜在している支援を必要とする家庭に気づかない，あるいは医療機関と共有できていない場合がある。とくに行政は，その地域によって支援のマンパワーも経験値も，介入度も異なり，単なる役割分担ではなく，共有したうえでの役割分担の相談ができるよう，やはり顔合わせは必要となる。特定妊婦，高度の要支援の必要な妊婦であれば，今後，要保護児童対策地域協議会の対象者となる。特定妊婦のとらえ方自体が，地域性やそれぞれの職種で異なる可能性があり，支援者の力量，地方では人材も十分でないことから各科医師や医療機関は本務である診断・治療のみで終結してしまう場合がある。できるだけ地域の情報が医療機関に届き，医療機関での情報が地域の支援につながるような双方からの共有が望ましい。本人の満足のいく支援にするためには，本人へ寄り添いながらニーズを聴取し，支援体制の検討を行う。そのほか，民生委員，地域住民など，見守りをしてくれる地域のサポートが得られる環境であれば，これも本人の同意を得て行う。さらに，虐待のリスクは常に皆で確認しつづけ，連携時の情報共有については，本人への同意が得られない場合には，各法的基準に基づいた，危機への対応が求められる。ケースを重ねながら，また連携が困難と考える地域では，医療機関や助産師とのネットワーク強化による社会的ハイリスク妊婦の発見と早期の相談支援体制の構築を地域全体で考慮する必要がある。

文　献

1) 北村敏則編：事例で読み解く周産期メンタルヘルスケアの理論，医学書院，東京，2007.
2) 特集 周産期メンタルケア；多職種連携の作り方．精神科治療学 32：2017.
3) 中板育美：周産期からの子ども虐待予防・ケア，明石書店，東京，2016.

付　録

エジンバラ産後うつ病質問票（EPDS）

<u>母氏名</u>　　　　　　　　　　　実施日　　年　　月　　日（産後　　　日目）

ご出産おめでとうございます。ご出産から今までのあいだにどのようにお感じになったかをお知らせください。今日だけでなく，<u>過去7日間</u>にあなたが感じたことに最も近い答えに○をつけて下さい。必ず10項目全部答えて下さい。

例）幸せだと感じた。

（　）はい，常にそうだった
（○）はい，たいていそうだった
（　）いいえ，あまり度々ではなかった
（　）いいえ，まったくそうではなかった

"はい，たいていそうだった"と答えた場合は過去7日間のことをいいます。
このような方法で質問にお答えください。

1）笑うことができたし，物事のおもしろい面もわかった。

（　）いつもと同様にできた。
（　）あまりできなかった。
（　）明らかにできなかった。
（　）まったくできなかった。

2）物事を楽しみにして待った。

（　）いつもと同様にできた。
（　）あまりできなかった。
（　）明らかにできなかった。
（　）ほとんどできなかった。

3）物事が悪くいった時，自分を不必要に責めた。

（　）はい，たいていそうだった。
（　）はい，時々そうだった。
（　）いいえ，あまり度々ではない。
（　）いいえ，そうではなかった。

4）はっきりした理由もないのに不安になったり，心配した。

（　）いいえ，そうではなかった。
（　）ほとんどそうではなかった。
（　）はい，時々あった。
（　）はい，しょっちゅうあった。

5）はっきりした理由もないのに恐怖に襲われた。

（　）はい，しょっちゅうあった。
（　）はい，時々あった。
（　）いいえ，めったになかった。
（　）いいえ，まったくなかった。

6）することがたくさんあって大変だった。

（　）はい，たいてい対処できなかった。
（　）はい，いつものようにうまく対処できなかった。
（　）いいえ，たいていうまく対処した。
（　）いいえ，普段通りに対処した。

7）不幸せなので，眠りにくかった。

  （　）　はい，ほとんどいつもそうだった。
  （　）　はい，時々そうだった。
  （　）　いいえ，あまり度々ではなかった。
  （　）　いいえ，まったくなかった。

8）悲しくなったり，惨めになった。

  （　）　はい，たいていそうだった。
  （　）　はい，かなりしばしばそうだった
  （　）　いいえ，あまり度々ではなかった。
  （　）　いいえ，まったくそうではなかった。

9）不幸せなので，泣けてきた。

  （　）　はい，たいていそうだった。
  （　）　はい，かなりしばしばそうだった。
  （　）　ほんの時々あった。
  （　）　いいえ，まったくそうではなかった。

10）自分自身を傷つけるという考えが浮かんできた。

  （　）　はい，かなりしばしばそうだった。
  （　）　時々そうだった。
  （　）　めったになかった。
  （　）　まったくなかった。

（岡野ら（1996）による日本語版）

〔日本産婦人科医会：妊産婦メンタルヘルスケアマニュアル；産後ケアへの切れ目のない支援に向けて，平成29年3月，p93．より引用〕

〔原典：Cox J, Holden JM, Sagovsky R：Detection of postnatal depression：Development of 10-item Edinburgh postnatal depression scale. Br J Psychiatry 150：782-786, 1987．／岡野禎治，村田真理子，増地総子，他：日本版エジンバラ産後うつ病評価表（EPDS）の信頼性と妥当性．精神科診断学 7：525-533, 1996．／山下洋，吉田敬子：産後うつ病の母親のスクリーニングと介入について．精神経誌 105：1129-1135, 2003．〕

育児支援チェックリスト

母氏名 _____　実施日　　年　　月　　日（産後　　　日目）
あなたへ適切な援助を行うために，あなたのお気持ちや育児の状況について以下の質問にお答え下さい。
あなたにあてはまるお答えのほうに，○をして下さい。

1．今回の妊娠中に，おなかの中の赤ちゃんやあなたの体について，
　　またはお産の時に医師から何か問題があると言われていますか？

　　　　　　　　はい　　　　　いいえ

2．これまでに流産や死産，出産後1年間に
　　お子さんを亡くされたことがありますか？

　　　　　　　　はい　　　　　いいえ

3．今までに心理的な，あるいは精神的な問題で，
　　カウンセラーや精神科医師，または心療内科医師
　　などに相談したことがありますか？

　　　　　　　　はい　　　　　いいえ

4．困ったときに相談する人についてお尋ねします。
　　①夫には何でも打ち明けることができますか？

　　　　　　　　はい　　　　いいえ　　　夫がいない

　　②お母さんには何でも打ち明けることができますか？

　　　　　　　　はい　　　　いいえ　　　実母がいない

　　③夫やお母さんの他にも相談できる人がいますか？

　　　　　　　　はい　　　　　いいえ

5．生活が苦しかったり，経済的な不安がありますか？

　　　　　　　　はい　　　　　いいえ

6．子育てをしていく上で，今のお住まいや環境に満足していますか？

　　　　　　　　はい　　　　　いいえ

7．今回の妊娠中に，家族や親しい方が亡くなったり，あなたや家族や
　　親しい方が重い病気になったり，事故にあったことがありましたか？

　　　　　　　　はい　　　　　いいえ

8．赤ちゃんが，なぜむずかったり，泣いたり
　　しているのかわからないことがありますか？

　　　　　　　　はい　　　いいえ

9．赤ちゃんを叩きたくなることがありますか？

　　　　　　　　はい　　　いいえ

（九州大学病院児童精神医学教室─福岡市保健所使用版）

〔日本産婦人科医会：妊産婦メンタルヘルスケアマニュアル：産後ケアへの切れ目のない支援に向けて，平成29年3月，p91，92．より引用〕
〔原典/吉田敬子：育児機能低下と乳児虐待の評価パッケージの作成と，それを利用した助産師と保健師による母親への介入のための教育と普及：平成16年度−18年度総合研究報告書：厚生労働科学研究費補助金子ども家庭総合研究事業，2007，p18．/吉田敬子，山下洋，鈴宮寛子：産後の母親と家族のメンタルヘルス，自己記入式質問票を活用した育児支援マニュアル，母子保健事業団，東京，2005，p12．〕

育児支援チェックリスト（質問 8, 9 を除いたもの：妊娠中使用版）

<u>母氏名</u>　　　　　　　　　　　　　実施日　　年　　月　　日（産後　　日目）

あなたへ適切な援助を行うために，あなたのお気持ちや育児の状況について以下の質問にお答え下さい。
あなたにあてはまるお答えのほうに，○をして下さい。

1．今回の妊娠中に，おなかの中の赤ちゃんやあなたの体について，
　　またはお産の時に医師から何か問題があると言われていますか？

　　　　　はい　　　　　　いいえ

2．これまでに流産や死産，出産後 1 年間に
　　お子さんを亡くされたことがありますか？

　　　　　はい　　　　　　いいえ

3．今までに心理的な，あるいは精神的な問題で，
　　カウンセラーや精神科医師，または心療内科医師
　　などに相談したことがありますか？

　　　　　はい　　　　　　いいえ

4．困ったときに相談する人についてお尋ねします。
　　①夫には何でも打ち明けることができますか？

　　　　　はい　　　いいえ　　　夫がいない

　　②お母さんには何でも打ち明けることができますか？

　　　　　はい　　　いいえ　　　実母がいない

　　③夫やお母さんの他にも相談できる人がいますか？

　　　　　はい　　　　　　いいえ

5．生活が苦しかったり，経済的な不安がありますか？

　　　　　はい　　　　　　いいえ

6．子育てをしていく上で，今のお住まいや環境に満足していますか？

　　　　　はい　　　　　　いいえ

7．今回の妊娠中に，家族や親しい方が亡くなったり，あなたや家族や
　　親しい方が重い病気になったり，事故にあったことがありましたか？

　　　　　はい　　　　　　いいえ

（九州大学病院児童精神医学教室―福岡市保健所使用版）

赤ちゃんへの気持ち質問票

母氏名 _____　　実施日　　年　　月　　日（産後　　日目）

あなたの赤ちゃんについてどのように感じていますか？
下にあげているそれぞれについて，いまのあなたの気持ちにいちばん**近い**と感じられる表現に〇をつけて下さい。

	ほとんどいつも 強くそう感じる	たまに強く そう感じる	たまに少し そう感じる	全然 そう感じない
1）赤ちゃんをいとおしいと感じる。	（　　）	（　　）	（　　）	（　　）
2）赤ちゃんのためにしないといけ ないことがあるのに，おろおろ してどうしていいかわからない 時がある。	（　　）	（　　）	（　　）	（　　）
3）赤ちゃんのことが腹立たしく いやになる。	（　　）	（　　）	（　　）	（　　）
4）赤ちゃんに対して何も特別な 気持ちがわかない。	（　　）	（　　）	（　　）	（　　）
5）赤ちゃんに対して怒りがこみあげる	（　　）	（　　）	（　　）	（　　）
6）赤ちゃんの世話を楽しみながら している。	（　　）	（　　）	（　　）	（　　）
7）こんな子でなかったらなあと思う。	（　　）	（　　）	（　　）	（　　）
8）赤ちゃんを守ってあげたいと感じる。	（　　）	（　　）	（　　）	（　　）
9）この子がいなかったらなあと思う。	（　　）	（　　）	（　　）	（　　）
10）赤ちゃんをとても身近に感じる。	（　　）	（　　）	（　　）	（　　）

（吉田ら（2003）による日本語版）

〔日本産婦人科医会：妊産婦メンタルヘルスケアマニュアル；産後ケアへの切れ目のない支援に向け
て，平成29年3月，p94. より引用〕
〔原典：Yoshida K, Yamashita H, Conroy S, et al：A Japanese version of Mother-to-Infant Bonding
Scale：Factor structure, longitudinal changes and links with maternal mood during the early postna-
tal period in Japanese mothers. Arch Women Ment Health 15：343-352, 2012. ／鈴宮寛子，山下洋，
吉田敬子：出産後の母親にみられる抑うつ感情とボンデイング障害. 精神科診断学 14：49-57, 2003.〕

PHQ-9 (Patient Health Questionnaire-9) 日本語版 (2018)

この2週間，次のような問題にどのくらい頻繁（ひんばん）に悩まされていますか？	全くない	数日	半分以上	ほとんど毎日
（A）物事に対してほとんど興味がない，または楽しめない	☐	☐	☐	☐
（B）気分が落ち込む，憂うつになる，または絶望的な気持ちになる	☐	☐	☐	☐
（C）寝付きが悪い，途中で目がさめる，または逆に眠り過ぎる	☐	☐	☐	☐
（D）疲れた感じがする，または気力がない	☐	☐	☐	☐
（E）あまり食欲がない，または食べ過ぎる	☐	☐	☐	☐
（F）自分はダメな人間だ，人生の敗北者だと気に病む，または自分自身あるいは家族に申し訳ないと感じる	☐	☐	☐	☐
（G）新聞を読む，またはテレビを見ることなどに集中することが難しい	☐	☐	☐	☐
（H）他人が気づくぐらいに動きや話し方が遅くなる　あるいは反対に，そわそわしたり，落ちつかず，ふだんよりも動き回ることがある	☐	☐	☐	☐
（I）死んだ方がましだ，あるいは自分を何らかの方法で傷つけようと思ったことがある	☐	☐	☐	☐

**あなたが，いずれかの問題に1つでもチェックしているなら，
それらの問題によって仕事をしたり，家事をしたり，他の人と仲良くやっていくことが
どのくらい困難になっていますか？**

全く困難でない	やや困難	困難	極端に困難
☐	☐	☐	☐

妊産褥婦メンタルケアガイドブック
自殺企図，うつ病，育児放棄を防ぐために

定価(本体価格3,000円+税)

2021年4月20日　　第1版第1刷発行

監　　修　日本臨床救急医学会
　　　　　「自殺企図者のケアに関する検討委員会」
発 行 者　佐藤　枢
発 行 所　株式会社 **へるす出版**
　　　　　〒164-0001　東京都中野区中野2-2-3
　　　　　Tel. 03-3384-8035(販売)　03-3384-8155(編集)
　　　　　振替 00180-7-175971
　　　　　http://www.herusu-shuppan.co.jp
印 刷 所　三報社印刷株式会社

©2021, Printed in Japan　　　　　　　　　　　　〈検印省略〉
落丁本，乱丁本はお取り替えいたします。

ISBN 978-4-86719-016-6